The Child Psychotherapy
Treatment Planner

5th Edition

第五版

儿童心理
治疗计划

〔美〕亚瑟·琼斯玛（Arthur Jongsma）

〔美〕马克·彼得森（Mark Peterson）　　主　编

〔美〕威廉姆·麦金尼斯（William McInnis）

〔美〕提摩太·布鲁斯（Timothy Bruce）

聂熙伦　陈沛昱　译

北京科学技术出版社　｜　WILEY

著作权合同登记号　图字：01-2024-1568

图书在版编目（CIP）数据

儿童心理治疗计划 / (美) 亚瑟·琼斯玛

(Arthur Jongsma) 等主编；聂熙伦，陈沛昱译 . -- 北

京：北京科学技术出版社，2025.1

书名原文：The Child Psychotherapy Treatment

Planner

ISBN 978-7-5714-3594-3

Ⅰ. ①儿… Ⅱ. ①亚… ②聂… ③陈… Ⅲ. ①儿童-精神疗法 Ⅳ. ① R749.940.5

中国国家版本馆 CIP 数据核字 (2024) 第 025267 号

责任编辑：杨　帆
责任校对：贾　荣
图文制作：山东新华印务有限公司
责任印制：吕　越
出 版 人：曾庆宇
出版发行：北京科学技术出版社
社　　址：北京西直门南大街16号
邮政编码：100035
电　　话：0086-10-66135495（总编室）
　　　　　0086-10-66113227（发行部）

网　　址：www.bkydw.cn
印　　刷：北京华联印刷有限公司
开　　本：889 mm × 1194 mm　1/32
字　　数：388千字
印　　张：16.75
版　　次：2025年1月第1版
印　　次：2025年1月第1次印刷
ISBN 978-7-5714-3594-3

定　　价：148.00元

京科版图书，版权所有，侵权必究。
京科版图书，印装差错，负责退换。

引　言

关于"实践指导方案"（*PRACTICE PLANNERS*）®系列丛书

来自第三方支付者、认证机构和其他外部机构的压力对治疗师快速制订有效、高质量的治疗方案的要求越来越高。"实践指导方案"®系列丛书能够帮助治疗师快速、轻松地制订治疗方案，该方案可满足大多数第三方支付者和认证机构的需要。

本系列丛书有以下优点。

- 在耗时的文书工作方面提供建议，为您节省数小时的时间。
- 方便您为来访者量身定制治疗方案。
- 涵盖超过 1 000 条清晰的陈述。这些陈述除描述了相关问题的行为界定外，还描述了相关问题的长期目标、短期目标及经过临床测试的治疗性干预措施。
- 参考格式使用方便，帮助您通过行为问题定位相关的治疗方案。

笔者编写"实践指导方案"®系列丛书的目的是明确、简化和加快治疗方案的制订流程，减少您在文书工作方面花费的时间，使您获得更多与来访者交流的时间。

关于第五版《儿童心理治疗计划》

第五版《儿童心理治疗计划》在以下方面做出了改进。
- 更新和修订了基于循证的目标和治疗性干预措施。
- 修订、扩展和更新了附录 B。

- 治疗性干预措施中纳入了更多配套书籍《儿童心理治疗家庭作业指导计划》(*The Child Psychotherapy Homework Planner*)中建议的练习。
- 附录 A 中扩展和更新了参考书籍列表。
- 增加了关于超重 / 肥胖的内容。
- 更改了几个章节的标题名称:"愤怒管理"更改为"愤怒控制问题","孤独症 / 广泛性发育障碍"更改为"孤独症谱系障碍","智力迟钝"更改为"智力发育障碍","社交恐惧症 / 羞怯"更改为"社交焦虑"。
- 在各章的诊断建议部分纳入了 DSM-5/ICD-10-CM 的诊断标签和编码。
- 增加了附录 C,列出了附录 B 中未提及的作为专业参考资料被引用的书籍和文章。

循证治疗(evidence-based practice, EBP)不仅是医疗保健的标准,现也正稳步成为心理保健的标准。美国心理学协会、美国社会工作者协会和美国精神病学协会等专业组织,以及美国精神疾病联盟等患者权益组织均赞同使用 EBP。在一些实践中,EBP 正成为强制性要求。很明显,专业人士和患者对证据的要求正越来越高。那么,什么是 EBP?本治疗计划又是如何促进 EBP 的使用的呢?

借鉴医学研究所的定义(医学研究所,2001),美国心理学协会将 EBP 定义为"一种在了解患者个人特征、文化背景和个人偏好的情况下,将现有最佳研究与临床专业知识相结合的治疗模式"(美国心理学协会循证实践特别委员会,2006)。根据这一定义,笔者找到了现有的有最佳证据支持的心理治疗方法,将符合这些心理治疗方法的短期目标和治疗性干预措施添加在了相关内容中并用"▽"标注了。正如大多数心理治疗从业者所知,研究表明,尽管这些治疗方法已经被证明是有疗效的(Nathan 和 Gorman,2007),但个体心理学家(Wampold,2001)、治疗关系(Norcross,2002)和患者(Bohart 和 Tallman,1999)也是心理治疗成功的重要因素。正如美国心理学协会所指出的,"全面的循证治疗将考虑所有这些决定因素及其最佳组合"（美国心理学协会，2006）。有关制订循证心理治疗计划的更多信息和指导，参见 Jongsma 和 Bruce 合著的《循证心理治疗计划》（*Evidence-Based Psychotherapy Treatment Planning*）的培训系列 DVD。

　　附录 B 中列出了许多用于确定纳入本治疗计划的循证治疗方法的资料，包括来自心理治疗结果文献的支持性研究、现有专家个人与小组和组织的评论以及循证治疗指南的建议。使用的具体来源示例有临床心理学协会（美国心理学协会第 12 分会）和临床儿童与青少年心理学协会（美国心理学协会第 53 分会）的研究支持的心理治疗的成果，Cochrane Collaboration 的评论，2007 年 Nathan 和 Gorman 合著的《有效治疗指南》（*A Guide to Treatments That Work*）与 2010 年 Weisz 和 Kazdin 合著的《儿童和青少年循证心理治疗》（*Evidence-Based Psychotherapies for Children and Adolescents*）等材料中提及的循证治疗评论，以及来自美国精神病学协会、美国儿童与青少年精神病学会、英国国家卫生与保健研究所、美国国家药物滥用研究所（NIDA）、药物滥用与精神健康服务管理局（SAMHSA）及美国卫生保健研究与质量机构等专业机构的循证治疗指南。

　　尽管不同来源的示例使用了不同的标准来判断某种治疗的经验性支持水平，但笔者倾向于使用更严格的标准。这些标准通常需要通过随机对照试验或临床重复、良好的实验设计和独立的重复来验证。而笔者的方法是评估这些不同来源的示例，并纳入那些有最高水平的证据支持且在结论 / 建议方面存在共识的治疗方法。对于有确定的 EBP 支持的内容，附录 B 中列出了本书所用的参考资料。有兴趣的读者可以阅读这些参考资料，以获得关于标准和结论的更多信息。除了这些参考资料外，附录 B 还包括了与临床相关的参考资料（为临床医师提供的书籍、手册和其他资源），这些参考资料的内容包含对应用细节的描述，即如何在治疗中使用本书所描述的方法。

　　对于循证治疗，心理健康方面的专家之间存在争议。他们在最佳治疗或如何权衡有助于得到良好治疗结果的因素方面的意见并不能总是达成一致。一些心理治疗从业人员对基于研究证据来改变他们的实践结果持怀疑态度。加之心理治疗研究中固有方法方面的挑战和问题，使他们更不情愿做出改变。本书旨在通过提供一系列的治疗方案来解决这些分歧。其中一些方案得到了"最佳可用研究"的循证支持，一些来自经验丰富的治疗师的常见临床实践，还有一些为新兴的方法。本书的使用者可以为特定来访者编写其认为最佳的治疗方案。

本书内容均经过了审核，并将家庭作业练习纳入治疗性干预措施中。很多（非所有）家庭作业练习建议来自 Jongsma 等 2014 年所著的《儿童心理治疗家庭作业指导计划》（*Child Psychotherapy Homework Planner*）。与之前的版本相比，在第五版《儿童心理治疗计划》中，您会发现更多的将家庭作业练习作为干预过程的内容。

本版本治疗计划的附录 A 在之前版本的基础上进行了广泛的内容扩展和更新，纳入了很多最近出版的书籍以及早期版本中引用的书籍的最新版本。该附录列出了"治疗性干预措施"部分中引用的所有参考书籍和来访者练习，以及阐述许多本书所述治疗方法的其他书籍。

附录 C 为心理治疗从业人员列出了附录 B 中未列出的其他临床资源。

在《实现"改变美国的精神卫生保健"的承诺》这篇报告中，美国新心理健康自由委员会呼吁将康复作为"心理健康服务的共识"（美国新心理健康自由委员会，2003）。为了对康复进行定义，美国卫生和公共服务部下属的 SAMHSA 以及残疾研究机构委员会联合其他 6 个联邦机构，召开了美国心理健康康复和心理健康系统转型共识会议（SAMHSA，2004）。110 多名专家小组成员参加了该会议，包括心理健康的消费者、消费者的家庭成员、提供者、倡导者、研究者、学者、护理管理代表、认证机构、州和地方政府官员等。经过讨论，该会议得出了下列共识。

心理健康康复是一个治疗和转变的过程，使存在心理健康问题的人在努力发挥最大潜力的同时，能够在自己选择的环境中过上有意义的生活。康复的概念基于以下 10 个基本要素和指导原则。

1. 以自我为导向；

2. 个性化，以个人为中心；

3. 赋权的；

4. 整合的；

5. 非线性的；

6. 以优势为基础；

7. 同伴支持；

8. 尊重；

9. 责任；

10. 希望。

本书中的许多长期目标、短期目标和治疗性干预措施都反映了康复方向。例如，评估方面的干预措施旨在确定问题如何影响来访者以及来访者在治疗过程中的优势。此外，"自卑"章节中有这样的治疗性干预措施："与来访者一起列出他 / 她的优点，并要求来访者每天读 3 遍。"这表明康复模式的内容渗透到了具体的项目中。

近年来，儿童（以及成人）严重超重或肥胖的话题越来越受到媒体和专业人士的关注。因为肥胖者更容易患多种疾病，所以将肥胖作为一种一般的疾病纳入了国际疾病分类（ICD）。由于肥胖并不总是与心理或行为综合征相关，因此并未纳入 DSM 中。但是，肥胖是一种受心理和行为因素影响的非常普遍的健康问题，并且已被证明心理治疗对其有效。因此，本书增加了关于超重 / 肥胖的内容，为治疗师在制订针对这一问题的治疗方案时提供循证指南。希望这些新增的内容对读者有帮助。

本书更改了前版"智力迟钝"的章节标题。尽管"智力迟钝"一词在大约 50 年前被用于取代那些被认为过于笼统的或带有贬低意味的术语（如智力缺陷），但近年来，"智力迟钝"一词也被指出过于笼统或带有贬低意味。因此，本书用"智力发育障碍"一词替换了原标题"智力迟钝"，以增强针对性，使标题术语符合最新的疾病分类系统。

DSM-5（美国精神病学协会，2013）发布后，笔者更新了每章末尾所列的诊断建议。本治疗计划的之前版本使用了 DSM- Ⅳ -TR（美国精神病学协会，2000），而随着 DSM-5 的发布，一些标签和编码已经发生了变化，这些变化在本治疗计划中有所反映。

一些治疗师希望得到对短期目标的陈述，以便衡量来访者短期目标的实现情况。为满足其要求，本书用行为术语编写了短期目标，且许多短期目标都是可以衡量的。例如，"焦虑"一章中的一些短期目标是可以衡量的，因为短期目标要么已经完成，要么还未完成："来访者参与现实生活中的暴露练习，或者想象生活中的暴露练习。在这些练习中，逐渐学会克服担忧和恐惧"。但有时陈述过于宽泛，无法衡量。例如，"焦虑"一章中的"来访者用积极、现实和赋权的自我对话来认清、挑战并取代恐惧性的自我对话"。为了量化这一短期目标，治疗师可能将它修改为"举两个例子，用积极、现实和赋权的自我对话来识别、挑战并取代恐惧性的自我对话"。显然，使用两个例子有些随意，但是它确实可以对目标实现量化。或者考虑增加潜在奖励活动，例如，每天发现并参与令人愉快的活动。为了使其更易量化，治疗师可以简单地增加期望的愉快活动的目标数量；因此短期目标是确定并报告每天参与的两项令人愉快的活动。来访者要达到的确切目标数量是主观的，应该由来访者的治疗师与其协商决定。一旦确定了确切的短期目标数量，就可以很容易地对本书的内容进行修改以适应具体治疗情况。有关心理治疗方案编写的更多信息，参见《心理治疗方案编写》（*psychotherapy treatment plan writing*）（Jongsma，2005）。

笔者希望第五版《儿童心理治疗计划》中的这些改进对您制订治疗方案有所帮助。

如何使用本治疗计划

　　治疗师可根据本书按下列 6 个步骤编写治疗方案。

1. **选择问题**　虽然在评估过程中，来访者可能讨论各种各样的问题，但治疗师必须确定治疗过程中所要针对的最主要的问题。通常，主要问题会表现得很明显，而次要问题也可能很明显。其他一些问题可能需要抛开，因为它们目前还不够紧急，不需要立即解决。一个有效的治疗方案只能处理少数特定问题，否则治疗会失去方向。您可以在本治疗计划中选择最能准确代表来访者实际情况的问题。

2. **定义问题**　对于每个来访者，问题在生活中的实际表现都有细微的差别。因此，每一个作为治疗重点的问题都需要有一个具体的定义，能够让人了解问题是如何在来访者身上呈现的。症状模式应与诊断标准和编码相关联，如 DSM-5 或 ICD 中的诊断标准和编码。可选择本治疗计划中的或您自己编写的陈述模型中的对定义的具体陈述。

3. **制订长期目标**　编写治疗方案的下一步是为解决目标问题设定广泛的主要目标。这些目标不需要以可衡量的方式来表述，但可以是表明治疗过程预期积极结果的全面、长期的目标。本治疗计划为每个问题提供了几个可能的长期目标陈述，但一个治疗方案仅需一个陈述。

4. **制订短期目标**　与长期目标相比，短期目标必须以行为上可衡量的语言来陈述，以便认证机构、健康维权组织和医疗管理组织了解来访者何时实现了所制订的短期目标。本治疗计划中提出的短期目标旨在满足责任方面的要求，并且提出了许多替代陈述，针对同一个问题可以制订许多不同的治疗方案。

5. **制订治疗性干预措施**　治疗性干预措施是治疗师为帮助来访者完成短期目标而设计的行动方案。每一个短期目标应至少有一项治疗性干预措施。如果在初步干预后，来访者没有完成短期目标，则应该在治疗方案中增加新的治疗性干预措施。治疗性干预措施应根据来访者的需求和治疗师的治疗方案来选择。本书包含了一系列治疗方法的治疗性干预措施。笔者建议治疗师编写反映其自身所受培训和经验的治疗性干预措施。

本书推荐的一些治疗性干预措施涉及某些书籍，可以将这些书籍作为阅读疗法的辅助。附录 A 中完整列出了这些书籍。有关参考书籍的更多信息，心理治疗从业人员可查阅《心理健康自助资源权威指南》（*Authoritative Guide to Self-Help Resources in Mental Health*）修订版（Norcross 等，2003）。

6. 明确诊断 一个诊断的适当性取决于对来访者完整临床表现的评估。治疗师必须将来访者所呈现的行为、认知、情感和人际关系症状与 DSM-5 中描述的疾病诊断标准进行比较。尽管有研究者反对以这种方式诊断来访者，但诊断在精神卫生保健领域的存在是必要的，它对于第三方支付者也是必要的。治疗师对 DSM-5 诊断标准的全面了解和对来访者评估数据的全面理解有助于其做出最可靠、最有效的诊断。

祝贺您！完成这 6 个步骤后，您应该会获得一个全面的个性化治疗方案，可提交给来访者并立即准备实施。

为来访者量身定制治疗方案的最后说明

制订有效的治疗方案的一个重要方面是，每个方案都应切合来访者的个体问题和需求。即使来访者之间的问题类似，也不应大量地复制治疗方案的内容。制订治疗方案时，必须考虑来访者的优势和弱势、独特的压力源、社会关系网、家庭环境和症状模式。笔者根据自身多年的临床经验和现有的最佳研究，把各种治疗选择整合在了一起。这些陈述可以进行成千上万种的排列组合，以形成详细的治疗计划。根据自身的良好判断，治疗师可以很容易地选择适合来访者的陈述。此外，笔者鼓励治疗师在现有样本中添加自己的定义、长期目标、短期目标和治疗性干预措施。如同对"实践指导方案"系列丛书中的其他书籍的期望一样，笔者希望本书将有助于促进制订有效的、创新性的治疗方案——这一过程将最终惠及来访者、治疗师和心理健康团体。

参见文献

American Psychiatric Association. (2000). *Diagnostic and statistical manual of mental disorders* (4th ed., text rev.). Washington, DC: Author.

American Psychiatric Association. (2013). *Diagnostic and statistical manual of mental disorders* (5th ed.). Arlington, VA: American Psychiatric Publishing.

American Psychological Association Presidential Task Force on Evidence–Based Practice. (2006). Evidence–based practice in psychology. *American Psychologist*, 61(4), 271 – 285.

Bohart, A., & Tallman, K. (1999). *How clients make therapy work: The process of active self- healing*. Washington, DC: American Psychological Association.

Institute of Medicine. (2001). *Crossing the quality chasm: A new health system for the 21st century*. Washington, DC: National Academies Press. Available at http:// www.iom. edu/Reports.aspx?sort=alpha&page=15.

Jongsma, A. E. (2005). Psychotherapy treatment plan writing. In G. P. Koocher, J. C.Norcross, and S. S. Hill (Eds.), *Psychologists' desk reference* (2nd ed., pp. 232 – 236). New York, NY: Oxford University Press.

Jongsma, A. E., & Bruce, T. J. (2010 – 2012). Evidence–based psychotherapy treatment planning [DVD–based series]. Hoboken, NJ: Wiley. Available at www.Wiley.com/go/ebtdvds

Jongsma, A. E., Peterson, L. M., & McInnis, W. P. (2014). *Child psychotherapy homework planner*. Hoboken, NJ: Wiley.

Nathan, P. E., & Gorman, J. M. (Eds.). (2007). *A guide to treatments that work* (3rd ed.). New York, NY: Oxford University Press.

New Freedom Commission on Mental Health. (2003). Achieving the promise: Transforming mental health care in America (Final report. DHHS Publication No. SMA–03–3832). Rockville, MD: Author. Available at http://www. mentalhealthcommission.gov

Norcross, J. C. (Ed.). (2002). *Psychotherapy relationships that work*: Therapist contributions and responsiveness to patient needs. New York, NY: Oxford University Press.

Norcross, J. C., Santrock, J. W., Campbell, L. F., Smith, T. P., Sommer, R., & Zuckerman,

E.L. (2003). *Authoritative guide to self–help resources in mental health, revised edition*. New York, NY: Guilford Press.

Substance Abuse and Mental Health Services Administration' s (SAMHSA) National Mental Health Information Center: Center for Mental Health Services (2004). *National consensus statement on mental health recovery*. Washington, DC: Author. Available at http://mentalhealth.samhsa.gov/publications/allpubs/ sma05–4129/

Wampold, B. E. (2001). *The great psychotherapy debate: Models, methods, and findings*. Mahwah, NJ: Erlbaum.

Weisz, J., & Kazdin, K. (Eds.). (2010). *Evidence–based psychotherapies for children and adolescents*. New York, NY: Guilford Press.

"实践指导方案"® 系列丛书前言

问责制是心理治疗实践中的一个重要制度。公立机构、诊所和从业人员必须向外部认证机构证明其治疗方案的合理性并将治疗方案记录在案,以便获得治疗资格。"实践指导方案"®系列丛书旨在帮助从业人员高效、专业地满足文件编写要求。

"实践指导方案"®系列丛书包括一系列治疗计划,不仅包括第五版《完整成人心理治疗计划》(*Complete Adult Psychotherapy Treatment Planner*)、《儿童心理治疗计划》和《青少年心理治疗计划》(*Adolescent Psychotherapy Treatment Planner*),还包括以下针对专业实践领域的治疗计划。

- 成瘾
- 共患障碍
- 行为医学
- 大学生
- 夫妻疗法
- 危机咨询
- 学前教育
- 员工援助
- 家庭疗法
- 同性恋
- 团体治疗
- 少年司法和家庭护理
- 精神发育迟缓和发育障碍
- 神经心理学
- 老年人
- 父母教养技能

- 宗教咨询
- 人格障碍
- 缓刑和假释
- 精神药理学
- 康复心理学
- 学校心理辅导和学校社会工作
- 严重和持续的精神疾病
- 性虐待受害者和施虐者
- 社会工作和公共事业
- 特殊教育
- 语言病理学
- 自杀和他杀风险评估
- 退伍军人和现役军人
- 妇女问题

另外，有三本配套图书可单独使用或与此系列丛书一同使用。

- **《进展说明指导方案》**（*Progress Notes Planners*）详细地阐述了来访者的症状表现及治疗师的治疗性干预措施。提供了陈述治疗进展的列表，每一条进展说明指导方案陈述都有其相应的治疗指导方案的行为界定和治疗性干预措施。

- **《家庭作业指导方案》**（*Homework Planners*）包括围绕各个呈现的问题（例如，焦虑、抑郁、物质使用、愤怒控制问题、饮食失调或惊恐障碍）设计的家庭作业练习，这是其相应治疗计划章节的重点。

- **《来访者教育讲义指导方案》**（*Client Education Handout Planners*）所提供的宣传册和讲义可以帮助来访者了解现存问题、心理健康问题及生活技能技巧。这些讲义刻录在光盘中，既可从电脑上打印出来学习，也非常适合在候诊室和演讲时使用，或提供给正与心理疾病作斗争的来访者。这些讲义所涵盖的主题与治疗计划丛书中的问题相对应。

该系列丛书也包括辅助图书，如《心理治疗文献入门》（*The Psychotherapy Documentation Primer*）和《临床文献资料集》（*The Clinical Documentation Sourcebook*）。这些图书内含帮助心理医师进行心理健康实践管理的表格和资源。

笔者编写本系列丛书的目的是为心理治疗从业人员提供他们所需要的资源，以便他们能够在问责制下提供高质量的心理治疗服务。简言之，笔者希望帮助您减少花费在文书工作上的时间，进而花更多的时间在患者身上。

Arthur E. Jongsma, Jr.

Grand Rapids, Michigan

目 录

学业成绩不佳

行为界定

1. 来访者的整体学业表现低于其智力测验或标准化成就测验所体现的水平。

2. 总是无法完成学校作业或家庭作业，且不能准时地完成当前的任务。

3. 因组织能力差或学习能力差而学业成绩不良。

4. 时常由于参与娱乐或休闲活动而耽误完成学校或家庭作业。

5. 其他家庭成员曾出现学业问题、学业失败或对学业不感兴趣的情况。

6. 抑郁、无安全感及低自尊的情绪影响了学习和学业进步。

7. 当学习上遇到困难或挫折时，出现出格行为、破坏行为和消极的注意寻求行为的循环模式。

8. 高焦虑影响了来访者在测验或考试中的表现。

9. 父母给来访者的压力过大或对其抱有不现实的期望，对来访者的学业表现产生负面影响。

10. 因环境因素或压力（例如，搬家、父母离婚、所爱的人去世）而出现学业成绩下降。

—. _____
　　_____

—. _____
　　_____

—. _____
　　_____

长期目标

1. 对学习显示出持续的兴趣，具有主动性和积极性，学业表现达到智力测验或标准化成就测验所体现的水平。

2. 坚持按时完成学校作业和家庭作业。

3. 在完成学业目标和满足自己的社交、情绪及自尊需要之间达到并保持一个健康的平衡。

4. 消除在学习上遇到困难或挫折时所表现出的出格行为、破坏行为和消极的注意寻求行为的循环模式。

5. 显著降低与考试相关的焦虑水平。

6. 父母建立符合来访者学习能力的现实期望，并在家实施有效的干预，帮助来访者跟上学校的教学进度并完成学业目标。

7. 解决家庭冲突和环境压力以提高学业表现。

—. _____
　_____

—. _____
　_____

—. _____
　_____

短期目标

治疗性干预措施

1. 来访者完成心理教育评估。（1）

1. 安排智力测验或学业测验，以评估来访者学习困难的程度，并确定其是否需要特殊教育服务；根据测验结果向来访者、其家庭成员及学校有关人员反馈。

2. 来访者完成心理测验。（2）

2. 安排心理测验，以评估来访者的学业表现不佳是否由注意缺陷多动障碍（attention deficit hyper-activity disorder，ADHD）或情绪因素造成；根据心理评估结果向来访者、其家庭成员及学校有关人员反馈。

3. 由来访者及其父母提供社会心理方面的信息。（3）

3. 收集家庭成员社会心理方面的信息，包括来访者成长中的关

4. 收集来访者行为、情感和态度方面的信息，以便治疗师评估与 DSM 诊断、治疗效果和关系的性质相关的说明。（4～8）

键事件，以及其他家庭成员在学业上的成就和失败。

4. 评估来访者对"呈现的问题"的洞察力水平（精神和谐与张力障碍）（例如，对"所描述的行为"的问题本质表现出良好的洞察力，认同他人的担忧，并有动力做出改变；对"所描述的问题"表现出矛盾心理，不愿意将该问题作为一个关注点来处理；不愿意承认或不关心"所描述的问题"，也没有动力来改变）。

5. 评估来访者是否有研究型相关疾病的迹象（例如，伴随 ADHD 的对立违抗性行为、焦虑障碍引发的抑郁），包括自杀的可能性（例如，当共病抑郁明显时，自杀风险增加）。

6. 评估和来访者"问题行为"相关的因素，例如，年龄、性别和文化背景，以更好地理解来访者的行为原因。

7. 评估来访者障碍的严重程度（例如，所述行为导致来访者在社会、人际关系或职业发展中表现出轻度、中度、重度或非常严重的障碍），以确定适当的护理程度；持续评估这种

障碍的严重程度及治疗的效果（例如，来访者不再表现出严重的障碍，但仍存在轻度或中度障碍）。

8. 评估来访者的家庭、学校和社区是否存在致病性护理（例如，持续忽视来访者的情感需求或身体需求、反复更换主要护理人员、很少有机会使来访者建立稳定的依附关系、持续施行严厉的惩罚或其他严重不称职的养育方式）。

5. 配合听觉检查、视觉检查或其他医学检查。（9）

9. 建议来访者进行听觉检查、视觉检查或其他医学检查，排除可能影响其学业表现的听觉障碍、视觉障碍或其他健康问题。

6. 遵循多学科评估小组关于在学校实施教育干预措施的建议。（10、11）

10. 参加个性化教育规划项目委员会（Individualized Educational Planning Committee, IEPC）会议，与来访者的父母、老师和其他专业人员一起，确定来访者是否应该接受特殊教育服务，设计教育干预措施，并制订教育目标。

11. 根据 IEPC 会议中提出的目标和建议，将来访者安排到适合的班级以促进其学习。

7. 父母和老师实施一些教育干预措施以突出来访者学习上的优

12. 与来访者及其父母和学校有关人员一起协商，制订有效的学

势并弥补其学习上的弱势。(12)

8. 建议来访者参加课外辅导，提高其在薄弱学科上的知识水平和学习技能水平。（13、14）

9. 使用有效的学习技能，提高学校作业的完成率，提升学业表现。（15、16）

10. 使用有效的应试策略减少焦虑，提升学业表现。（17、18）

11. 父母定期（如每天或每周）与老师联系。（19）

12. 使用自我监控核查表、计划表

习计划，加强来访者的优势并弥补其弱势。

13. 建议父母寻求课外辅导以提高来访者在薄弱学科（如阅读、数学、写作）上的学习技能。

14. 建议来访者到课外辅导机构接受对其薄弱学科的课外辅导，以提升学习成绩和应对测验的能力。

15. 教授来访者使用更有效的学习技能（例如，远离可分散注意力的事物、在安静的地方学习、总结要点、关注重要的细节、劳逸结合）。

16. 与老师及来访者父母协商关于学习同伴或同伴辅导事宜，帮助来访者减少薄弱学科并提高学习技能。

17. 教授来访者更有效的应试策略（例如，延长学习时间、定期复习，考试时读两遍题干、检查所答内容）。

18. 训练来访者使用放松技术或引导性想象来减轻考试前和考试中的焦虑。

19. 鼓励父母定期（如每天或每周）与老师联系，帮助来访者保持条理性并跟上学校的教学进度。

20. 鼓励来访者使用自我监控核

或日程表来保持条理性并完成学校作业。（20~22）

查表，增加完成学校作业的次数并提升学业表现。建议参考 Romain 所著的《如何做家庭作业而不呕吐》（*How to Do Homework Without Throwing Up*）。

21. 指导来访者使用计划表或日程表记录学校或家庭作业，并提前制订长期目标。

22. 监控来访者持续、正常地完成学校作业和家庭作业。可使用 Jongsma、Peterson 和 McInnis 合著的《儿童心理治疗家庭作业指导计划》（*Child Psychotherapy Homework Planner*）中的"制订家庭作业日程表"练习。

13. 合理安排来访者的日程，使其既有娱乐时间，又有与家庭成员相处的时间，并能完成家庭作业。（23）

23. 协助来访者及其父母制订家庭日程表，使来访者能够在完成学校作业或家庭作业、独自玩耍及与家庭成员和同伴相处之间达到合理的平衡。

14. 父母和老师增加对来访者学业表现的赞美和正强化。（24、25）

24. 鼓励父母及老师增加对来访者在学业上的鼓励以及对其所取得成就的赞美和正强化。建议参见 Schumm 所著的《如何帮助您的孩子完成家庭作业》（*How to Help Your Child with Homework*）。

25. 设置多种正强化物或奖励，以

保持来访者对完成学校作业的兴趣和动机。

15. 解决来访者和（或）其家庭成员的所有情绪障碍或学习障碍。（26、27）

26. 教授来访者使用积极的方法（例如，放松技术、积极的自我对话、认知重建）应对焦虑、挫折或困难的学校作业。

27. 进行家庭会谈，了解来访者的家庭情况，找出所有情绪障碍或学习障碍；帮助来访家庭解决已明确的家庭矛盾。

16. 父母增加与来访者一起完成家庭作业的时间。（28、29）

28. 鼓励父母表现出对来访者的家庭作业的兴趣并保持参与度（例如，父母大声地朗读课文或陪伴来访者、使用数字卡提高来访者的数学水平、检查来访者的家庭作业）。

29. 协助父母和老师为来访者的进步和成就建立奖励系统（例如，达成目标后奖励星星、对每一次成功给予赞扬、对成功给予一些物质奖励）。

17. 父母降低对来访者在学业表现和家庭作业方面的责备频率和强度。（30、31）

30. 进行家庭治疗会谈，评估父母是否对来访者抱有不现实的期望或给予其太大的压力。

31. 鼓励父母设立一条底线，并坚持使用固定且合理的方式处理来访者拒绝完成家庭作业的情况；指导父母避免每天晚上在家庭作业方面进行无意义的斗

18. 父母承认自己过度保护的教养模式阻碍了来访者的学业发展和责任感培养。（32）

19. 增加来访者在学校中进行任务行为的频率，以促使其心情平静地完成作业。（33、34）

20. 鼓励来访者增加对学校经历和在学业上取得成功的信心的积极描述。（35～37）

21. 降低来访者在学校作业中遇到困难时出现出格行为的频率和程度。（38～41）

争或冗长的争吵。

32. 观察亲子关系以了解父母是否过度保护或把来访者看得过于幼小，从而导致其学业成绩不理想；协助父母对来访者的学习潜能建立现实的期望。

33. 与学校有关人员商讨使来访者注意力聚焦于任务的方法（例如，让来访者和老师或同伴榜样待在一起；经常给予来访者反馈；把学习材料拆分）。

34. 请来访者阅读材料并学习其中关于如何增强条理性和提高学习技能的内容。例如，阅读Silverman 所著的《提高成绩的13 个步骤》（*13 Steps to Better Grades*）。

35. 强化来访者在学校的成功经历和对学校积极的描述。

36. 当面核实来访者的自我诋毁评价及拒绝完成学校作业的想法。

37. 让来访者每天进行一次关于学业和其能力的积极的自我陈述，并记录在日记中；进行《儿童心理治疗家庭作业指导计划》中的"积极的自我陈述"练习。

38. 帮助来访者确定什么样的奖励会提高其提升学业表现的积极性，为来访者的进步提供恰当的奖励。

39. 进行个体游戏治疗会谈,帮助来访者处理并解决影响学业表现的痛苦情绪、核心冲突或压力。

40. 帮助来访者认识到消极或伤痛的情绪与学业表现下降之间的联系。

41. 教授来访者积极的应对策略和自控策略(例如,认知重构、积极的自我对话、"停一停,看一看,听一听,想一想"),以避免在学校作业中遇到困难时,出现出格行为或消极的注意寻求行为。

22. 帮助来访者找出可以提升学业表现的具体可行的行为。(42、43)

42. 请来访者回忆过去能够规律地完成作业和(或)学业表现优秀的时期,鼓励来访者使用与过去类似的策略来提升现在的学业表现。

43. 了解来访者解决其他问题的策略;鼓励来访者用类似的策略处理与学习有关的问题。

23. 为来访者提供一份学校有关人员名单,当来访者在学习上遇到困难时可以向他们寻求支持、帮助或指导。(44)

44. 列出一份在学校中可以提供帮助的人员的名单,当来访者在学习上遇到困难或挫折时,可以从那里获得支持、帮助或指导。

24. 增加独立阅读的时间。(45)

45. 鼓励父母使用奖励制度强化来访者独立阅读的习惯,可参见《儿童心理治疗家庭作业指导

25. 用相互讲故事法和艺术作品表达对学校的感受。（46 ～ 48）

计划》中的"拓展阅读"练习。

46. 相互讲故事法：治疗师和来访者使用玩偶轮流讲故事。治疗师首先讲一个故事，示范如何用合适的方式处理学习上的困难，接着，让来访者用类似的角色或主题也编一个故事。

47. 让来访者在黑板或大的纸上绘画，引导来访者想象如果能正常地完成作业，自己的家庭会有怎样的不同，并对画作内容进行加工。

48. 请来访者画一所学校，然后让其讲一个关于在那样一所学校里做一名学生的故事，以评估可能影响学习和学业进步的压力。

—．＿＿＿＿＿＿＿＿＿＿   —．＿＿＿＿＿＿＿＿＿＿
＿＿＿＿＿＿＿＿＿＿＿＿   ＿＿＿＿＿＿＿＿＿＿＿＿
—．＿＿＿＿＿＿＿＿＿＿   —．＿＿＿＿＿＿＿＿＿＿
＿＿＿＿＿＿＿＿＿＿＿＿   ＿＿＿＿＿＿＿＿＿＿＿＿
—．＿＿＿＿＿＿＿＿＿＿   —．＿＿＿＿＿＿＿＿＿＿
＿＿＿＿＿＿＿＿＿＿＿＿   ＿＿＿＿＿＿＿＿＿＿＿＿

诊断建议

使用 DSM-Ⅳ/ICD-9-CM：

轴Ⅰ：	315.00	阅读障碍
	315.1	计算障碍
	315.2	书面表达障碍
	V62.3	学业问题
	314.01	混合型注意缺陷多动障碍
	314.00	注意力不足型注意缺陷多动障碍
	300.4	心境恶劣障碍
	313.81	对立违抗性障碍
	312.9	破坏性行为障碍 NOS
	——————	——————————
	——————	——————————
轴Ⅱ：	317	轻度精神发育迟缓
	V62.89	边缘智力
	V71.09	无诊断
	——————	——————————
	——————	——————————

使用 DSM-5/ICD-9-CM/ICD-10-CM：

ICD-9-CM	ICD-10-CM	DSM-5 障碍、状况或问题
315.00	F81.0	阅读障碍伴特殊学习障碍
315.1	F81.2	计算障碍伴特殊学习障碍
315.2	F81.2	书面表达障碍伴特殊学习障碍
V62.3	Z55.9	学业或教育问题
314.01	F90.2	混合型注意缺陷多动障碍
314.00	F90.0	注意力不足型注意缺陷多动障碍

314.01	F90.1	多动 - 冲动型注意缺陷多动障碍
300.4	F34.1	持续性抑郁障碍
313.81	F91.3	对立违抗性障碍
312.9	F91.9	未特指的破坏性、冲动控制和品行障碍
312.89	F91.8	其他特指的破坏性、冲动控制和品行障碍
317	F70	轻度智力残疾
V62.89	R41.83	边缘智力

注：美国在 2014 年 9 月 30 日以前使用 ICD-9-CM 编码，自 2014 年 10 月 1 日起，使用 ICD-10-CM 编码。有的 ICD-9-CM 编码与 ICD-10-CM 编码和"DSM-5 障碍、状况或问题"中的多条内容相关。另外，有的 ICD-9-CM 编码已经停用，导致多条 ICD-9-CM 编码被一条 ICD-10-CM 编码取代。一些已经停用的 ICD-9-CM 编码并未在本表列出。详见 2013 年的《心理障碍诊断与统计手册》（*Diagnostic and Statistical Manual of Mental Disorders*）。

收 养

行为界定

1. 2 岁前即被现在的家庭收养。

2. 2 岁后才被现在的家庭收养。

3. 作为年龄稍大且有特殊需求的儿童被收养或与兄弟姐妹一起被收养。

4. 以退缩、拒绝的方式对待重要他人，回避目光接触，与重要他人保持一定距离。

5. 存在储存食物及暴食的行为。

6. 表现出大量与现有处境不符的攻击行为，似乎反映出一种对发泄被压抑的情感的需要。

7. 经常撒谎和偷窃，虽然并不需要这么做。

8. 经常不加选择地向普通朋友和陌生人敞开心扉。

9. 父母在所收养儿童的发育和成长方面存在过多的、不必要的困扰。

10. 父母焦虑和害怕所收养儿童问有关他们身世的问题（例如，"我是从哪里来的？""我长得像谁？"）。

____. _____

____. _____

____. _____

长期目标

1. 自我挫败和出格行为彻底消失，认同自己在被收养的家庭里是可以爱他人和被他人爱的。

2. 解决收养的关键议题：丧失、遗弃和拒绝。

3. 建立并维持健康的家庭关系。

4. 父母和被收养人之间能够消除所有障碍，并建立健康的关系。

5. 与养父母一起建立健康的抚养关系。

6. 建立并维护好一个健康的收养家庭。

—. _____
   _____

—. _____
   _____

—. _____
   _____

短期目标

1. 治疗师与来访者及其家庭成员建立信任关系，使他们可以敞开心扉表达想法和感受。（1）

2. 父母和来访者配合完成所有的评估和评价。（2、3）

3. 收集来访者行为、情感和态度方面的信息，以便治疗师评估与 DSM 诊断、治疗效果和关系的性质相关的说明。（4 ~ 8）

治疗性干预措施

1. 通过持续的目光接触、积极倾听、无条件肯定性关注及换位思考等方式，积极地与来访者及其家庭成员建立信任关系，以帮助他们敞开心扉谈论关于收养的想法和感受。

2. 请养父母和来访者进行心理社会测验，以评估养父母的婚姻稳固程度、教养方式、压力管理 / 应对能力、对不育 / 不孕问题的处理，以及评估来访者的发育水平、依恋能力、行为问题、脾气和优点。

3. 安排来访者进行心理评估，以明确其行为功能、认知类型和智力水平。

4. 评估来访者对"呈现的问题"的洞察力水平（精神和谐与张力障碍）（例如，对"所描述的行为"的问题本质表现出良好的洞察力，认同他人的担忧，并有动力做出改变；对"所描述的问题"表现出矛盾心理，不愿意将该问题作为一个关注点来处理；不愿意承认或不关心"所描述的问题"，也没有动力来改变）。

5. 评估来访者是否有研究型相关疾病的迹象（例如，伴随ADHD的对立违抗性行为、焦虑障碍引发的抑郁），包括自杀的可能性（例如，当共病抑郁明显时，自杀风险增加）。

6. 评估和来访者"问题行为"相关的因素，例如，年龄、性别和文化背景，以更好地理解来访者的行为原因。

7. 评估来访者障碍的严重程度（例如，所述行为导致来访者在社会、人际关系或职业发展中表现出轻度、中度、重度或非常严重的障碍），以确定适当的护理程度；持续评估这种障碍的严重程度及治疗的效果（例如，来访者不再表现出严重的障碍，但仍存在轻度或中度障碍）。

8. 评估来访者的家庭、学校和社区是否存在致病性护理（例如，持续忽视来访者的情感需求或身体需求、反复更换主要护理人员、很少有机会使来访者建立稳定的依附关系、持续施行严厉的惩罚或其他严重不称职的养育方式）。

4. 来访家庭遵从所有根据评估或评价所得出的建议。（9）

9. 总结评估数据并给予来访者的家庭成员反馈。鼓励并监督家庭成员配合遵从所有的建议。

5. 养父母承认因不能生育而感到悲伤。（10）

10. 评估养父母因不能生育而产生的悲伤情感；如果有必要，建议养父母接受进一步的联合治疗或个体治疗。

6. 家庭成员参加家庭治疗会谈并报告他们在适应过程中的感受。（11）

11. 制订一个合适的计划，家庭成员每3个月与治疗师进行一次鉴定会谈以评估融合和依恋水平的变化。如果一切状况良好，一年后，鉴定会谈的频率可以改为每年1次。

7. 父母承诺增进他们婚姻关系中的交流和情绪表达。（12）

12. 向养父母推荐一项改善婚姻关系的计划，如"PREP"。可参见 Markman、Stanley 和 Blumberg 合著的《为你的婚姻而战》（*Fighting for Your Marriage*）。使养父母通过提高接纳责任、交流和解决冲突的技巧来维护他们之间的婚姻关系。

8. 来访者及其父母积极地参与游戏治疗，以减少来访者与愤怒、

13. 来访者及其养父母进行亲子治疗（例如，养父母参与游戏治

丧失及被遗弃的恐惧有关的出格行为。（13 ~ 16）

疗会谈）。在该过程中，来访者主导愤怒的表达，而养父母感同身受来访者隐藏在愤怒下的感受（例如，受伤、恐惧、悲伤、无助）。

14. 运用精神分析游戏治疗（例如，探索并了解导致来访者出现无意识冲突、固执或抑制的潜在原因；解释抗拒、移情或核心焦虑）帮助来访者解决导致出格行为的问题。

15. 进行个人游戏治疗会谈以给来访者提供机会表达对过去的丧失、被忽视和（或）被遗弃的感受。

16. 在游戏治疗会谈中应用愤怒控制培训（Anget Control Training, ACT）模式，可参见 Landreth 所著的《游戏疗法: 关系的艺术》（*Play Therapy: The Art of the Relationship*）；认可来访者的情感及沟通行为界限，目标是以可接受的行为取代出格行为或攻击行为。

9. 来访者说出愤怒和（或）退缩与潜在的恐惧以及因被遗弃及被拒绝产生的情感之间的联系。（17）

10. 来访者找出内心深处很少表达

17. 帮助来访者理解潜在的关于丧失、拒绝、愤怒、遗弃的伤痛感受与出格和（或）攻击行为的联系。

18. 使用玩偶向来访者讲述其他人

的情感。（18～20）

的关于丧失、拒绝或遗弃的故
事，展示其他人是如何解决这
些问题的；然后，让来访者用
玩偶来演绎类似的故事。

19. 让来访者在一张纸上画出自己
的轮廓，然后指导他／她画出
自己内心助长出格行为的想法
和观点。

20. 让来访者使用艺术材料（如橡
皮泥、黏土、颜料）创作雕塑
和画作，以帮助来访者表达并
处理愤怒情绪和与丧失及被拒
绝相关的感受。

11. 来访者以社会可接受的、无破
坏性的方式辨明并表达感受。
（21～23）

21. 与来访者一起阅读或让其养父
母为其阅读 Whitehouse 和 Pudney
合著的《我肚子里的火山：帮助
儿童处理愤怒，给父母、看护者
和教师的资源手册》（*A Volcano
in My Tummy: Helping Children to
Handle Anger: A Resource Book for
Parents, Caregivers, and Teachers*）
或 Moser 所著的《星期三不要大
喊大叫！》（*Don't Rant and Rave
on Wednesday!*），以帮助来访者
识别愤怒情绪，并教授其处理愤
怒情绪的方法。

22. 和来访者一起做游戏或让来访
者及其养父母一起玩 Gardner
的"谈话、感受、行动"游戏

及 Berg 的"愤怒控制游戏"，以帮助来访者识别并表达情绪及感受。

23. 使用感受图表、贴片或卡片来提高来访者识别、理解和表达感受的能力。

12. 来访者直接表达被收养的感受。（24、25）

24. 让来访者分享其被收养的感受；可参见《儿童心理治疗家庭作业指导计划》中的"关于被收养的问题和担忧"练习。

25. 安排来访者阅读与收养有关的书籍，以帮助其理解问题并避免感到孤独。可参见 Krementz 所著的《被收养的感觉》（*How It Feels to Be Adopted*）或 Girard 所著的《收养是永远的》（*Adoption Is for Always*）；在随后的会谈中帮助来访者理解书籍内容。

13. 养父母对来访者出格行为的理解和处理能力有所提高。（26 ~ 28）

26. 在来访者与养父母一起努力解决问题时，确认他们家庭关系的健康状况，以避免三角关系和来访者对养父母权威的破坏。

27. 建议养父母和（或）来访者参加一个关于收养的支持小组。

28. 在联合治疗中与养父母合作，将来访者的出格行为描述为重新教育来访者的机会；然后，和养父母一起制订教育方案，找出干预问题行为的

14. 养父母能够理解，来访者的自我认同是建立在自我、血亲父母以及收养家庭的基础之上的。（29～31）

具体方法。

29. 要求养父母阅读一些关于收养的材料，增加他们对收养的了解和理解。可参见 Jarrett 所著的《帮助儿童应对父母离异和丧失》（*Helping Children Cope with Separation and Loss*）、Russell 所著的《收养的智慧》（*Adoption Wisdom*）、Schooler 和 Atwood 合著的《终身收养手册》（*The Whole Life Adoption Book*）、Medina 所著的《了解收养》（*Making Sense of Adoption*）以及 Burlingham-Grown 所著的《她为什么不要我：对每个养子/女所提问题的回答》（*Why Didn't She Keep Me? Answers to the Question Every Adopted Child Asks*）。

30. 建议养父母浏览一些为收养人提供信息和支持的正规网站。

31. 告诉养父母完全肯定来访者的自我认同（例如，自我、血亲父母、收养家庭）非常重要，并且告诉他们用一些特别的方式来再次肯定来访者（例如，说出一些来访者与血亲父母很相似的才能，如美术或音乐才

15. 来访者能够表达并记住自己的过往以及这些过往对自我认同的贡献。（32）

16. 来访者说出自己的需要和期望。（33）

17. 来访者说出对自信心的提升和自我接纳的感受。（31、32、34）

能；称赞来访者所做的一些与养父母很相似的积极的事情）。

32. 要求养父母为来访者建立一本生活事件记录簿，把来访者的日常生活按照时间先后顺序依次记录下来，以便对来访者的生活史、性格和基本特征有一个感性的了解；可参见使用《儿童心理治疗家庭作业指导计划》中的"创建记忆相册"。

33. 协助来访者理解并表达出他/她的需求和欲望。可参见使用《儿童心理治疗家庭作业指导计划》中的"三个愿望游戏"或"我想让你了解的关于我的事情"。

31. 告诉养父母完全肯定来访者的自我认同（例如，自我、血亲父母、收养家庭）非常重要，并且告诉他们用一些特别的方式来再次肯定来访者（例如，说出一些来访者与血亲父母很相似的才能，如美术或音乐才能；称赞来访者所做的一些与养父母很相似的积极的事情）。

32. 要求父母为来访者建立一本生活事件记录簿，把来访者的日常生活按照时间先后顺序依次记录下来，以便对来访者的生活史、性格和基本特征有一个感性的了解；可使用《儿童心理治疗家庭作业指导计划》中的 "创建记忆相册"。

34. 布置建立自尊的练习以帮助来访者提高自我认识水平、自我接纳水平和自信。可参见 Korb–Khara、Azok 和 Leutenberg 合著的《自尊和生活技能　加强版》（*SEALX&PLUS*）。

18. 养父母根据来访者的发育阶段和对收养的适应程度，表达对来访者行为的合理期望。（35）

35. 询问养父母对来访者的行为和适应过程的期望，面质并纠正养父母不现实的期望。鼓励养父母考虑来访者的发育阶段和对收养的适应程度，表达现实的期望。

19. 在气氛活跃的游戏中，养父母与来访者一对一地玩耍。（36、37）

36. 使用 Booth 和 Jernberg 合著的《疗愈性游戏》（*Theraplay*）中基于依恋的方法，治疗师负责规划和构建每次谈话，并使用他 / 她的力量使来访者进入所构建的关系中。在治疗过程中，把注意力集中于关系的构建而非内心的冲突。同时，养父母也要积极地参与并学习，成为协同治疗师。

37. 鼓励养父母双方在日常生活中花时间与来访者一对一地玩些气氛活跃的游戏。

20. 养父母提高使用言语或身体语

38. 鼓励养父母每天给予来访者大

言向来访者表达感情的频率。
（38）

量真诚的、积极的言语强化，并用身体语言表达感情；监督并鼓励父母继续保持这种行为，当来访者出现积极的依恋信号时给予强化。

21. 养父母只谈论来访者血亲父母好的方面。（39）

39. 告诫养父母避免谈及关于来访者血亲父母的负面消息，只谈论好的方面；让养父母列出血亲父母的优点。

22. 养父母对于被询问收养适应过程并未感到不自在。（40）

40. 为父母安排一次会谈，给他们机会谈论所关心的有关收养的问题（例如，如何处理公开收养，可以与来访者分享哪些关于其血亲父母的情况），以便给予他们指导和支持。

23. 养父母说出合理的规矩和养育原则。（41 ～ 43）

41. 告诫父母要始终以合理和尊重的方式维持与攻击行为有关的纪律，以减少来访者的怨恨和反抗。可参见 Kazdin 所著的《Kazdin 养育叛逆孩子的方法》（*The Kazdin Method for Parenting the Defiant Child*）或 Forehand 和 Long 合著的《35天搞定！世界上最最最不听话的小孩》（*Parenting the Strong-Willed Child*）。

42. 让父母阅读 Covey 所著的《高效家庭的七个习惯：在动荡的世界中建立一个美好的家庭》

（*The Seven Habits of Highly Effective Families: Building a Beautiful Family Culture in a Turbulent World*），以了解如何使家庭关系更健康及如何使家庭成员之间的联系更紧密。

43. 父母花一些时间与还未正式办理领养手续的孩子单独相处。

24. 家庭成员相互表达对彼此的接纳和信任。（44、45）

44. 建议家庭成员一同外出游玩（例如，完成高低绳课程和作业，以及参加各种需要团体协作的活动），以增强彼此之间的信任、合作及联系。

45. 在家庭治疗会谈中，制作一个包含所有家庭成员的家谱，展示所有的人是如何联系在一起的，以明确来访者在家庭中的位置。

—．＿＿＿＿＿＿＿＿＿＿

＿＿＿＿＿＿＿＿＿＿＿

—．＿＿＿＿＿＿＿＿＿＿

＿＿＿＿＿＿＿＿＿＿＿

—．＿＿＿＿＿＿＿＿＿＿

＿＿＿＿＿＿＿＿＿＿＿

—．＿＿＿＿＿＿＿＿＿＿

＿＿＿＿＿＿＿＿＿＿＿

—．＿＿＿＿＿＿＿＿＿＿

＿＿＿＿＿＿＿＿＿＿＿

—．＿＿＿＿＿＿＿＿＿＿

＿＿＿＿＿＿＿＿＿＿＿

诊断建议

使用 DSM- IV /ICD-9-CM：

轴 I：

309.0	适应障碍，伴心境低落	
309.4	适应障碍，伴有情绪和行为干扰	
300.4	心境恶劣障碍	
314.01	混合型注意缺陷多动障碍	
309.81	创伤后应激障碍	
313.89	婴幼儿反应性依恋障碍	
_____	_____	
_____	_____	

轴 II：   V71.09   无诊断

_____   _____

_____   _____

使用 DSM-5/ICD-9-CM/ICD-10-CM：

ICD-9-CM	ICD-10-CM	DSM-5 障碍、状况或问题
309.0	F43.21	适应障碍，伴心境低落
309.4	F43.25	适应障碍，伴有情绪和行为干扰
300.4	F34.1	持续性抑郁障碍
314.01	F90.2	混合型注意缺陷多动障碍
309.81	F43.10	创伤后应激障碍
313.89	F94.1	反应性依恋障碍

注：美国在 2014 年 9 月 30 日以前使用 ICD-9-CM 编码，自 2014 年 10 月 1 日起，使用 ICD-10-CM 编码。有的 ICD-9-CM 编码与 ICD-10-CM 编码和"DSM-5 障碍、状况或问题"中的多条内容相关。另外，有的 ICD-9-CM 编码已经停用，导致多条 ICD-9-CM 编码被一条 ICD-10-CM 编码取代。一些已经停用的 ICD-9-CM 编码并未在本表列出。详见 2013 年的《心理障碍诊断与统计手册》。

愤怒控制问题

行为界定

1. 对特定的情景或主题表现出偶发的过度愤怒。

2. 表现出与愤怒有关的认知偏差（例如，对他人提出要求、不清楚愤怒的原因、对感知到的"轻视"表现出愤怒）。

3. 描述经历过与愤怒相关的生理唤起的直接或间接证据。

4. 表现出暗示愤怒的肢体语言，例如，肌肉紧张（如拳头紧握或牙关紧闭）、瞪眼或拒绝眼神交流。

5. 对察觉到的反对、拒绝或批评表现出过度的愤怒反应。

6. 将攻击和辱骂行为归咎于他人。

7. 与突发事件不相称的反复暴怒。

8. 当欲望得不到满足或行为受到限制时，过度地喊叫、咒骂、哭泣。

9. 经常打架、恐吓他人，以及残忍地对待他人或动物。

10. 对父母、权威人士、兄弟姐妹或同龄人做出口头威胁。

11. 愤怒时总是扔东西或毁坏财物。

12. 始终拒绝对愤怒控制问题承担责任，并不断地将愤怒控制问题归咎于他人。

13. 反复通过被动攻击行为（例如，遗忘、充耳不闻、闲逛、拖延）挫败或惹恼他人。

14. 因攻击性和愤怒控制问题，与同龄人关系紧张。

15. 存在导致暴怒和攻击行为的潜在抑郁、焦虑或不安全感。

___. _____
    _____

___. _____
    _____

___. _____
    _____

长期目标

1. 学习并运用减少发怒和攻击行为的愤怒管理技能。

2. 显著降低发怒的频率和程度。

3. 以互相尊重的方式与成年人和同龄人保持互动。

4. 通过礼貌和直接的言语表达愤怒和沮丧，显著降低被动攻击行为的频率。

5. 当来访者出现攻击行为或被动攻击行为时，父母应建立并维持适当的亲子界限，设定坚定、一致的界限。

6. 父母学习并实施一致、有效的教育方案。

—. _____
_____

—. _____
_____

—. _____
_____

短期目标

1. 来访者确定导致愤怒情绪、问题行为的情景、想法和感受。（1、2）

2. 父母确定与来访者愤怒行为相关的主要问题，以及尝试过的教育方法。（3）

治疗性干预措施

1. 通过持续的目光接触、积极倾听、无条件肯定性关注和热情的态度，与来访者积极地建立信任关系，提高来访者的认知能力和表达相关情感的能力。

2. 彻底评估触发来访者愤怒反应的各种刺激因素（例如，情景、人物、想法），以及来访者出现愤怒反应时的想法、感受和行为。

3. 评估父母对来访者的愤怒做出的反应，以及可能导致来访者愤怒的诱发因素和强化因素。

3. 父母描述因双方不同的教育方法而产生的冲突。（4）

4. 来访者接受医学评估，评估身体疾病和药物使用对愤怒控制问题的可能影响。（5）

5. 来访者完成心理测试。（6）

6. 收集来访者行为、情感和态度方面的信息，以便治疗师评估与 DSM 诊断、治疗效果和关系的性质相关的说明。（7 ~ 11）

4. 评价父母双方在解决来访者的愤怒控制问题上的方法和一致性，以及了解他们之间因教育方法不同而产生的冲突。

5. 将来访者介绍给医师，由医师进行完整的医学评估，以排除导致愤怒控制问题的身体疾病（如脑损伤、肿瘤、睾酮水平升高）及与药物有关的状况（如使用兴奋剂）。

6. 为来访者安排心理测试，以补充对愤怒控制问题的评估，包括可能的临床综合征和共病状况（例如，焦虑、抑郁、注意缺陷多动障碍）；与来访者及其父母一起跟进治疗过程。

7. 评估来访者对"呈现的问题"的洞察力水平（精神和谐与张力障碍）（例如，对"所描述的行为"的问题本质表现出良好的洞察力，认同他人的担忧，并有动力做出改变；对"所描述的问题"表现出矛盾心理，不愿意将该问题作为一个关注点来处理；不愿意承认或不关心"所描述的问题"，也没有动力来改变）。

8. 评估来访者是否有研究型相关疾病的迹象（例如，伴随

ADHD 的对立违抗性行为、焦虑障碍引发的抑郁），包括自杀的可能性（例如，当共病抑郁明显时，自杀风险增加）。

9. 评估和来访者"问题行为"相关的因素，例如，年龄、性别和文化背景，以更好地理解来访者的行为原因。

10. 评估来访者障碍的严重程度（例如，所述行为导致来访者在社会、人际关系或职业发展中表现出轻度、中度、重度或非常严重的障碍），以确定适当的护理程度；持续评估这种障碍的严重程度及治疗的效果（例如，来访者不再表现出严重的障碍，但仍存在轻度或中度障碍）。

11. 评估来访者的家庭、学校和社区是否存在致病性护理（例如，持续忽视来访者的情感需求或身体需求、反复更换主要护理人员、很少有机会使来访者建立稳定的依附关系、持续施行严厉的惩罚或其他严重不称职的养育方式）。

7. 来访者配合医师进行评估，确定是否需要精神药物治疗。如果需要，则持续用药。（12、13）

12. 评估来访者是否有使用精神药物帮助控制愤怒情绪和行为的需求。如有需要，将来访者介绍给医师，由医师评估病情后开处方。

13. 询问来访者是否按处方服药以及处方的有效性和副作用；向医师提供反馈。

8. 来访者陈述承担愤怒和（或）攻击行为后果的次数增加。（14～16）

14. 使用一种动机性访谈方法，积极倾听、澄清问题，并检查来访者是否真正承担责任和改进愤怒控制问题。

15. 面质来访者的谎言和(或)因不当行为而指责他人且不承担责任的陈述,使其承担自己的责任并同意改进愤怒控制问题。

16. 寻找和处理导致来访者责备他人的因素（例如，被严厉惩罚的经历、所有家庭成员都有责备他人的行为模式），使来访者承担自己的责任，并同意改进愤怒控制问题。

9. 父母用言语表达愿意学习并实施一致的教育方法。（17）

17. 明确父母学习和实施新的教育方法的意愿。这些方法旨在改进来访者的愤怒控制问题,增加积极的亲社会行为,同时减少问题行为;明确来访者的责任。

▽10. 父母用言语表达对家长管理培训及其原理和技巧的理解。（18、19）

18. 向父母传授家长管理培训方法，使父母了解如何通过互动行为鼓励来访者做出积极行为或阻

▽　表明目标／干预与以循证为基础的治疗中的目标／干预一致。

止来访者做出消极行为。可通过改变这些互动行为的关键要素（例如，来促进和加强积极行为）来促进积极的变化。可参见《35天搞定！世界上最最最不听话的小孩》，以及Patterson所著的《和孩子一起生活》（*Living With Children*）。▽

19. 请父母阅读与家长管理培训相关的书籍。可参见《35天搞定！世界上最最最不听话的小孩》。▽

▽11. 父母使用家长管理培训技能，以识别和管理来访者的问题行为。（20～22）

20. 教授父母如何具体定义和识别问题行为，观察他们对问题行为的反应，确定他们的反应是鼓励了还是阻碍了问题行为，并帮助来访者找到一种积极行为以替代问题行为。▽

21. 教授父母始终坚持一些关键性的教育方法。例如，针对来访者可接受和不可接受的行为制订切合实际且适龄的规则，鼓励来访者在周围环境中做出一些积极的行为，正向强化行为鼓励（如表扬），采取明确的直接指导、及时制止问题行为及其他一些针对问题行为的做法。▽

22. 安排父母在家做一些练习，并

记录练习的结果；安排父母使用 Jongsma、Peterson 和 McInnis 合著的《青少年心理治疗家庭作业指导计划》（*Adolescent Psychotherapy Homework Planner*）中的"明确规则、积极强化、适当惩罚"；对做到了纠正性反馈的谈话进行回顾总结，该纠正性反馈以技能使用改善化、合理化、持续化为目标。▽

▽12. 年龄稍大的来访者同意学习管理挫折感、愤怒情绪和攻击行为的方法。（23、24）

23. 帮助来访者确定管理挫折感和愤怒情绪的积极结果（例如，获得自己和他人的尊重、他人的合作请求、健康状况有所改善）；使来访者同意学习新的管理愤怒情绪及问题行为的方法。可参见使用《儿童心理治疗家庭作业指导计划》中的"愤怒控制"练习。

24. 使用愤怒控制培训（由 Williams 和 Barlow 设计）帮助来访者将挫折感和愤怒情绪概念化为与可预测后果（如来访者的期望未得到满足从而导致其表现出觉醒和愤怒）相关的反应的不同组成成分（认知、心理、情感和行为成分），并且可通过对组成成分进行干预来管理愤怒情绪。▽

▽13. 来访者学习和实施冷静技巧，并将其作为管理挫折感的一种新方法。（25）

25. 教授来访者冷静技巧（例如，放松肌肉、有节奏地呼吸、冷静地想象），作为出现愤怒想法和情绪时的正确应对策略。▽

▽14. 来访者找出和处理会引发愤怒情绪的想法，并用能减少愤怒情绪的想法取代。（26）

26. 探究来访者的想法，调节来访者的愤怒情绪和行为（例如，来访者陈述中的"应该""必须"或"不得不"等表达所反映的要求和期望）；明确并挑战偏见，帮助来访者进行评价和自我对话，纠正偏见，促进其对挫折做出更灵活和更温和的反应。▽

▽15. 来访者学习并实施思维阻断，以管理引发愤怒情绪和愤怒行为的不必要的干扰性想法。（27）

27. 教授来访者思维阻断的技能，以增加来访者的愤怒管理技能，并在会话期间每天安排练习；检查练习情况，巩固成果，并提供改进的纠正性反馈；请父母使用 Jongsma 主编的《成人心理治疗家庭作业指导计划》（*Adult Psychotherapy Homework Planner*）中的"运用思维阻断"来帮助来访者完成练习）。▽

▽16. 来访者以受控、自信的方式用言语表达对挫折、拒绝和愤怒的感觉。（28）

28. 运用指导、观看录像、现场示范和（或）角色扮演等方法教会来访者直接、诚实、尊重和自信地进行交流；然后，将来

访者转到自信培养小组接受进
一步指导。▽

▽17. 来访者能够运用解决问题和
（或）解决冲突的技能管理自
身的问题和人际关系问题。
（29）

29. 教授来访者解决冲突的技能
（例如，移情、积极倾听、"我
的消息"、基于尊重的交流、
没有攻击性的自我陈述、妥
协）；通过现场示范、角色扮
演和行为演练来解决来访者当
前面临的一些冲突。▽

▽18. 来访者练习使用新的冷静、沟
通、解决冲突和思考的技能。
（30、31）

30. 帮助来访者巩固为其量身定制
的愤怒管理技能，包括与来访
者需求相关的躯体、认知、沟
通、解决问题和（或）解决冲
突方面的技能。▽

31. 在越来越具有挑战性的情况
下，使用多种技能中的任何一
种（例如，放松、想象、行为
演练、示范、角色扮演、录像
练习反馈），帮助来访者巩固
其对新学到的愤怒管理技能的
运用。▽

▽19. 来访者在练习家庭作业期间，
练习使用新学到的愤怒管理技
能。（32）

32. 给来访者布置家庭作业练习，
按需要帮助来访者练习新学到
的冷静、沟通、解决冲突或认
知重构的技能；复习并提炼新
学到的技能以达到巩固的目
的。▽

▽20. 来访者减少愤怒爆发的次数和
持续时间，降低愤怒爆发的强

33. 关注来访者关于愤怒爆发的报
告，使来访者使用新学到的愤

度，同时增加使用新学到的愤
怒管理技能来控制愤怒。（33）

怒管理技能，以降低愤怒爆发
的频率、强度，减少其持续时
间（或使用《儿童心理治疗家
庭作业指导计划》中的"愤怒
控制"或"儿童愤怒量表"）；
检查进展，强化成果，并提供
纠正性反馈，以便改进。▽

▽21. 来访者了解有助于应用新技能
的社会支持。（34）

34. 鼓励来访者与值得信任的同龄
人、家庭成员或其他可能支持
来访者做出改变的重要人物讨
论和（或）运用来访者新学到
的愤怒管理技能。▽

▽22. 父母和来访者参与游戏，在游
戏中使用新的互动方式。（35）

35. 进行亲子互动治疗。参见
McNeil 和 Hambree-Kigin 合著
的《亲子互动治疗》（*Parent-
Child Interaction Therapy*）。其
中以儿童为导向和以父母为导
向的课程分别侧重于向来访者
教授适当的儿童行为，以及培
养父母的行为管理技能（例如，
命令明确、结果一致、正向强
化）。▽

▽23. 父母和来访者参与正式的行为
管理计划，以提升教育子女的
知识水平和技能。（36）

36. 鼓励父母参加以循证为基础
的父母技能培训项目。参见
McMahon 和 Forehand 合著的《帮
助不听话的孩子》（*Helping the
Noncompliant Chlild*）、Sanders
所著的《父母积极教养课程》
（*Positive Parenting Program,*

Triple P）的修订版或 Webster–Stratton 所著的《不可思议的童年》（*The Incredible Years*）。▽

▽24. 来访者加强对家庭和学校规则的遵守。（37）

37. 为来访者设计奖励制度和（或）偶联契约，并与学校相关人员会面，以强化来访者在家庭和学校中的积极行为，阻止愤怒、冲动或不良行为；或使用 Sarah Knapp 主编的《育儿技能家庭作业指导计划》（*Parenting Skills Homework Planner*）中的"强化行为记录"。▽

25. 父母用言语描述纪律的适当界限，以防止虐待事件发生，并确保来访者及其兄弟姐妹的安全。（38、39）

38. 探索来访者的家庭背景，探究是否存在可能导致其问题行为的被忽视、身体虐待或性虐待的经历；面质来访者的父母，让其停止采用身体虐待或其他过度严厉的惩罚方法。

39. 采取必要的措施来保护来访者或其兄弟姐妹免受虐待（例如，向相关机构举报虐待行为；将来访者或施暴者从家中带走）。

26. 来访者增加与父母或其他成年人礼貌、尊重地互动的频率。（40）

40. 与来访者确立以尊重的方式对待他人的基本原则。教授来访者互惠原则，要求其同意以尊重的方式对待每个人 1 周，观察其他人是否会以更尊重的方式对待他 / 她。

27. 来访者展示按照规则以合作的

41. 使用玩偶创作一个故事，演示

方式参与游戏的能力。（41）

28. 来访者提高做出负责任的和积极的社会行为的频率。（42、43）

29. 来访者识别并用言语表达与过去的忽视、虐待、分离或遗弃相关的感受。（44）

30. 父母接受婚姻疗法。（45）

▽31. 来访家庭接受家庭治疗，探索和

如何以适当的方式处理愤怒情绪和解决冲突；让来访者创作一个有类似角色或主题的故事；与来访者一起玩竞技类游戏（例如，西洋跳棋）。

42. 指导来访者在下一次会谈前做3件利他的事情（例如，为有发育障碍的同学读书，修剪祖母的草坪），以增强其对他人需求的同理心和敏感性。

43. 让来访者承担一部分家务（例如，为家庭聚会准备一道特别的菜肴，在车库搭建架子，给汽车加油），以表现对来访者的信心。

44. 鼓励和支持来访者表达与忽视、虐待、分离或遗弃相关的情感（例如，给缺席的父母写信，运用虚设对象法，完成《儿童心理治疗家庭作业指导计划》中的"鲑鱼与岩石的一课——战斗导致孤独"）。

45. 评估来访者父母婚姻关系中可能存在的药物滥用、冲突或三角关系，将焦点从婚姻问题转移到来访者的出格行为上。必要时，来访者父母可寻求适当的治疗。

46. 进行 Sexton 的功能性家庭治

改变导致愤怒控制问题出现的家庭动力学因素。（46 ~ 48）

疗或简单的策略性家庭治疗，以评估和干预家庭系统并减轻其对来访者愤怒控制问题的影响。▽

47. 采用家庭雕塑法评估家庭动力学因素。在该方法中，由来访者定义每个家庭成员在所选择的场景中的角色和行为。

48. 给予在来访者的成长中缺席的父母一个指令，让他们花更多的时间陪伴来访者；检查进展，巩固成果，并提供支持性的纠正性反馈。

—．——————　　　—．——————
　　——————　　　　　——————
—．——————　　　—．——————
　　——————　　　　　——————
—．——————　　　—．——————
　　——————　　　　　——————

诊断建议

使用 DSM- Ⅳ /ICD-9-CM：

轴 I：	312.81	儿童期初发型品行障碍
	312.89	未特指的品行障碍
	313.81	对立违抗性障碍
	312.9	破坏性行为障碍 NOS

	314.01	多动 – 冲动型注意缺陷多动障碍
	314.9	注意缺陷多动障碍 NOS
	312.34	间歇性暴发性障碍
	V71.02	儿童反社会行为
	V61.20	亲子关系问题
	————	—————————
	————	—————————
轴 II：	V71.09	无诊断
	————	—————————
	————	—————————

使用 DSM–5/ICD–9–CM/ICD–10–CM：

ICD–9–CM	ICD–10–CM	DSM–5 障碍、状况或问题
312.81	F91.1	儿童期初发型品行障碍
312.89	F91.9	未特指的品行障碍
313.81	F91.3	对立违抗性障碍
312.9	F91.9	未特指的破坏性、冲动控制和品行障碍
312.89	F91.8	其他特指的破坏性、冲动控制和品行障碍
314.01	F90.1	多动 – 冲动型注意缺陷多动障碍
314.01	F90.9	未特指的注意缺陷多动障碍
314.01	F90.8	其他特指的注意缺陷多动障碍
312.34	F63.81	间歇性暴发性障碍
V71.02	Z62.810	儿童或青少年的反社会行为
V61.20	Z72.820	亲子关系问题

　　注：美国在 2014 年 9 月 30 日以前使用 ICD–9–CM 编码，自 2014 年 10 月 1 日起，使用 ICD–10–CM 编码。有的 ICD–9–CM 编码与 ICD–10–CM 编码和"DSM–5 障碍、状况或问题"中的多条内容相关。另外，有的

ICD-9-CM 编码已经停用，导致多条 ICD-9-CM 编码被一条 ICD-10-CM 编码取代。一些已经停用的 ICD-9-CM 编码并未在本表列出。详见 2013 年的《心理障碍诊断与统计手册》。

焦　虑

行为界定

1. 来访者有明显超出目前发展阶段正常水平的焦虑、担忧或恐惧。

2. 高度紧张，例如，烦躁、疲劳、颤抖或肌肉紧张。

3. 自主神经过度兴奋（例如，心跳加快、呼吸急促、头晕、口干、恶心、腹泻）。

4. 过度警觉，例如，总感觉紧张、注意力难以集中、难以入睡或保持沉睡及处于易激惹状态。

5. 特定的恐惧被泛化到更广泛的领域，并明显地影响了来访者及其家庭成员的日常生活。

6. 父母的部分行为导致来访者过度担忧，例如，父母威胁会遗弃来访者、过分使用让来访者内疚的方法、拒绝承认来访者的自主权和地位、父母发生争吵以及父母过度干涉来访者的日常活动。

—. _____
   _____

—. _____

—. _____
   _____

长期目标

1. 降低过度焦虑反应的频率和紧张度，使来访者的日常生活功能不会受到影响。

2. 稳定焦虑水平，提高有效处理日常生活事务的能力。

3. 解决引发焦虑的关键问题。

4. 提高有效应对生活中各种焦虑的能力。

5. 父母有效地管理来访者的焦虑想法、感受和行为。

6. 家庭成员处理日常生活事务的能力良好且没有过度焦虑。

—. _____
_____
_____

—. _____
_____
_____

—. _____
_____

短期目标

1. 来访者描述伴有明确的恐惧、担忧和焦虑症状的一些经历，包括这些症状对来访者自身功能的影响以及来访者为解决问题所做出的尝试。（1、2）

2. 来访者完成评估恐惧、担忧和焦虑症状的调查问卷。（3）

治疗性干预措施

1. 通过持续的眼神交流、积极倾听、无条件肯定性关注和热情接纳，与来访者或来访者及其父母积极地建立信任关系，帮助来访者提高识别和表达焦虑感受的能力。

2. 评估来访者恐惧和担忧的焦点、严重程度和不可控性，以及来访者焦虑症状的类型、发生频率、强度和持续时间，参见《儿童焦虑障碍访谈时间表——父母版或儿童版》（*The Anxiety Disorders Interview Schedule for Children——Parent Version or Child Version*）；安排来访者完成《儿童心理治疗家庭作业指导计划》中的"发现并消除焦虑"练习。

3. 使用患者和（或）父母报告法帮助评估来访者的恐惧、担忧和焦虑症状的性质和程度，参见

"儿童显性焦虑量表"(*Revised Children's Manifest Anxiety Scale*)修订版和"儿童恐惧调查表"(*Fear Survey Schedule for Children-Revised*)修订版；可以根据需要反复对来访者进行评估以明确治疗进展。

3. 收集来访者行为、情感和态度方面的信息，以便治疗师评估与 DSM 诊断、治疗效果和关系的性质相关的说明。（4 ~ 8）

4. 评估来访者对"呈现的问题"的洞察力水平（精神和谐与张力障碍）（例如，对"所描述的行为"的问题本质表现出良好的洞察力，认同他人的担忧，并有动力做出改变；对"所描述的问题"表现出矛盾心理，不愿意将该问题作为一个关注点来处理；不愿意承认或不关心"所描述的问题"，也没有动力来改变）。

5. 评估来访者是否有研究型相关疾病的迹象（例如，伴随 ADHD 的对立违抗性行为、焦虑障碍引发的抑郁），包括自杀的可能性（例如，当共病抑郁明显时，自杀风险增加）。

6. 评估和来访者"问题行为"相关的因素，例如，年龄、性别和文化背景，以更好地理解来访者的行为原因。

7. 评估来访者障碍的严重程度

（例如，所述行为导致来访者在社会、人际关系或职业发展中表现出轻度、中度、重度或非常严重的障碍），以确定适当的护理程度；持续评估这种障碍的严重程度及治疗的效果（例如，来访者不再表现出严重的障碍，但仍存在轻度或中度障碍）。

8. 评估来访者的家庭、学校和社区是否存在致病性护理（例如，持续忽视来访者的情感需求或身体需求、反复更换主要护理人员、很少有机会使来访者建立稳定的依附关系、持续施行严厉的惩罚或其他严重不称职的养育方式）。

▽4. 来访者配合医师进行抗焦虑药物治疗评估。（9、10）

9. 将来访者介绍给医师进行精神药物咨询。▽

10. 监测来访者的服药依从性、药物的副作用和有效性；定期咨询医师。▽

▽5. 来访者用言语表达身体感觉、想法和行为是如何导致焦虑的以及对治疗焦虑的理解。（11～13）

11. 作为个人认知行为方法的一部分，就来访者焦虑的相关生理、认知、情感和行为成分给予心理教育，包括恐惧和担忧与对不现实的威胁过度关注、各种紧张的身体表现、过度兴奋和过度警觉的紧密关系，如何避免威胁因素以及哪些因素会维持焦虑。参见 Rapee 等所著的《帮助你焦虑的孩子》（*Helping Your Anxious Child*）。▽

12. 讨论如何针对焦虑的相关组成部分进行治疗，以帮助来访者识别并管理认知、避免过度警觉，并有效克服不必要的回避行为。▽

13. 让来访者和（或）其父母阅读关于心理教育的书籍以强调关键的治疗概念。参见《帮助你焦虑的孩子》和 Kendall 及 Hedtke 合著的适用于 7 ~ 13 岁儿童的《应对 C.A.T. 练习册》（*Coping C.A.T. Workbook*）。▽

▽6. 来访者学习并运用冷静技巧，以全面降低焦虑水平，管理焦虑症状。（14 ~ 17）

14. 教授来访者冷静技巧（例如，渐进式肌肉放松、引导性想象、缓慢地腹式呼吸）以及如何更好地区分放松情绪和紧张情绪；教授来访者如何将这些技巧应用到日常生活中。▽

15. 每次会谈都给来访者安排家庭作业，让其每天练习冷静技巧（或安排来访者完成《儿童心理治疗家庭作业指导计划》中的"深呼吸练习"）；来访者回顾并强化成果，同时接受纠正性反馈，以便改进。▽

16. 安排来访者和（或）其父母阅读相关书籍或治疗手册中的渐进式肌肉放松和其他冷静技巧。参见 Bernstein、Borkovec 和 Hazlett-Stevens 合著的《渐进式放松训练的新方向》（*New Directions in Progressive Relaxation Training*），Shapiro 和 Sprague 合著的《儿童放松和减压手册》（*The Relaxation and Stress Reduction Workbook for Kids*）。▽

17. 运用生物反馈技术帮助来访者成功学习冷静技巧。▽

▽7. 来访者说出对恐惧思维在制造恐惧、过度担忧和持续焦虑症状中所起作用的理解。（18～20）

18. 讨论一些事例以说明不现实的恐惧或担忧通常会导致来访者高估威胁，同时低估自己管理现实需求的能力。▽

19. 通过评估负面情况发生的实际概率、实际后果、来访者管理后果的能力、可能最糟糕的后果以及来访者接受最糟糕后果的能力，帮助来访者挑战他/她的担忧或恐惧。▽

20. 帮助来访者深入了解恐惧和担忧是回避问题的一种方式，这种方式会引起焦虑，阻碍解决问题。▽

▽8. 来访者用积极、现实和赋权的

21. 探索来访者调节其恐惧反应的

自我对话来认清、挑战并取代恐惧性的自我对话。（21 ～ 24）

模式和自我对话；挑战相关的偏见；帮助他 / 她用基于现实的积极的自我对话来取代一些不现实的自我对话。使用这些基于现实的积极的自我对话会增强来访者应对不合理的恐惧或担忧的信心。▽

22. 给来访者布置一项家庭作业练习，让他 / 她识别恐惧性的自我对话，并建立基于现实的自我对话方式（或安排来访者完成《青少年心理治疗家庭作业指导计划》中的"焦虑工具"练习）；回顾并巩固练习成果，提供纠正性反馈，以便改进。▽

23. 教授来访者对已经进行处理但仍存在的恐惧或担忧使用思维阻断（先想象一个停止标志，然后想象一个愉快的场景）的方法（或安排来访者完成《成人心理治疗家庭作业指导计划》中的"运用思维阻断"练习）；监督并鼓励来访者在日常生活中使用该方法。▽

24. 安排父母阅读并与来访者讨论相关书籍中与恐惧或担忧的认知重组有关的内容，如《帮助你焦虑的孩子》。▽

▽9. 来访者学习并实施刺激控制策

25. 解释如何使用"担忧时间"淡

略，以淡化各种环境刺激和担忧情绪的关联，将担忧推迟到指定的"担忧时间"。（25、26）

化担忧情绪和环境刺激之间的关联；与来访者商定可以表现出担忧的特定时间和地点并实施。▽

26. 来访者学习识别担忧，并在特定的时间和地点表现出忧虑，可以使用思维阻断及放松和转移注意力等技能（或安排来访者完成《儿童心理治疗家庭作业指导计划》中的"担忧时间"练习帮助来访者提高技巧）；鼓励来访者在日常生活中使用这些技巧，回顾和巩固成果，同时提供纠正性反馈，以便来访者改进。▽

▽10. 来访者参与现实生活中的暴露练习，或者想象生活中的暴露练习。在练习过程中，逐渐学会克服担忧和恐惧。（27～30）

27. 指导并帮助来访者围绕2～3个所担忧的问题（例如，对自己在学校表现不佳的恐惧，以及对人际关系问题的担忧）构建一个层级结构，用于暴露练习。▽

28. 选择一些来访者很有可能成功完成的初级暴露练习；制订应对计划以处理暴露练习给来访者带来的负面影响；在脑海中对这个过程进行演练。▽

29. 让来访者想象暴露的过程，或者在现实中进行暴露，直到与暴露相关的焦虑症状减轻，安

全感和（或）自信心增强；分析这一经历。▽

30. 给来访者布置一项家庭作业练习，让他／她逐步暴露于已识别的恐惧并记录其反应，参见 Ollendick 和 March 合著的《儿童和青少年的恐惧和焦虑障碍》（*Phobic and Anxiety Disorders in Children and Adolescents*）；回顾并巩固成果，同时提供纠正性反馈，以便改进（或安排来访者完成《青少年心理治疗家庭作业指导计划》中的"逐步面对恐惧"练习）。▽

▽11. 来访者学习并实施新的策略，从现实层面解决恐惧或担忧问题。（31、32）

31. 让来访者列出引发恐惧或担忧的主要冲突；运用在治疗中学到的技巧（例如，放松、解决问题、自信、接纳、认知重组）来处理／解决问题。▽

32. 给来访者安排家庭作业练习，让其利用在治疗中学到的技巧解决当前的问题（可参见《帮助你焦虑的孩子》或《儿童心理治疗家庭作业指导计划》中的"焦虑故事"）；重复练习，回顾及巩固成果，并提供纠正性反馈以便来访者有效地使用这些技巧。▽

▽12. 来访者提高对日常社交和学习

33. 鼓励来访者增加日常社交、学

活动的参与度。（33）

▽13. 父母说出对来访者治疗计划的
理解，并表达与来访者一起参
与的意愿。（34）

▽14. 来访者参与针对焦虑的认知行
为团体治疗，以了解焦虑和学
习管理焦虑的技巧，并在日常
生活中有效地运用这类技巧。
（35）

▽15. 来访者与父母一起参与认知行
为团体治疗，以了解焦虑和学
习应对焦虑的技巧，并在日常
生活中有效地运用这类技巧；
同时，父母学习并实施有效的
应对来访者的恐惧和逃避表现
的方法。（36 ~ 38）

习活动及其他积极的经历，以
强化其新学习的非回避方法并
帮助其建立自信。▽

34. 如果来访者可以接受，那么在
可能的情况下，让来访者的父
母参与治疗，并选择性地让他
们参与活动。

35. 来访者进行认知行为团体治
疗，可参见 Flannery-Schroeder
和 Kendall 合著的《焦虑儿
童的认知行为疗法：团体治
疗治疗师手册》（*Cognitive
Behavioral Therapy for Anxious
Children: Therapist Manual for
Group Treatment*），让来访者
了解焦虑的认知成分、行为成
分和情感成分，了解并运用应
对焦虑的相关技巧，然后利用
几个会引发焦虑的情景练习使
用一些新技巧，以坚持并有效
地使用这类技巧。▽

36. 父母和来访者进行认知行为团
体治疗（可参见《焦虑儿童的
认知行为疗法：团体治疗治疗
师手册》），让来访者了解焦
虑的认知成分、行为成分和情
感成分，学习并运用应对焦虑
的相关技巧，然后利用几个引
发焦虑的情景练习使用一些新

技巧，以坚持并有效地使用这类技巧。▽

37. 教授父母管理来访者焦虑行为的有效技巧，包括如何鼓励和嘉奖勇敢的行为，如何假装忽略过度的抱怨行为和其他回避行为，以及如何管理父母自己的焦虑，并模仿运用会谈中所学习到的行为模式。可参考《帮助你焦虑的孩子》。▽

38. 教授家庭成员焦虑管理技巧、解决问题的技巧和沟通技巧，以减少家庭冲突，并通过治疗帮助来访者取得进步。▽

▽16. 来访者学习并实施一些复发预防策略，以管理将来可能再次出现的恐惧或担忧。（39～42）

39. 与来访者讨论行为过失与行为过失复发的区别，行为过失与恐惧、担忧和焦虑症状或逃避冲动首次出现及可逆性复现有关，而行为过失复发则与重新回到以恐惧和逃避的方式处理恐惧情绪或担忧情绪有关。▽

40. 与来访者一起对未来可能发生行为过失的情景或情况进行识别和演练。▽

41. 指导来访者经常使用其新习得的放松、认知重组、暴露以及问题解决技巧处理突然出现的恐惧或担忧情绪，尽可能让这些技巧融入日常生活。▽

▽17. 来访者参与家庭治疗，所有家庭成员均对焦虑有所了解，培养来访者管理焦虑的技巧并在日常生活中有效地运用这类技巧。（43）

18. 来访者表达更多的对焦虑感受及焦虑原因的理解。（44 ~ 46）

42. 制作一张应对卡片或采用提醒的方式，记录应对策略和其他重要信息（例如，"深呼吸放松""这种担忧是不现实的""使用问题解决技巧"），以备来访者或其父母日后使用。▽

43. 进行认知行为家庭治疗。来访者学习焦虑管理技巧，父母学习管理来访者焦虑行为的技巧，并促进来访者进步。可参见《帮助你焦虑的孩子》，Howard 等合著的《焦虑儿童的认知行为家庭治疗》（*Cognitive–Behavioral Family Therapy for Anxious Children*）及 Barrett 等合著的丛书"儿童之友方案"（*FRIENDS Program for Children*）。▽

44. 使用以来访者为中心的游戏治疗（例如，提供无条件肯定性关注；以客观的方式反映情感；对来访者解决问题的能力表示信任）以提高来访者应对焦虑情绪的能力。

45. 给来访者布置一项任务：画出 2 ~ 3 种通常会引发焦虑情绪的情景。

46. 运用精神分析游戏治疗（例如，探索并了解导致来访者出现无意识冲突、固执或抑制的潜在原因；解释抗拒、移情或核心焦虑），帮助来访者解决导致其焦虑的问题。

19. 来访者确定导致焦虑的冲突问题。（47、48）

47. 使用木偶、毛绒玩具或沙盘来创造能使来访者表现出焦虑情绪的情景。使来访者参与这个过程，并向来访者示范对这类情景的积极的认知反应。

48. 与来访者玩 Flood 设计的"我的家和空间"治疗游戏，帮助来访者确定父母离婚、同伴关系、酒精滥用或其他使其感到焦虑的状况，并进行一些讨论。

20. 来访者确定并使用具体的应对策略以减轻焦虑。（49 ~ 52）

49. 使用叙事疗法（White 提出）：来访者写出其焦虑或恐惧的故事，然后与治疗师一起表演这个故事，使问题得以表现出来；然后治疗师与来访者一起解决问题或找到应对焦虑或恐惧的有效方法（参见《儿童心理治疗家庭作业指导计划》中的"焦虑故事"）。

50. 与来访者进行会谈，重点讨论导致焦虑的情景。会谈中，使用讲故事、绘画和看照片的方法帮助来访者分析和降低焦虑或恐惧的程度。

51. 使用相互讲故事的方法(Gardner 提出)，让来访者讲述一个关于焦虑的故事。然后,治疗师诠释这个故事潜在的含义并重新讲述来访者的故事,侧重于故事中对恐惧或焦虑的适应及对冲突的解决。

52. 布置焦虑管理的预测任务(de Shazer):来访者在前一天晚上预测自己第二天会不会感到焦虑;治疗师引导来访者做一个"好侦探",找出度过"快乐的一天"的关键因素;然后,治疗师强化或构建一个解决方案来增加"快乐的一天"的出现频率。

—·————————— —·—————————

————————— —————————

—·————————— —·—————————

————————— —————————

—·————————— —·—————————

————————— —————————

诊断建议

使用 DSM- Ⅳ /ICD-9-CM：

轴Ⅰ：	300.02	广泛性焦虑症
	300.00	焦虑性障碍 NOS
	314.01	混合型注意缺陷多动障碍
	————	————————
	————	————————
轴Ⅱ：	V71.09	无诊断
	————	————————
	————	————————

使用 DSM-5/ICD-9-CM/ICD-10-CM：

ICD-9-CM	ICD-10-CM	DSM-5 障碍、状况或问题
300.02	F41.1	广泛性焦虑症
300.09	F41.8	其他特指的焦虑性障碍
300.00	F41.9	未特指的焦虑性障碍
314.01	F90.2	混合型注意缺陷多动障碍
309.24	F43.22	适应障碍，伴焦虑

　　注：美国在 2014 年 9 月 30 日以前使用 ICD-9-CM 编码，自 2014 年 10 月 1 日起，使用 ICD-10-CM 编码。有的 ICD-9-CM 编码与 ICD-10-CM 编码和"DSM-5 障碍、状况或问题"中的多条内容相关。另外，有的 ICD-9-CM 编码已经停用，导致多条 ICD-9-CM 编码被一条 ICD-10-CM 编码取代。一些已经停用的 ICD-9-CM 编码并未在本表列出。详见 2013 年的《心理障碍诊断与统计手册》。

反应性依恋 / 脱抑制性社会参与障碍

行为界定

1. 从受到虐待、忽视的原生家庭被现在的家庭收养。

2. 痛苦时很少寻求或回应安慰。

3. 很少对他人的社交行为和情绪做出回应。

4. 很少出现积极情绪。

5. 即使在与成年照料者的无威胁的互动中也表现出无法解释的烦躁、悲伤或恐惧。

6. 接近不熟悉的成年人时，缺乏正常的距离感。

7. 表现出过度亲密的言语或行为（如爱慕）。

8. 在不熟悉的环境中走失后通常不会联系成年照料者。

9. 很容易毫不犹豫地陪伴不认识的成年人。

10. 在很难形成选择性依恋的环境中长大。

11. 情感需求和（或）生理需求曾长期被忽视。

12. 主要照料者曾经频繁更换。

—. _____
   _____

—. _____
   _____

—. _____
   _____

长期目标

1. 建立并保持与主要照料者的联系。

2. 排除所有障碍，与他人建立健康的联系。

3. 能够与父母建立温暖的行为和情感联系。

4. 渴望与他人建立联系。

5. 与陌生人保持适当距离。

6. 父母或主要照料者因合理的原因无法陪伴时，来访者能够接受而不感
   到惊慌。

—. _____

   _____

—. _____

   _____

—. _____

   _____

短期目标

1. 来访者公开表达想法和感受。
   （1～3）

2. 来访者及其父母配合完成所有
   评估和测试。（4、5）

治疗性干预措施

1. 通过持续地目光接触、积极地
   倾听、无条件肯定性关注以表
   达共情，与来访者建立信任关
   系，帮助来访者公开表达自己
   的想法和感受。

2. 以名人采访的方式采访来访
   者，以获得一些信息（例如，
   喜欢/不喜欢学校的哪些方面，
   最喜欢的食物、音乐，最美好
   的一次生日经历；心愿，梦
   想），以帮助来访者更多地了
   解自己。

3. 在进行所有会谈时都要保持一
   致的、可预测的模式，使来访
   者清楚一切从而愿意开始"冒
   险"并信任治疗师。

4. 来访者及其父母分别进行心理
   社会评估，以评估来访者的发
   展水平、依恋能力、行为问题、
   性格和优势，并评估父母的婚

姻稳固程度、教养方式、压力管理 / 应对能力、不孕 / 不育问题的解决。

5. 进行心理评估，以确定来访者的行为功能、认知类型和智力水平。

3. 收集来访者行为、情感和态度方面的信息，以便治疗师评估与 DSM 诊断、治疗效果和关系的性质相关的说明。（6 ~ 10）

6. 评估来访者对"呈现的问题"的洞察力水平（精神和谐与张力障碍）（例如，对"所描述的行为"的问题本质表现出良好的洞察力，认同他人的担忧，并有动力做出改变；对"所描述的问题"表现出矛盾心理，不愿意将该问题作为一个关注点来处理；不愿意承认或不关心"所描述的问题"，也没有动力来改变）。

7. 评估来访者是否有研究型相关疾病的迹象（例如，伴随 ADHD 的对立违抗性行为、焦虑障碍引发的抑郁），包括自杀的可能性（例如，当共病抑郁明显时，自杀风险增加）。

8. 评估和来访者"问题行为"相关的因素，例如，年龄、性别和文化背景，以更好地理解来访者的行为原因。

9. 评估来访者障碍的严重程度（例如，所述行为导致来访者在社会、人际关系或职业发展中表现出轻度、中度、重度或非常严重的障碍），以确定适当的护理程度；持续评估这种障碍的严重程度及治疗的效果（例如，来访者不再表现出严重的障碍，但仍存在轻度或中度障碍）。

10. 评估来访者的家庭、学校和社区是否存在致病性护理（例如，持续忽视来访者的情感需求或身体需求、反复更换主要护理人员、很少有机会使来访者建立稳定的依附关系、持续施行严厉的惩罚或其他严重不称职的养育方式）。

4. 来访者及家庭成员遵从所有评估或测试的建议。（11）

11. 总结评估数据并向家庭成员提供结论和建议。鼓励并监督家庭成员配合执行基于评估和测试的所有建议。

5. 父母承诺提高他们婚姻关系中交流和情绪表达的频率。（12）

12. 向父母推荐一个改善婚姻关系的计划（如"PREP"），可参见《为你的婚姻而战》，通过提高个人责任感、增进交流和解决冲突来改善他们之间的婚姻关系。

6. 父母承认因无法生育的问题而感到悲伤。（13）

13. 评估父母因无法生育问题而产生的悲伤；如果有必要，建议父母接受进一步的联合治疗或个体治疗。

7. 父母承诺积极参与来访者的治疗及技能发展，并和来访者一起解决问题。（14～16）

14. 父母承诺，通过参与会谈和在家庭中作为协同治疗师积极参与来访者的治疗。

15. 在联合治疗中与父母合作，将来访者的出格行为视作重新教养来访者的机会。然后，和父母一起制订策略，想出干预问题行为的具体方法。

16. 培养来访者与他人形成健康关系的能力，培训并激励父母成为协同治疗师。例如，保持耐心，表现出无条件的积极态度，坚定但没有敌意地设定界限，清楚地向来访者表达爱和期望，尝试理解来访者出格行为背后的痛苦和恐惧情绪。

8. 父母说出对依恋和创伤的理解。（17）

17. 教导父母，使其理解依恋的概念及创伤对来访者和家庭的影响（或安排父母完成《儿童心理治疗家庭作业指导计划》中的"依恋调查"）。

9. 父母说出对来访者进步的合理期望。（18、19）

18. 与父母一起设定对来访者的行为和适应性的期望；面质并纠正父母对来访者依恋情绪的不现实期望，考虑来访者的过去，形成更多基于现实的期望。

19. 使父母接受这样一个事实：在一段关系中，依恋的形成需要很长的时间，在很多经历中，信任是有回报的。建议参考 Mercer 所著的《解读依恋：养育、照护和情感发育》（*Understanding Attachment: Parenting, Child Care, and Emotional Development*）。

10. 来访者积极参与游戏治疗。
（20 ~ 22）

20. 使用《疗愈性游戏》中基于依恋的方法：治疗师负责规划和构建每次谈话，并努力使来访者进入所构建的关系中。在治疗过程中，使来访者把注意力集中于关系而非内心的冲突。同时，父母也要积极地参与治疗并学习成为协同治疗师。

21. 在游戏治疗中应用 ACT 模式，认可来访者的情感及沟通行为界限，治疗目标是以可接受的行为取代出格行为或攻击行为。

22. 进行亲子治疗（如父母参与游戏治疗会谈）。让来访者发泄愤怒情绪，而父母感同身受来访者隐藏在愤怒下的感受（如受伤、恐惧、悲伤、无助）。

11. 父母承认与一个有过分离经历的孩子生活在一起会让他们感到困扰，并且承诺他们会努力尝试解决这种困扰。（23、24）

23. 建议父母阅读一些相关书籍以加深理解，并鼓励他们继续和来访者一起努力。可参考 Turecki 所著的《高需求儿童养育》（*The Difficult Child*）、Greenspan

所著的《挑战型儿童》（*The
Challenging Child*）、Thomas 所著
的《当爱不够时：反应性依恋障
碍儿童教养指南》（*When Love Is
Not Enough: A Guide to Parenting
Children with RAD*）。

24. 向与有分离经历的孩子生活在
一起的父母表达共情；容许他
们分享自己的伤痛和失望，同
时鼓励他们继续努力。

12. 来访者分享与新的关系有关的
恐惧。（25）

25. 鼓励来访者分享自己的恐惧情
绪以获得自我接纳（或安排来
访者完成《儿童心理治疗家庭
作业指导计划》中的"迪克西
克服恐惧"或"建立关系"练
习）。

13. 来访者明确自己特殊的天赋、
品质和成就。（26）

26. 布置《自尊和生活技能加强版》
一书中建立自尊的练习，以帮
助来访者增强自我认识、自我
接纳和自信。

14. 来访者描述一些与形成当前自
我认同的情绪反应相关的经
历。（27）

27. 要求父母为来访者建立一本生
活事件记录簿，把来访者的日
常生活按照时间先后顺序依次
记录下来，以便对来访者的生
活史、性格和基本特征有一个
感性的了解（或安排父母完成
《儿童心理治疗家庭作业指导
计划》中的"创建记忆相册"）。

15. 父母承认来访者的过去，并认

28. 使父母明白完全肯定来访者的

同他／她是一个个体。（28）

16. 父母与来访者进行一对一的游戏。（29）

17. 父母逐渐提高用言语和行动向来访者表达情感的频率。（30）

18. 父母报告来访者信任能力提高的情况，列举表现出信任的例子。（31、32）

19. 来访者在情绪不失控的情况下，识别并表达愤怒情绪。（33、34）

自我认同（自我、亲生父母、养父母）的重要性，并告诉父母一些特别的方法以再次肯定来访者的自我认同。

29. 让父母每天都在特定的时间段和来访者进行一对一的互动。

30. 鼓励父母每天大量、真诚、积极地增强言语和行动上的情感表达。监控并鼓励父母继续这种行为，当积极的依恋信号出现时给予强化。

31. 让来访者参加有冒险项目的夏令营，使来访者树立自尊、建立对自己和他人的信任、掌握解决冲突的技能和人际交往的技能。

32. 开展家庭会谈，父母、来访者和治疗师一起进行"信任之旅活动"。一人被蒙上眼睛，由另一人引导完成多项任务；然后，互换角色，重复此过程。该活动的目的是增强来访者对信任问题的认知，培养来访者的信任感，每隔一段时间重复一次该活动，以此来衡量来访者在建立信任方面的进展。

33. 训练来访者在紧张、愤怒或沮丧时采用自我平静技巧，如冥想和将注意力集中于呼吸。参见《儿童放松和减压手册》。

34. 与来访者一起阅读并讨论《星期三不要大喊大叫！》一书，帮助来访者通过有效、可控的方式处理愤怒情绪。

20. 在来访者表达愤怒情绪时，父母坚守界限。（23、35、36）

23. 建议父母阅读一些相关书籍以加深理解，并鼓励他们继续和来访者一起努力。可参见《高需求儿童养育》《挑战型儿童》《Kazdin 养育叛逆孩子的方法》。

35. 如果来访者的行为变得危险或可怕，帮助父母设计预防性的安全措施（监督和控制环境）。

36. 指导父母不断地给予来访者反馈和向来访者反复强调他们对来访者的期望，以充分表达他们对来访者的重视和管理，不会让来访者有强烈的失控感。

21. 家庭成员一起参加社交 / 娱乐活动。（37）

37. 鼓励父母与来访者一起参加活动 [参见 James 所著的《儿童依恋创伤问题治疗手册》（*Handbook for Treatment of Attachment-Trauma Problems in Children*）]，例如，一起在家唱歌、参加体育活动、帮助他人。

22. 来访者接受与家庭成员的身体接触，不退缩。（38）

38. 给家庭成员布置为期 2 周的作业练习：每天 2 次身体接触（来访者可在看电视、足部或肩部按摩、坐在摇椅上或玩娱乐游戏时与父母依偎在一起），每次 10 分钟。可参见《儿童依恋创伤问题治疗手册》，以减轻来访者对他人的接触障碍。在 2 周的作业练习结束后，来访者就活动体验与治疗师进行讨论。

23. 父母雇佣临时看护人员，避免自身精疲力竭。（39、40）

39. 协助父母寻找看护人员；然后鼓励父母定期使用临时看护，以免父母精疲力竭，并且父母可以通过自然的离开和返回过程与来访者建立信任。

40. 定期与父母见面，让父母说出在日常处理来访者事情的过程中所积累的担忧和困扰。此外，当父母陷入困境时，向他们提供处理困难情况的具体建议。

24. 父母对来访者的超脱行为做出平静但坚定的反应。（41、42）

41. 帮助父母理解来访者超脱行为的心理学意义和目的，并训练他们采取适当的干预措施，以治疗的方式应对日常行为（例如，冷静地反思来访者的感受，尽可能地忽略消极行为，奖励亲社会行为，实施无条件的积极奖励）。

42. 监控父母对超脱行为干预措施的实施情况，并评估其干预措施的有效性；帮助父母调整干

预措施，以保证来访者的情绪
不会失去控制。

25. 父母给予来访者选择权，让来
　　访者自己做决定。（43）

43. 要求父母给予来访者尽可能多
　　的选择权，让来访者对自己有
　　控制感。

26. 来访者完成精神病学评估，并
　　遵从所有建议。（44）

44. 对来访者进行精神病学评估，
　　如果需要服用精神药物，监测
　　来访者的服药依从性、药物的
　　副作用和总体效果。

27. 报告消除了丧失情绪。（45）

45. 协助、指导和支持来访者渡
　　过悲伤过程的每个阶段（参
　　见本书"未解决的悲伤 / 丧失"
　　一章）。

—　·　_____

　　　　_____

—　·　_____

　　　　_____

—　·　_____

　　　　_____

—　·　_____

　　　　_____

—　·　_____

　　　　_____

—　·　_____

　　　　_____

诊断建议

使用 DSM-Ⅳ /ICD-9-CM：

轴 I：	313.89	婴幼儿反应性依恋障碍
	314.9	注意缺陷多动障碍 NOS
	296.3x	重型抑郁障碍，反复发作
	300.4	心境恶劣障碍
	309.4	适应障碍，伴有情绪和行为干扰
	309.81	创伤后应激障碍
	300.3	强迫症
	313.81	对立违抗性障碍
	_____	_____
	_____	_____
轴 II：	V71.09	无诊断
	_____	_____
	_____	_____

使用 DSM-5/ICD-9-CM/ICD-10-CM：

ICD-9-CM	ICD-10-CM	DSM-5 障碍、状况或问题
313.89	F94.1	反应性依恋障碍
313.89	F94.2	脱抑制性社会参与障碍
314.01	F90.9	未特指的注意缺陷多动障碍
314.01	F90.8	其他特指的注意缺陷多动障碍
296.3x	F33.x	重型抑郁障碍，反复发作
300.4	F34.1	持续性抑郁障碍
309.4	F43.25	适应障碍，伴有情绪和行为干扰
309.81	F43.10	创伤后应激障碍
300.3	F42	强迫症

313.81	F91.3	对立违抗性障碍

注：美国在 2014 年 9 月 30 日以前使用 ICD-9-CM 编码，自 2014 年 10 月 1 日起，使用 ICD-10-CM 编码。有的 ICD-9-CM 编码与 ICD-10-CM 编码和"DSM-5 障碍、状况或问题"中的多条内容相关。另外，有的 ICD-9-CM 编码已经停用，导致多条 ICD-9-CM 编码被一条 ICD-10-CM 编码取代。一些已经停用的 ICD-9-CM 编码并未在本表列出。详见 2013 年的《心理障碍诊断与统计手册》。

注意缺陷多动障碍

行为界定

1. 做事有始无终，难以保持注意力。

2. 易受外界刺激和内心想法的干扰。

3. 给他人的印象是他/她没有认真地听。

4. 总是不能按照要求完成任务或不能及时完成学校作业及家务。

5. 组织技能差，表现为健忘、不注意细节及丢失任务所需的物品。

6. 多动，表现为精力充沛、坐立不安、难以静坐及大声说话。

7. 易冲动，表现为在团体活动中难以等待自己的轮次，在问题说完之前不假思索地说出答案，以及频繁干扰他人的个人事务。

8. 频繁地出现破坏行为、攻击行为或消极的注意寻求行为。

9. 倾向于参加有潜在危险的活动。

10. 难以为自己的行为承担责任，将问题归咎于他人，以及无法从经验中吸取教训。

11. 低自尊，社交能力差。

——. _____
   _____

——. _____
   _____

——. _____
   _____

长期目标

1. 在更长的一段时间内持续地保持并集中注意力。

2. 提高专注于任务行为的频率。

3. 证明控制冲动的能力有显著改善。

4. 父母和（或）教师成功地利用奖励制度、偶联契约或代币制度来强化来访者的积极行为，以及阻止消极行为。

5. 父母设定坚定、一致的限制，并保持适当的亲子界限。

6. 培养积极的社交技巧，建立持久的同伴友谊。

—. _____
_____

—. _____
_____

—. _____
_____

短期目标

1. 来访者和父母描述注意缺陷多动障碍（attention deficit hyperactivity disorder, ADHD）的性质，包括具体的行为、刺激因素和后果。（1～3）

2. 来访者完成心理测试，以衡量 ADHD 的性质及程度和（或）排

治疗性干预措施

1. 通过持续的目光接触、积极倾听、无条件肯定性关注和热情的态度，积极地与来访者及其家庭成员建立信任关系，提高来访者的认知能力和表达相关情感的能力。

2. 彻底评估触发来访者 ADHD 行为的各种刺激因素（例如，情景、人物、想法），表达来访者反应特征的想法、感情和行为，以及行为的后果（例如，奖励、惩罚），以确定目标行为、前因和后果，适当安排干预措施。

3. 排除其他导致来访者注意力不集中、多动和冲动的情况（例如，其他行为，身体、情感问题，以及正常的发育行为）。

4. 安排心理测试（例如，破坏行为评级量表、ADHD 评级量表）

除其他可能的诱因。（4）

和（或）目标措施来评估来访者 ADHD 的特征，排除可能导致来访者注意力不集中、冲动与多动的情绪问题和（或）衡量与其表现相关的行为及刺激因素，向来访者及其父母反馈测试结果。

3. 收集来访者行为、情感和态度方面的信息，以便治疗师评估与 DSM 诊断、治疗效果和关系的性质相关的说明。（5 ~ 9）

5. 评估来访者对"呈现的问题"的洞察力水平（精神和谐与张力障碍）（例如，对"所描述的行为"的问题本质表现出良好的洞察力，认同他人的担忧，并有动力做出改变；对"所描述的问题"表现出矛盾心理，不愿意将该问题作为一个关注点来处理；不愿意承认或不关心"所描述的问题"，也没有动力来改变）。

6. 评估来访者是否有研究型相关疾病的迹象（例如，伴随 ADHD 的对立违抗性行为、焦虑障碍引发的抑郁），包括自杀的可能性（例如，当共病抑郁明显时，自杀风险增加）。

7. 评估和来访者"问题行为"相关的因素，例如，年龄、性别和文化背景，以更好地理解来访者的行为原因。

8. 评估来访者障碍的严重程度

（例如，所述行为导致来访者在社会、人际关系或职业发展中表现出轻度、中度、重度或非常严重的障碍），以确定适当的护理程度；持续评估这种障碍的严重程度及治疗的效果（例如，来访者不再表现出严重的障碍，但仍存在轻度或中度障碍）。

9. 评估来访者的家庭、学校和社区是否存在致病性护理（例如，持续忽视来访者的情感需求或身体需求、反复更换主要护理人员、很少有机会使来访者建立稳定的依附关系、持续施行严厉的惩罚或其他严重不称职的养育方式）。

▽4. 来访者按照医师的指示服用处方药物。（10、11）

10. 安排来访者接受医师的评估，以决定来访者是否需要服用 ADHD 治疗药物。▽

11. 监测来访者服用精神药物的依从性、药物的副作用和有效性；定期咨询医师。▽

▽5. 来访者及其父母对 ADHD 及其治疗的理解加深。（12 ~ 15）

12. 让来访者的父母和兄弟姐妹注意来访者的 ADHD 症状。▽

13. 与父母讨论各种 ADHD 治疗方案（例如，课堂行为管理计划、同伴支持计划、药物治疗、父母行为训练），讨论风险和益处，

以充分了解父母的决策。▽

14. 安排父母阅读相关书籍以增加其对 ADHD 的了解 [例如，Barkley 所著的《照顾 ADHD 者》(*Taking Charge of ADHD*)、Rief 所著的《ADD/ADHD 检查表：父母和教师的实用参见》(*The ADD/ADHD Checklist: A Practical Reference for Parents and Teachers*)、Bertin 所著的《家庭 ADHD 解决方案：最大限度地提高孩子注意力和减轻父母压力的科学方法》(*The Family ADHD Solution: A Scientific Approach to Maximizing Your Child's Attention and Minimizing Parental Stress*)]。▽

15. 安排来访者阅读相关书籍以增加其对 ADHD 和相关行为管理方法的了解。可参见 Quinn 和 Stern 合著的《踩刹车》(*Putting on the Brakes*)，Shapiro 所著的《有时我让妈妈发疯，但其实我知道她为我疯狂》(*Sometimes I Drive My Mom Crazy, but I Know She's Crazy about Me*)，Shapiro 所著的《儿童 ADHD 练习册》(*The ADHD Workbook for Kids*)。▽

▽6. 父母了解并实施在家长管理培训中学到的方法，以增加来访者的亲社会行为，减少其破坏行为。（16～20）

16. 教授父母家长管理培训的方法，解释如何通过父母和来访者的行为互动鼓励和强化来访者的积极行为，以及如何使用明确的指导、制止问题行为和其他剥夺来访者特权的做法来降低来访者冲动行为、破坏行为和消极的注意寻求行为的频率，并增加其亲社会行为。可参见《Kazdin 养育叛逆孩子的方法》《35 天搞定！世界上最最最不听话的小孩》《和孩子一起生活》。▽

17. 教导父母如何具体定义和识别来访者的问题行为，评估自己对问题行为的反应，确定这些反应是鼓励还是阻止了来访者的问题行为，以及找出问题行为的替代行为。▽

18. 教导父母了解来访者的 ADHD 行为的可能目的（例如，逃避、吸引关注、达成某项愿望、调节感官刺激），如何测试行为服务于哪些目的，以及如何采用家长管理培训中的方法来管理行为。▽

19. 安排父母在家做一些练习，并记录练习的结果（或者安排父母完成《青少年心理治疗家庭

作业指导计划》中的"明确规则、积极强化、适当惩罚"）；进行回顾总结，提供纠正性反馈，以便做出改进。▽

20. 推荐父母参加家长管理培训课程。▽

▽7. 父母与治疗师和学校合作，实施课堂行为管理计划。（21、22）

21. 咨询来访者的老师以采取措施改善来访者的在校表现。例如，上课时让来访者坐在前排，使用事先设定好的信号使来访者将注意力重新集中到作业上，给来访者安排休息时间，频繁向来访者提供反馈，经常打电话给来访者，给来访者安排一个倾诉对象，以及为来访者制作每日行为报告卡。▽

22. 咨询父母和学校相关人员，实施课堂行为管理干预，可参见 DuPaul 和 Stoner 合著的《学校里的 ADHD》（*ADHD in the Schools*），奖励 / 强化来访者在学校和家庭中的适当行为，制止其不当行为，并使用每日行为报告卡来监控行为变化（或安排来访者完成《儿童心理治疗家庭作业指导计划》中的"完成你的任务"）。▽

▽8. 来访者完成同伴支持治疗项目，重点是提高社交技能。（23）

23. 引导或推荐来访者进行行为同伴干预（例如，暑期治疗计划

或放学后 / 周末治疗计划），其中包括简短的社交技能培训。然后，在应急管理系统（例如，积分系统、计时系统）指导下，利用客观观察、频率计数和成人对社交行为的评价作为结果的衡量标准，在娱乐活动中进行辅导小组游戏。可参见 Pelham、Greiner 和 Gnagy 合著的《儿童夏季治疗计划手册》（*Children's Summer Treatment Program Manual*）。▽

9. 父母建立一个系统来跟踪来访者完成学校作业及家务和承担家庭责任的情况。（24、25）

24. 通过使用日历、图表、笔记本和课堂教学大纲，帮助父母系统地监督来访者，以增加来访者的专注行为，促使其完成学校作业、家务和承担家庭责任，可参见 Power、Karustis 和 Habboushe 合著的《使 ADHD 儿童家庭作业成功：家庭学校干预计划》（*Homework Success for Children with ADHD:A Family-School Intervention Program*）。

25. 协助父母制订一份日程表，以提高来访者对学校、家庭或工作相关责任的承担水平。

10. 来访者利用有效的学习和考试技巧来提高学习成绩。（26 ~ 28）

26. 传授来访者更有效的学习技巧，例如，排除干扰，在安静的地方学习，以及安排学习中的休息时间。

27. 传授来访者更有效的应对考试的策略（例如，定期复习、反复审题、重新检查自己的答案）。

28. 请来访者阅读 Silverman 所著的《提高成绩的 13 个步骤》（*13 Steps to Better Grades*），以提高学习技巧；分析阅读材料，并找出实施新做法的方法。

11. 来访者提高完成学校作业及家务和承担家庭责任的频率。（29）

29. 协助父母制订一份日程表，以提高来访者对学校、家庭或工作相关责任的承担水平（或安排来访者及其父母完成《儿童心理治疗家庭作业指导计划》中的"建立家庭作业日程表"）。

12. 来访者能够延迟即时满足感，以实现更有意义的长期目标。（30、31）

30. 教授来访者调节情绪和自我控制的技巧（例如，"停一停、看一看、听一听、想一想"），以延迟对即时满足感的需求并抑制冲动，以实现更有意义的长期目标。

31. 协助父母教育来访者更有条理地行事，帮助来访者学会延迟满足感以实现长期目标（例如，在玩耍前完成家庭作业或家务）。

13. 来访者提高社交技能，以减少焦虑并在社交互动中树立信

32. 通过指导、建模和角色扮演来培养来访者的通用社交技能和

心。（32、33）

（或）交流技能以及适应其发展水平的社交技能和（或）交流技能。

33. 请来访者阅读相关书籍或治疗手册中关于一般社交技能和（或）交流技能的内容（或安排来访者完成《儿童心理治疗家庭作业指导计划》中的"社交技能练习"或"欢迎同伴"）。

14. 来访者能够确定并实施有效的解决问题的策略。（34、35）

34. 教授来访者解决问题的策略：识别问题，思考备选解决方案，列出每套解决方案的利弊，选择一套方案，实施该方案并评估结果（或安排完成《儿童心理治疗家庭作业指导计划》中的"解决问题练习"）。

35. 通过角色扮演和建模的方法向大龄来访者传授如何在日常生活中有效地解决问题（可安排来访者完成《儿童心理治疗家庭作业指导计划》中的"停止、思考和行动"，或者使用Bridges的治疗游戏"停下来、放松和思考"）。

15. 来访者提高与父母积极互动的频率。（36～38）

36. 评估来访者表现出良好的冲动控制及更少的破坏行为的持续时间；分析来访者的反应并加强对来访者冲动行为或破坏行为的积极应对机制。

37. 指导父母在治疗期间观察并记录来访者的 3 ~ 5 种积极行为；强化并鼓励来访者继续这些积极行为。

38. 鼓励父母每天花 10 ~ 15 分钟与来访者进行一对一的互动，以建立更紧密的亲子关系；允许来访者选择活动或任务。

16. 来访者提高与兄弟姐妹、同伴在一起时适应社会规范的行为的频率。（39、40）

39. 给来访者布置家庭作业，要求其列出自己的 5 ~ 10 个优势和兴趣点；在接下来的课程中回顾这份清单，鼓励来访者利用优势或兴趣建立友谊（或安排来访者完成《儿童心理治疗家庭作业指导计划》中的"展示你的优势"）。

40. 给来访者分配任务，要求来访者表现出对他人需求的同情、善意或敏感性（例如，玩游戏时允许兄弟姐妹或同伴先开始玩，帮助学校筹款）。

17. 来访者增加愿意为自己的不当行为承担责任的表述。（41、42）

41. 就来访者的冲动行为，面质来访者，指出这种冲动行为对来访者和他人的影响。

42. 就来访者因自身惹人生气的行为或冲动行为指责他人并且不对自身行为承担责任的陈述，面质来访者。

18. 来访者识别出引起多动和冲动

43. 探索和识别压力事件或导致冲

增加的紧张或痛苦情绪。（43
~ 45）

19. 来访者及其父母定期参加并积极参与团体治疗。（46）

20. 来访者完成生物反馈治疗，以提高注意力。（47）

21. 来访者确定并列出消耗精力的积极方式。（48）

动、多动和注意力分散的因素。

44. 探索可能导致冲动情绪和冲动行为增加的潜在压力源或障碍。

45. 确定来访者及其家庭成员可用来应对或克服压力或障碍的策略（例如，"停一停，看一看，听一听，想一想"，通过"我的消息"传达需求）。

46. 鼓励来访者的父母参加 ADHD 的支持小组。

47. 建议或指导来访者对 ADHD 进行脑电图生物反馈（神经治疗）。

48. 让来访者制作一份清单，列出精力过于旺盛的正面和负面影响；在接下来的治疗中查看这份清单，鼓励来访者将精力投入健康的运动和积极的社交活动中。

__ . _____
　　 _____

__ . _____
　　 _____

__ . _____
　　 _____

__ . _____
　　 _____

__ . _____
　　 _____

__ . _____
　　 _____

诊断建议

使用 DSM- Ⅳ /ICD–9–CM：

轴Ⅰ：	314.01	混合型注意缺陷多动障碍
	314.00	注意力不足型注意缺陷多动障碍
	314.01	多动–冲动型注意缺陷多动障碍
	314.9	注意缺陷多动障碍 NOS
	312.81	儿童期初发型品行障碍
	312.82	青少年期初发型品行障碍
	313.81	对立违抗性障碍
	312.9	破坏性行为障碍 NOS
	296.xx	双相Ⅰ型障碍

轴Ⅱ：	V71.09	无诊断

使用 DSM–5/ICD–9–CM/ICD–10–CM：

ICD–9–CM	ICD–10–CM	DSM–5 障碍、状况或问题
314.01	F90.2	混合型注意缺陷多动障碍
314.00	F90.0	注意力不足型注意缺陷多动障碍
314.01	F90.1	多动–冲动型注意缺陷多动障碍
314.01	F90.9	未特指的注意缺陷多动障碍
314.01	F90.8	其他特指的注意缺陷多动障碍
312.81	F91.1	儿童期初发型品行障碍
313.81	F91.3	对立违抗性障碍
312.9	F91.9	未特指的破坏性、冲动控制和品行障碍

312.89   F91.8   其他特指的破坏性、冲动控制和品行障碍

    注：美国在 2014 年 9 月 30 日以前使用 ICD–9–CM 编码，自 2014 年 10 月 1 日起，使用 ICD–10–CM 编码。有的 ICD–9–CM 编码与 ICD–10–CM 编码和"DSM–5 障碍、状况或问题"中的多条内容相关。另外，有的 ICD–9–CM 编码已经停用，导致多条 ICD–9–CM 编码被一条 ICD–10–CM 编码取代。一些已经停用的 ICD–9–CM 编码并未在本表列出。详见 2013 年的《心理障碍诊断与统计手册》。

孤独症谱系障碍

行为界定

1. 对他人普遍缺乏兴趣或响应。

2. 长期未能发展出与发展水平相适应的社会关系。

3. 缺乏自发性和情感或社交相互性。

4. 语言表达能力的发展明显迟缓，甚至停滞。

5. 在发起或持续谈话方面有障碍。

6. 存在奇怪的语言表现（例如，机械性地重复他人说过的话，人称代词逆转，以及在比喻性语言的使用和理解上存在问题）。

7. 固执地坚持重复无意义的仪式化行为或刻板的运动模式。

8. 专注于某些物体、物体的某些部分或感兴趣的领域。

9. 在智力和认知功能上表现出明显的缺陷或极端的可变性。

10. 对日常生活或环境的微小变化表现出极端的抵抗或过度反应。

11. 存在情绪压抑或情感淡漠。

12. 反复出现自虐行为（例如，撞击头部、灼伤自己、撕咬）。

—. _____
_____

—. _____
_____

—. _____
_____

长期目标

1. 培养基本的语言技能和与他人简单交流的能力。

2. 建立并维持与主要依恋对象的基本情感联系。

3. 家庭成员逐渐接受来访者的整体行为，并对其行为抱有现实的期望。

4. 父母逐渐加深对来访者的优势和缺陷的理解，帮助来访者实现目标。

5. 定期与他人进行互惠互利的合作互动。

6. 稳定情绪，容忍日常生活或环境的变化。

7. 消除所有自虐行为。

8. 在最大程度上达到并保持符合其现实能力的独立水平。

—. _____

—. _____

—. _____

短期目标

1. 来访者及其父母参与全面的诊断评估，必要时遵循其他评估的建议。（1、2）

2. 来访者完成智力和认知评估。（3）

3. 来访者完成视力检查和（或）听力检查。（4）

4. 来访者完成医学评估。（5）

治疗性干预措施

1. 通过持续地眼神交流，主动地倾听、关注和保持兴趣，无条件地积极关注，以及热情和真诚的态度，积极地与来访者及其父母建立信任关系，促进沟通。

2. 与来访者及其父母进行初步临床访谈，评估来访者的孤独症病史是否需要进行其他评估。

3. 为来访者安排智力和认知评估，以明确来访者的优势和不足，同时注意学校的要求；向父母提供反馈，并向个性化教育规划项目委员会报告结果（如有指示）。

4. 让幼儿期的来访者进行视力检查和（或）听力检查，排除可能干扰其社交能力和语言能力发展的视力障碍和（或）听力障碍。

5. 让来访者接受全面的医学评

估，排除可能导致言语/语言问题、行为问题的健康问题以及需要作为整体治疗计划一部分来解决的健康问题或一般医疗状况。

5. 来访者完成言语/语言评估，如果有需要，参加言语/语言治疗会谈。（6）

6. 让来访者进行言语/语言评估；就评估结果咨询言语/语言病理学家；如有需要，向来访者推荐言语/语言病理学家以持续对来访者进行治疗，从而提高来访者的语言能力。

6. 来访者完成神经系统评估。（7）

7. 对来访者进行神经系统评估，排除可能导致来访者出现问题行为的神经系统状况。

7. 收集来访者行为、情感和态度方面的信息，以便治疗师评估与 DSM 诊断、治疗效果和关系的性质相关的说明。（8 ~ 12）

8. 评估来访者对"呈现的问题"的洞察力水平（精神和谐与张力障碍）（例如，对"所描述的行为"的问题本质表现出良好的洞察力，认同他人的担忧，并有动力做出改变；对"所描述的问题"表现出矛盾心理，不愿意将该问题作为一个关注点来处理；不愿意承认或不关心"所描述的问题"，也没有动力来改变）。

9. 评估来访者是否有研究型相关疾病的迹象（例如，伴随 ADHD 的对立违抗性行为、焦虑障碍引发的抑郁），包括自杀的可能性（例如，当共病抑郁明显时，自杀风险增加）。

10. 评估和来访者"问题行为"相关的因素，例如，年龄、性别和文化背景，以更好地理解来访者的行为原因。

11. 评估来访者障碍的严重程度（例如，所述行为导致来访者在社会、人际关系或职业发展中表现出轻度、中度、重度或非常严重的障碍），以确定适当的护理程度；持续评估这种障碍的严重程度及治疗的效果（例如，来访者不再表现出严重的障碍，但仍存在轻度或中度障碍）。

12. 评估来访者的家庭、学校和社区是否存在致病性护理（例如，持续忽视来访者的情感需求或身体需求、反复更换主要护理人员、很少有机会使来访者建立稳定的依附关系、持续施行严厉的惩罚或其他严重不称职的养育方式）。

▽8. 来访者完成与精神药物需求相关的精神病学评估。（13）

▽9. 父母通过言语表达对孤独症谱系障碍的更多了解和理解。（14、15）

13. 安排来访者进行精神病学评估，以评估其对精神药物的需求。▽

14. 对来访者的家庭成员进行孤独症谱系障碍的支持性教育，包括障碍的性质、治疗方案、困难及支持；允许父母分享他们对来访者患有孤独症的想法和感受（或安排父母完成《儿童心理治疗家庭作业指导计划》中的"对孤独症诊断的初步反应"）。▽

15. 让父母观看视频《与来访者及其父母直谈孤独症》（*Straight Talk About Autism With Parents and Kids*），以增强他们对孤独症的了解。

10. 父母、来访者和学校相关人员实施基于行为的家庭强化治疗计划。（16）

16. 在诊断后，咨询父母、学校相关人员和心理学专家，尽早制订并执行基于行为的家庭强化治疗计划；如有必要，专家可向父母提供咨询，以提供强化治疗。

▽11. 父母、治疗师及相关医护人员之间保持沟通和合作，以确保能够协调护理来访者。（17）

17. 与来访者的初级保健医师和其他相关人员（例如，学校医护人员、听觉病矫治专家、神经科专科医师、家庭治疗师）持续保持沟通，以确保来访者当前在医疗、心理和教育等所有领域的需求都能得到满足；根据需要提供信息，帮助初级保健医师确定何时需要将来访者转交给其他的专业医护人员，并与其他的专业医护人员一起跟进治疗进展，以协调护理。▽

▽12. 来访者及其父母完全遵守各种评估和个性化教育规划项目委员会所提出的建议。（18、19）

13. 来访者参与以 Lovaas 法为基础的治疗。（20）

▽14. 来访者提高向治疗师、家庭成员和其他人适当地发起谈话的频率。（21 ~ 23）

18. 参加个性化教育规划项目委员会审查，确定来访者有接受特殊教育服务的资格，及时调整教育干预措施，制订新的行为和教育目标。▽

19. 与父母、教师和学校其他相关人员沟通，设计有效的学习计划、课堂作业和干预措施，以增强来访者的优势，弥补其不足。▽

20. 向来访者及其父母推荐一位接受过 Lovaas 孤独症行为分析疗法培训的治疗师，该疗法是一项强化、全面的计划，通过父母培训、积极强化、塑造和连锁、功能行为评估和与同伴融合来发展来访者的技能（例如，交流、言语和语言、研究、独立生活和游戏），在各种环境中推广使用，并最终使来访者融入学校生活。可参见 Lovaas 所著的《教导发育迟缓的个体》（*Teaching Individuals with Developmental Delays*）。▽

21. 向父母传授与关键反应训练（Pivotal Response Treatment, PRT）相一致的技能，可参见 Koegel 所著的《孤独症关键反应训练》

（*Pivotal Response Treatments for Autism*）和《PRT 袖珍指南》（*The PRT Pocket Guide*），该指南可教导父母如何使用行为管理技能来提高来访者的反应积极性，以及如何在玩耍中使用天然强化物和来访者选择的刺激材料使来访者主动发起社交互动；对 PRT 提供改进反馈。▽

22. 培训父母使用"魔力卡"，将来访者的特殊兴趣融入各种技能培养活动中，帮助提高来访者的参与积极性。可参见 Gagnon 所著的《魔力卡》（*Power Cards*）。▽

23. 让来访者及其父母每天在多种环境下高频练习 PRT 和使用"魔力卡"，直到父母在 80% 的情况中能正确使用。▽

▽15. 来访者降低不必要行为的频率，以适当的功能行为代替。（24 ~ 27）

24. 进行功能分析，以确定不必要行为（例如，走神、自我刺激）的功能，然后制订积极的计划教授来访者适当的功能性技能（例如，交流技能），以代替不必要行为（或安排来访者完成《儿童心理治疗家庭作业指导计划》中的"对变化和过度刺激的反应"）。▽

25. 向父母传授行为管理技能（例如，中断不必要行为，鼓励有益行为，优化功能行为，优化日程表，在共同行动的互动中忽略来访者的走神行为，促进顺从）。▽

26. 评估为来访者量身定制的社交技能，并对来访者进行培训。同时对其父母进行培训，然后将培训角色转移给父母，让他们在各种环境中对来访者进行培训，以促进来访者掌握。参见 Baker 的《社交技能培训》（*Social Skills Training*）。▽

27. 协助父母为来访者安排有意义的适龄学习活动，在活动中，当来访者学习适用于多种环境的社交/交流技能时，可练习行为管理技能；采用自然主义的教学方法，以及以来访者的选择为起点的教学、集体试验、成人指导的一对一教学方法，并通过内在的强化因素来培养来访者的动机发掘和泛化能力。▽

▽16. 来访者降低情绪爆发和攻击行为的频率和严重程度。（28～30）

28. 教导父母使用行为管理技能（例如，激励行为、优化日程表、忽略来访者的走神行为）来减少来访者的情绪爆发和自虐行为（或安排父母完成《青少年心理治疗家庭作业指导计划》中的"明确规则、积极强化、适当惩罚"）。▽

29. 设计代币制度或其他奖励制度，用于鼓励来访者在家庭和学校中的进步，以提高来访者的社交技能、愤怒／攻击管理能力、冲动控制能力和言语／语言能力。▽

30. 制订偶联契约，提高来访者的社交技能和冲动控制能力。▽

▽17. 来访者降低自虐行为的频率和严重性。（31）

31. 向父母传授行为管理技能（例如，激励行为、优化日程表、忽略来访者的走神行为）以减少来访者的自虐行为（如划伤或撞伤自己）。或者安排父母完成《青少年心理治疗家庭作业指导计划》中的"明确规则、积极强化、适当惩罚"。▽

▽18. 来访者展示出基本的自理能力和独立生活能力。（32 ~ 34）

32. 建议父母培养来访者基本的自理能力（例如，梳头、洗澡、刷牙）。▽

33. 通过示范和操作性技能（例如，塑造）帮助来访者发展自理能力（例如，自己穿衣、铺床、做三明治）及改善个人卫生状况。▽

34. 鼓励父母采用《儿童心理治疗家庭作业指导计划》中的"日常生活活动计划"来改善来访者的个人卫生状况和提高其自理能力。

▽19. 来访者增加与父母和兄弟姐妹积极互动的频率。（35～37）

35. 鼓励家庭成员每天让来访者参与结构化工作或游戏活动。▽

36. 指导父母与来访者一起唱歌（例如，童谣、摇篮曲、流行歌曲、与来访者的兴趣相关的歌曲），以建立更紧密的亲子关系，提高来访者在家庭中进行语言表达的频率。

37. 鼓励父母更多地参与来访者的日常生活、休闲活动和学习。

▽20. 父母和兄弟姐妹感到与来访者的关系比以往更亲密。（38～40）

38. 进行家庭治疗，让父母和兄弟姐妹有机会分享和讨论他们对孤独症谱系障碍的感受。▽

39. 为了使亲子关系更亲密，父母与高功能的来访者一起进行亲子游戏治疗（父母与来访者一起参与谈话），以加深父母对来访者的想法、感受和需求的理解。

40. 给来访者及其父母分配任务（例如，游泳、骑自行车），这将有助于建立来访者和父母之间的信任和相互依赖。

▽21. 来访者提高与同伴积极互动的

41. 与来访者的父母和教师进行

频率。（41）

会谈，提高来访者与同龄人的社交频率，以促进其社交关系和社交技能的发展（例如，玩耍、约会、与同学一起上课、参加礼拜日学校、参加特殊奥林匹克运动会、参加夏令营）。▽

▽22. 来访者增加与他人一起进行社交活动的次数和类型。（42）

42. 安排和鼓励来访者在各种不同的活动和环境中使用新学到的社交技能，请来访者在一天中与多名成年人和同龄人社交，帮助其掌握和灵活运用新学到的社交技能。▽

▽23. 父母监控来访者的治疗进展并与治疗团队保持沟通，治疗团队通过数据反馈告知父母是否需要继续治疗。（43）

43. 教父母如何监控来访者的治疗进展，并根据数据及时调整临床决策；监控内容包括不必要行为的频率和严重程度、睡眠和饮食的中断，以及来访者学习和掌握新技能的情况。▽

▽24. 家庭成员识别并利用支持性资源来缓解抚养孤独症儿童的压力。（44 ~ 47）

44. 向家庭成员提供非评判性的支持和移情性支持；协助父母平衡每位家庭成员对提高家庭幸福感的需求。可参见 Sastry 和 Aguirre 合著的《养育孤独症儿童：对家庭有帮助的实用解决方案、策略和建议》（*Parenting Your Child with Autism:Practical Solutions, Strategies, and Advice for Helping Your Family*）及 Lockshin、

Gillis 和 Romanczyk 合著的《帮助患有孤独症谱系障碍的来访者：针对家庭的循序渐进练习册》（*Helping Your Child with Autism Spectrum Disorder: A Step-by-Step Workbook for Families*）。▽

45. 通过支持性压力管理干预措施（例如，平静、认知、时间管理和冲突解决技能培训）帮助家庭成员管理相关的压力，应用社会支持（例如，加入父母支持团体、与朋友共度时光）。▽

46. 指导父母加入孤独症团体或组织（例如，美国孤独症协会），扩大他们的社交网络，获得更多关于孤独症的知识，并给予他们鼓励和支持。▽

47. 推荐并鼓励父母定期雇佣临时看护人员。▽

25. 来访者能够识别和表达基本情绪。（48、49）

48. 与高功能的来访者一起进行艺术治疗（例如，绘画、涂色、雕刻），帮助来访者表达基本需求或情感，并促进其与父母、看护人员和治疗师建立更密切的关系。

49. 使用情绪海报（可从相关图书和网站获得），帮助高功能的来访者识别和表达基本的情绪。

—— ·————————————　　—— ·————————————
　————————————　　　————————————
—— ·————————————　　—— ·————————————
　————————————　　　————————————
—— ·————————————　　—— ·————————————
　————————————　　　————————————

诊断建议

使用 DSM- Ⅳ /ICD-9-CM：

轴Ⅰ：
	299.00	孤独症
	299.80	广泛性发育障碍 NOS
	299.80	雷特综合征
	299.10	童年瓦解性障碍
	299.80	阿斯佩格综合征
	313.89	婴幼儿反应性依恋障碍
	307.3	刻板运动障碍
	295.xx	精神分裂症
	————	————————
	————	————————

轴Ⅱ：
	317	轻度精神发育迟缓
	319	精神发育迟缓，严重程度不详
	V71.09	无诊断
	————	————————
	————	————————

使用 DSM-5/ICD-9-CM/ICD-10-CM：

ICD-9-CM	ICD-10-CM	DSM-5 障碍、状况或问题
299.00	F84	孤独症谱系障碍
315.9	F89	未特指的神经发育不成熟
315.8	F88	其他特指的神经发育不成熟
313.89	F94.1	反应性依恋障碍
307.3	F98.4	刻板运动障碍
295.xx	F20.9	精神分裂症
317	F70	轻度智力残疾
319	F79	未特指的智力残疾

注：美国在 2014 年 9 月 30 日以前使用 ICD-9-CM 编码，自 2014 年 10 月 1 日起，使用 ICD-10-CM 编码。有的 ICD-9-CM 编码与 ICD-10-CM 编码和"DSM-5 障碍、状况或问题"中的多条内容相关。另外，有的 ICD-9-CM 编码已经停用，导致多条 ICD-9-CM 编码被一条 ICD-10-CM 编码取代。一些已经停用的 ICD-9-CM 编码并未在本表列出。详见 2013 年的《心理障碍诊断与统计手册》。

重组家庭

行为界定

1. 来自不同家庭的孩子组成一个新的家庭，导致了人际冲突、愤怒和其他负面情绪。

2. 抵抗或挑衅继父 / 母。

3. 现在居住在同一家庭中的有着不同父母的兄弟姐妹之间明显存在公开冲突。

4. 如果不允许来访者和亲生父亲（母亲）住在一起，来访者会口头威胁亲生母亲（父亲）或报告虐待行为。

5. 前任配偶干涉新家庭的日常生活。

6. 重组家庭的父母对两个家庭的合并表现出焦虑和担忧。

7. 在重组家庭中，没有明确的沟通渠道或责任分配，造成混乱和苦恼。

—. _____
   _____

—. _____
   _____

—. _____
   _____

长期目标

1. 家庭成员相互帮助，实现合理的家庭联系和融洽的氛围。

2. 形成一个相互联结的功能性重组家庭系统。

3. 接受继父 / 母及其子女，以尊重、善良和真诚的态度对待他们。

4. 确立新的家庭身份，让每个成员都受到重视，有归属感。

5. 接受新的家庭系统，认为不逊于之前的家庭系统，只是不同而已。

6. 重组家庭中的父母之间建立牢固的联系，成为一个没有三角关系、稳定的养育团队。

—. _____

—. _____

—. _____

短期目标

1. 每个家庭成员都公开地分享自己对重组家庭的想法和感受。（1 ~ 3）

治疗性干预措施

1. 在家庭治疗期间，通过持续的眼神交流、主动倾听、无条件肯定性关注和热情接纳，积极地与每个家庭成员建立信任关系，让每个人找出和公开表达他/她对重组家庭的想法和感受。

2. 在家庭会谈中，使用一套彩色记号笔和一张大的画纸进行以下练习：治疗师在纸上画一条潦草的线，每个家庭成员用自己选择的彩色记号笔作画。完成画作后，家庭成员可选择分别解释画作，或根据画作共同编织一个故事（可参见 Lowe 的"涂鸦艺术"）。

3. 进行个人、家庭、兄弟姐妹和（或）婚姻会谈，探索和评估重组家庭中的损失、冲突协商、养育、心理教育、仪式和关系建立等问题（或安排来访者完成《儿童心理治疗家庭作业指导计划》中的"重组家庭句子

2. 收集来访者行为、情感和态度方面的信息，以便治疗师评估与 DSM 诊断、治疗效果和关系的性质相关的说明。（4 ~ 8）

填空"）。

4. 评估来访者对"呈现的问题"的洞察力水平（精神和谐与张力障碍）（例如，对"所描述的行为"的问题本质表现出良好的洞察力，认同他人的担忧，并有动力做出改变；对"所描述的问题"表现出矛盾心理，不愿意将该问题作为一个关注点来处理；不愿意承认或不关心"所描述的问题"，也没有动力来改变）。

5. 评估来访者是否有研究型相关疾病的迹象（例如，伴随 ADHD 的对立违抗性行为、焦虑障碍引发的抑郁），包括自杀的可能性（例如，当共病抑郁明显时，自杀风险增加）。

6. 评估和来访者"问题行为"相关的因素，例如，年龄、性别和文化背景，以更好地理解来访者的行为原因。

7. 评估来访者障碍的严重程度（例如，所述行为导致来访者在社会、人际关系或职业发展中表现出轻度、中度、重度或非常严重的障碍），以确定适当的护理程度；持续评估这种障碍的严重程度及治疗的效果

（例如，来访者不再表现出严重的障碍，但仍存在轻度或中度障碍）。

8. 评估来访者的家庭、学校和社区是否存在致病性护理（例如，持续忽视来访者的情感需求或身体需求、反复更换主要护理人员、很少有机会使来访者建立稳定的依附关系、持续施行严厉的惩罚或其他严重不称职的养育方式）。

3. 参加游戏治疗，表达对家庭的想法和感受。（9 ~ 11）

9. 通过以来访者为中心的游戏治疗（例如，提供无条件肯定性关注，以客观方式反映情感，对来访者解决问题的能力表现出信任）帮助来访者适应变化、丧失，并配合重组家庭做出调整。

10. 进行个人游戏治疗，让来访者有机会表达对家庭生活中的丧失和变化的感受。

11. 抓住游戏治疗（尤其是当来访者玩动物造型的玩具、玩具屋、人偶时）以及家庭聚会的机会，强调家庭中的每个人都需要相互尊重和合作。

4. 家庭成员用言语表达对重组家庭现实的期望，纠正关于重组家庭的偏见。（12 ~ 14）

12. 在家庭治疗中，让家庭成员列出他们对重组家庭的期望，并与治疗师和其他家庭成员分享并讨论。

13. 提醒其他家庭成员，期望来访者立即喜欢（更不用说爱）新家庭是不现实的。

14. 帮助家庭成员接受下述原则，来自不同家庭的兄弟姐妹不一定要彼此喜欢，但应该相互尊重和友善。

5. 家庭成员确定各自生活中的变化。（15、16）

15. 指导家庭成员阅读 Fassler、Lash 和 Ives 合著的《改变家庭：儿童和成人互动指南》（*Changing Families: An Interactive Guide for Kids and Grownups*）；结束阅读后，帮助他们识别家庭中的变化，并教导他们如何适应变化和茁壮成长。

16. 让兄弟姐妹在一次会谈中列出他们在过去所经历的丧失和变化。对于他们在会谈中的分享给予同感支持，并帮助他们看到彼此经历的相似性。

6. 家庭成员在识别和表达感情方面的能力有所提高。（17～19）

17. 让家庭成员玩 The Ungame 或"交谈、感受、做游戏"（可从相关图书和网站上获得），以提高每个家庭成员对自我和他人感受的敏感性。

18. 使用情感图表、情感留言板或情感卡片，教导家庭成员正确地识别和表达情感。

19. 在家庭治疗中，通过做情感练习帮助家庭成员练习识别和表达感情（例如，"当……时，我感到难过"，"当……时，我感到兴奋"）。治疗师应明确并认可每个家庭成员在练习中分享的信息。

7. 家庭成员用言语表达对重组家庭的了解比以往更多。（20、21）

20. 指定父母或来访者阅读材料（例如，Newman 所著的《重组家庭现实情况》（*Step family Realities*）及 E.Visher 和 J.Visher 合著的《如何成为一名合格的继父》（*How to Win as a Stepfamily*）；Burt 所著的《重组家庭向前进》（*Stepfamilies Stepping Ahead*），以增进他们对重组家庭及其发展的了解，讨论他们从阅读中收集的关键信息。

21. 请父母向美国重组家庭协会咨询，以获取有关重组家庭的更多信息和资源。

8. 家庭成员的谈话技巧有所提高。（22～24）

22. 请来访者在与兄弟姐妹的会话中进行以下练习：将几本电话簿和（或）周日的报纸放在房间中央，指导来访者将报纸撕成小块，然后将碎纸扔向空中。仅有的两个规则是，碎纸必须抛向空中，而不是抛向其他人，以及参与者必须在事后清理碎纸。结束后，讨论释放能量和情绪的体验。治疗师积极反馈，跟进并配合清理工作。可参见 Daves 所著的《撕纸》（*Tearing Paper*）。

23. 培训家庭成员解决问题的技能（例如，识别和明确问题、思考解决方案、评估利弊、妥协、商定解决方案、制订实施计划），并让他们在家庭会议上练习这些技能（或安排家庭成员完成《儿童心理治疗家庭作业指导计划》中的"解决问题练习"）。

24. 指定兄弟姐妹写一份冲突清单并提出解决方案（或安排他们完成《儿童心理治疗家庭作业指导计划》中的"商定和平条约"）。

9. 家庭成员报告所有成员之间的紧张气氛有所改善。（25 ~ 27）

25. 在家庭会谈或兄弟姐妹会谈中适时表现出幽默，以减少紧张／冲突，建立平衡和表达观点。对创造适当幽默的成员给予积极反馈。

26. 举行一次兄弟姐妹会谈，让每个孩子集中精力列出并评估每个兄弟姐妹的特点或安排他们完成《青少年心理治疗家庭作业指导计划》中的"克隆完美兄弟姐妹"或《儿童心理治疗家庭作业指导计划》中的"采访我的新家庭成员"。

27. 在一次短程焦点干预中，重构情景冲突或使其正常化，让来访者意识到这是一个家庭需要度过的阶段。此外，需找出即将进入的下一个阶段，并讨论他们何时能准备好进入下一个阶段，以及如何进入。可参见 O'Hanlon 和 Beadle 合著的《可能性空间指南》(*A Guide to Possibility Land*)。

10. 家庭成员报告彼此之间的信任有所增加。（28、29）

28. 让来访者表达其对亲生父母的新伴侣的感受，以及如何将这些感受变为更积极的感受，或安排来访者完成《儿童心理治疗家庭作业指导计划》中的"关于父母同居伴侣的想法和感受"。

29. 在家庭治疗上，阅读 Seuss 博士的《史尼奇的故事及其他故事》(*The Sneetches and Other Stories*)，使家庭成员们了解故事中上边的狗和下边的狗的愚蠢，胜过对手的本领和内在者 – 外在者的态度。

11. 父母理解双方都承担着管教自己的孩子的主要责任。（30）

12. 父母参加一个继父母教育小组，以提高育儿技能。（31）

13. 家庭成员每周都在家参加家庭会议，并表达对彼此的感情。（32）

14. 父母制订新的家庭规则。（33～35）

15. 父母找出并消除家庭系统内的三角关系。（36）

16. 父母报告他们的婚姻关系有所加强。（37～39）

30. 鼓励父母在管教自己的孩子时发挥主要作用，并让父母避免发表对前任配偶的负面评价。

31. 为父母介绍继父母教育小组。

32. 协助父母每周举行一次家庭会议，会上可提出和解决问题，并鼓励家庭成员分享他们的想法、抱怨和赞美。

33. 协助父母制订和实施日程表（例如，吃饭时间、就寝时间、家务时间、与父母独处的时间、聚会的时间），以便维持家庭系统的结构和连接。

34. 举行一次家庭会议，审查两个家庭之前的规则。然后，鼓励重组家庭保留合适的规则，并与新的规则结合起来。

35. 给家庭成员分配任务，为新家庭设定诞生日并安排庆祝仪式。

36. 通过制作表明家庭互动模式的家谱图教授父母如何了解家庭内部的互动模式，重点关注三角关系模式及功能失调的部分。

37. 让父母参见以技巧为基础的婚姻疗法，以加强责任、促进沟通和解决冲突。可参见《为你的婚姻而战》。

38. 在联合会谈中两两讨论独处时间、隐私和个人空间的问题；定期讨论这些问题。

39. 与父母进行联合会谈，讨论彼此表达爱意的方式。帮助父母制订适当的界限和选择表达感情的合适方式，教导父母不要在子女身上发泄不必要的愤怒。

17. 家庭成员报告彼此之间的忠诚度和联系感增加。（40~42）

40. 开展家庭会谈，为整个新的家庭系统绘制家谱图，以体现每个人是如何相互联系的。

41. 让家庭成员参加周末露营活动，以加强合作、解决冲突和增强信任感。在下一次家庭会谈中与家庭成员讨论活动体验。

42. 在家庭会谈中，让家庭成员在展板上为他们的家庭设计一枚纹章，反映他们来自何处及现在身在何处。完成后讨论这段经历，并让家庭成员在家中展示各自设计的纹章。

18. 父母报告每个家庭成员之间关系的发展。（43、44）

43. 协助父母安排与每个孩子单独相处的时间，以给予他们全部的关注并建立/维持关系。

44. 在家庭、兄弟姐妹和父母会谈中强调并示范家庭成员需要逐

渐建立新关系，让每个人都有
时间和空间来调整和促进彼此
之间的信任。

__·_____　　__·_____
　_____　　　_____
__·_____　　__·_____
　_____　　　_____
__·_____　　__·_____
　_____　　　_____

诊断建议

使用 DSM- Ⅳ /ICD-9-CM：

轴Ⅰ：　　309.0　　　　适应障碍，伴心境低落

　　　　　　309.3　　　　适应障碍，伴有行为干扰

　　　　　　309.24　　　适应障碍，伴焦虑

　　　　　　309.81　　　创伤后应激障碍

　　　　　　300.4　　　　心境恶劣障碍

　　　　　　V62.81　　　关系问题 NOS

　　　　　　_____　　_____

　　　　　　_____　　_____

轴Ⅱ：　　V71.09　　　无诊断

　　　　　　_____　　_____

　　　　　　_____　　_____

使用 DSM-5/ICD-9-CM/ICD-10-CM：

ICD-9-CM	ICD-10-CM	DSM-5 障碍、状况或问题
309.0	F43.21	适应障碍，伴心境低落
309.3	F43.24	适应障碍，伴有行为干扰
309.24	F43.22	适应障碍，伴焦虑

309.81	F43.10	创伤后应激障碍
300.4	F34.1	持续性抑郁障碍
V62.81	Z62.891	同胞关系问题

注：美国在 2014 年 9 月 30 日以前使用 ICD–9–CM 编码，自 2014 年 10 月 1 日起，使用 ICD–10–CM 编码。有的 ICD–9–CM 编码与 ICD–10–CM 编码和"DSM–5 障碍、状况或问题"中的多条内容相关。另外，有的 ICD–9–CM 编码已经停用，导致多条 ICD–9–CM 编码被一条 ICD–10–CM 编码取代。一些已经停用的 ICD–9–CM 编码并未在本表列出。详见 2013 年的《心理障碍诊断与统计手册》。

恐吓 / 霸凌

行为界定

1. 用言语恐吓年幼或弱小的同伴。

2. 只有在朋友的支持下，才会做出恐吓行为。

3. 即使是在独自一人、没有朋友支持的情况下，也会做出恐吓行为。

4. 利用轻度的身体攻击行为（例如，向受害者投掷杂物以强化言语恐吓）。

5. 破坏或拿走属于受害者的物品。

6. 在同伴面前大发雷霆，包括尖叫、喊叫、威胁或辱骂。

7. 原生家庭有威胁、恐吓、攻击行为的不良示范。

—. _____
   _____

—. _____
   _____

—. _____
   _____

长期目标

1. 停止恐吓行为，尊重和善待他人。

2. 培养对他人的同情心和怜悯心。

3. 父母 / 照料者停止使用攻击性的教育手段，并采用积极的育儿方法。

—. _____
   _____

—. _____
   _____

—. _____
   _____

短期目标

1. 来访者描述试图恣意妄为或控制其他同伴时，其与同伴的行

治疗性干预措施

1. 从来访者那里了解来访者与同伴的互动模式，尤其是当来

为互动模式。（1）

2. 父母 / 照料者和老师描述来访者欺负或恐吓同伴的模式。（2）

3. 收集来访者行为、情感和态度方面的信息，以便治疗师评估与 DSM 诊断、治疗效果和关系的性质相关的说明。（3 ~ 7）

访者试图掌控局面或恐吓他人时。

2. 与来访者的父母 / 照料者和老师会面，询问他们所了解的来访者恐吓或霸凌同伴的模式。

3. 评估来访者对"呈现的问题"的洞察力水平（精神和谐与张力障碍）（例如，对"所描述的行为"的问题本质表现出良好的洞察力，认同他人的担忧，并有动力做出改变；对"所描述的问题"表现出矛盾心理，不愿意将该问题作为一个关注点来处理；不愿意承认或不关心"所描述的问题"，也没有动力来改变）。

4. 评估来访者是否有研究型相关疾病的迹象（例如，伴随 ADHD 的对立违抗性行为、焦虑障碍引发的抑郁），包括自杀的可能性（例如，当共病抑郁明显时，自杀风险增加）。

5. 评估和来访者"问题行为"相关的因素，例如，年龄、性别和文化背景，以更好地理解来访者的行为原因。

6. 评估来访者障碍的严重程度（例如，所述行为导致来访者在社会、人际关系或职业发展中表现出轻度、中度、重度或非常严重的障碍），以确定适当的护理程度；持续评估这种障碍的严重程度及治疗的效果（例如，来访者不再表现出严重的障碍，但仍存在轻度或中度障碍）。

7. 评估来访者的家庭、学校和社区是否存在致病性护理（例如，持续忽视来访者的情感需求或身体需求、反复更换主要护理人员、很少有机会使来访者建立稳定的依附关系、持续施行严厉的惩罚或其他严重不称职的养育方式）。

4. 来访者承认，曾恐吓 / 霸凌同伴。（8、9）

8. 根据他人报告的来访者对同伴的恐吓行为，面质来访者。可参见《儿童心理治疗家庭作业指导计划》中的"霸凌事件报告"。

9. 使用角色扮演的方法，模拟来访者与同伴的社交互动，治疗师扮演来访者的角色，通过霸凌行为恐吓他人，使来访者承认自己确实有这种行为。

5. 来访者口述对恐吓 / 霸凌行为的受害者感受的理解。（10 ~ 13）

10. 通过让来访者列出其霸凌行为的受害者的感受（例如，恐惧、拒绝、愤怒、无助或社交退缩），让来访者与受害者产生共鸣。可参见《儿童心理治疗家庭作业指导计划》中的"霸凌道歉信"。

11. 让来访者参与角色扮演会话，在该会话中，来访者扮演一个遭受同伴（由治疗师扮演）霸凌的角色；每隔一段时间，暂停角色扮演，协助来访者探索和了解受害者的感受。

12. 让来访者注意观察他人的霸凌事件，并留心受害者的感受和分析这些事件。

13. 评估来访者的移情能力；了解其是否存在虐待动物的行为或其他品行障碍的迹象（参见本书"品行障碍/犯罪"章节）。

6. 来访者描述对自我的认知。（14、15）

14. 要求来访者用词汇形容自己并将其整理在纸上；评估来访者对自身的认知（例如，自卑、好斗、被孤立、不被人喜爱）。

15. 安排来访者进行心理测试，以明确来访者的自我认知、情绪状态和情感关系；向来访者及其父母反馈测试结果。

7. 来访者描述其霸凌或恐吓行为的目的或意图。（16～18）

16. 当来访者参与恐吓他人时，协助来访者找出其恐吓他人的目的（例如，给同伴留下深刻印象以获得认可，控制他人，用攻击行为解决冲突）。

17. 进行社交互动的角色扮演（来访者扮演霸凌者），每进行一段时间暂停一次，让来访者说出其目的或意图。

18. 与来访者一起阅读关于霸凌行为的书籍或观看相关视频；让来访者明白霸凌者的目的和受害者的感受。

8. 来访者进行亲社会的决断性训练，以实现社交目标，解决冲突。（19、20）

19. 协助来访者认识能够实现健康社交目标的亲社会手段，例如，通过善良、诚实和信赖等品质来获得尊重；通过自信和尊重而非攻击行为获得领导地位；使用一些解决问题的技巧，而不是恐吓行为。可参见 Schab 的《帮孩子告别不自信：10 分钟亲子小练习》（*Cool,Calm,and Confident:A Workbook To Help Kids Learn Assertiveness Skills*）。

20. 与来访者进行角色扮演，模拟解决与同伴的冲突,首先使用霸凌的方式,然后通过自信的表现和一些解决问题的技巧解决冲突。可参见《儿童心理治疗家庭作业指导计划》中的"解决问题练习"。

9. 家庭成员承认在家庭互动中存在恐吓行为。（21、22）

21. 在家庭治疗期间，给家庭成员分配解决冲突的任务或请他们完成《儿童心理治疗家庭作业指导计划》中的"解决问题练习";评估家庭成员解决问题的技巧是否有效和基于相互尊重,以及是否存在权威主义和侵犯行为。

22. 与家庭成员一起讨论在家庭互动时,是否经常出现侵犯、恐吓和威胁行为,尤其是在出现冲突时。

10. 家庭成员在解决冲突时表现出对彼此权利和感情的尊重。(23、24)

23. 向家庭成员讲授基于相互尊重的冲突解决技能,承认父母的权威,但不可无视其他人的感受。

24. 在角色扮演期间,指导家庭成员使用尊重每个人权利和感情的亲社会的解决问题技能。

11. 来访者参加社交技能培训小组。(25、26)

25. 向来访者推荐强调与同龄人互相尊重和友爱的社交技能培训小组。

26. 复习并讨论来访者在参加社交技能培训小组时学到的知识。

12. 来访者增加与同伴和兄弟姐妹之间得体的社交行为。(27、28)

27. 与来访者一起玩 Berg 的"社交冲突游戏",培养来访者的社交技能,减少其与他人交往时的人际反社会主义行为。

28. 通过 Berg 的"愤怒控制游戏"或与之类似的游戏培养来访者管理攻击性情绪的能力。

13. 来访者坦诚地参与游戏治疗。
（29 ~ 32）

14. 来访者阅读关于霸凌的书籍、
进行游戏治疗，增强对霸凌原
因及后果的敏感性。（33）

29. 在游戏治疗中应用 ACT 模型
（Landreth）了解来访者的感受，
向其传达限制，并帮助来访者
针对与同龄人和（或）兄弟姐
妹的持续冲突探寻更合适的解
决方案。

30. 使用精神分析游戏治疗（例如，
探索并了解导致来访者出现无
意识冲突、固执或抑制的病因；
解释抗拒、移情和核心焦虑），
帮助来访者解决与同龄人之间
的冲突。

31. 解读游戏治疗中来访者所表达
的感受，并将其与来访者对同伴
的愤怒和攻击行为联系起来。

32. 用玩偶模拟情境，为来访者解
决 / 管理与同伴的冲突提供建
设性的方法。

33. 与来访者一起阅读关于霸凌
的书籍、玩关于霸凌的游戏，
探索霸凌原因及后果。可参
见 Shapiro 所著的《有时候我
喜欢打架，但是我不再打架》
（*Sometimes I Like to Fight, but
I Don't Do It Much Anymore*）和
《Amy 从未有过的最生气的一天》
（*The Very Angry Day That Amy
Didn't Have*）；可使用 Courage
to Change 的" 不再霸凌游戏"

和 Searle 及 Streng 的"反霸凌游戏"。讨论如何将学到的知识应用到来访者的日常生活中。

15. 找出导致恐吓 / 霸凌行为的家庭因素。(34)

34. 进行家庭治疗以探索导致来访者恐吓 / 霸凌行为的家庭因素（例如，父母经常在来访者面前表现出攻击行为；家庭成员受到性虐待、言语虐待或躯体虐待；家庭成员在家中有药物滥用的行为；存在儿童忽视）。

16. 来访者认识并表达对忽视、虐待、分离或遗弃等相关经历的感受。（35、36）

35. 鼓励来访者表达对忽视、虐待、分离或遗弃等相关经历的感受（参见本书"反应性依恋 / 脱抑制性社会参与障碍、躯体 / 情感虐待受害者"章节）。

36. 给来访者哭诉过去遭受的伤害、分离或遗弃的空间；向来访者解释哭泣具有治愈的作用（为来访者提供表达悲伤的机会，消除其愤怒），在来访者停止哭泣后引导其恢复平静。

—．_____

_____

—．_____

_____

—．_____

_____

—．_____

_____

—．_____

_____

—．_____

_____

诊断建议

使用 DSM- Ⅳ /ICD-9-CM：

轴Ⅰ：	313.81	对立违抗性障碍
	312.xx	品行障碍
	312.9	破坏性行为障碍 NOS
	314.01	多动 – 冲动型注意缺陷多动障碍
	314.9	注意缺陷多动障碍 NOS
	V62.81	关系问题 NOS
	V71.02	儿童或青少年的反社会行为
	_____	_____
	_____	_____
轴Ⅱ：	V71.09	无诊断
	_____	_____
	_____	_____

使用 DSM-5/ICD-9-CM/ICD-10-CM：

ICD-9-CM	ICD-10-CM	DSM-5 障碍、状况或问题
313.81	F91.3	对立违抗性障碍
312.xx	F91.1	儿童期初发型品行障碍
312.9	F91.9	未特指的破坏性、冲动控制和品行障碍
312.89	F91.8	其他特指的破坏性、冲动控制和品行障碍
314.01	F90.1	多动 – 冲动型注意缺陷多动障碍
314.01	F90.9	未特指的注意缺陷多动障碍
314.01	F90.8	其他特指的注意缺陷多动障碍
V62.81	Z62.891	同胞关系问题
V71.02	Z72.810	儿童或青少年的反社会行为

注：美国在 2014 年 9 月 30 日以前使用 ICD-9-CM 编码，自 2014 年

10月1日起，使用ICD-10-CM编码。有的ICD-9-CM编码与ICD-10-CM编码和"DSM-5障碍、状况或问题"中的多条内容相关。另外，有的ICD-9-CM编码已经停用，导致多条ICD-9-CM编码被一条ICD-10-CM编码取代。一些已经停用的ICD-9-CM编码并未在本表列出。详见2013年的《心理障碍诊断与统计手册》。

品行障碍 / 犯罪

行为界定

1. 长期拒绝遵守或违背家庭、学校或社区的规则。

2. 打架、恐吓他人、虐待他人或动物，以及破坏财物。

3. 在家庭、学校或社区有过偷窃的经历。

4. 在学校，不尊重权威人物，频繁表现出破坏行为，以及因行为不端而被停课或拘留。

5. 在家里、学校或社区与权威人物经常发生冲突。

6. 冲动，具体表现为判断力差、爱冒险及不考虑后果。

7. 习惯了通过说谎、哄骗或造假来欺骗他人。

8. 一贯不承担对不当行为的责任，并指责他人。

9. 对自己的不当行为，从不后悔或很少感到后怕。

10. 对他人的想法、感受和需求缺乏敏感性。

—. _____
_____

—. _____
_____

—. _____
_____

长期目标

1. 始终如一地遵守家庭、学校和社区的规则。

2. 不再出现违法和反社会行为。

3. 终止对他人或动物的虐待，停止破坏财物。

4. 经常对他人的想法、感受和需求表现出同情心、关心和敏感性。

5. 父母建立并维持适当的家庭守则，当来访者以攻击性或叛逆性的方式行事时，设立坚定、一致的界限。

6. 父母学习并使用良好的儿童行为管理技巧。

——．_____
　　_____
　　_____
——．_____
　　_____
　　_____
——．_____
　　_____

短期目标

1. 来访者能够识别引发反社会情绪的行为，以及这些行为出现时的情境、想法和感受。（1）

2. 父母确定与来访者不良行为相关的主要问题，描述已经尝试过的避免不良行为的相关育儿方法。（2）

3. 父母和来访者配合进行心理评估，以进一步描述当前问题的性质。（3）

4. 收集来访者行为、情感和态度方面的信息，以便治疗师

治疗性干预措施

1. 与来访者及其父母进行面谈，重点明确来访者行为不端的性质、严重程度和历史；全面评估触发来访者反社会思想、情绪和行为的各种刺激因素（例如，情境、人、想法）。

2. 评估父母对来访者的不良行为做出的反应，分析是什么触发因素和强化因素导致了不良行为，了解父母双方对待来访者的态度是否一致以及他们是否在如何教育来访者的问题上有过冲突。

3. 评估是否存在导致问题行为的共病（如双相障碍、抑郁、ADHD）；使用心理学工具（如"亲子关系量表"）客观地评估亲子关系冲突；督促来访者及其父母跟进治疗；根据需要重新评估治疗结果。

4. 评估来访者对"呈现的问题"的洞察力水平（精神和谐与张

评估与 DSM 诊断、治疗效果和关系的性质相关的说明。（4 ～ 8）

力障碍）（例如，对"所描述的行为"的问题本质表现出良好的洞察力，认同他人的担忧，并有动力做出改变；对"所描述的问题"表现出矛盾心理，不愿意将该问题作为一个关注点来处理；不愿意承认或不关心"所描述的问题"，也没有动力来改变）。

5. 评估来访者是否有研究型相关疾病的迹象（例如，伴随 ADHD 的对立违抗性行为、焦虑障碍引发的抑郁），包括自杀的可能性（例如，当共病抑郁明显时，自杀风险增加）。

6. 评估和来访者"问题行为"相关的因素，例如，年龄、性别和文化背景，以更好地理解来访者的行为原因。

7. 评估来访者障碍的严重程度（例如，所述行为导致来访者在社会、人际关系或职业发展中表现出轻度、中度、重度或非常严重的障碍），以确定适当的护理程度；持续评估这种障碍的严重程度及治疗的效果（例如，来访者不再表现出严重的障碍，但仍存在轻度或中度障碍）。

8. 评估来访者的家庭、学校和社区是否存在致病性护理（例如，持续忽视来访者的情感需求或身体需求、反复更换主要护理人员、很少有机会使来访者建立稳定的依附关系、持续施行严厉的惩罚或其他严重不称职的养育方式）。

5. 来访者及其父母配合刑事司法制度的建议或要求。（9 ~ 11）

9. 评估来访者的违法行为模式（可参见使用《儿童心理治疗家庭作业指导计划》中的"儿童偷窃模式"），并就来访者的破坏行为或攻击行为的相应后果（例如，支付赔偿、社区服务、密切监视、缓刑）咨询刑事司法工作者。

10. 与父母、学校相关人员和刑事司法工作者协商是否需要将当事人安置在替代环境（例如，寄养家庭、教养院、寄宿机构、青少年拘留机构）中。

11. 鼓励、建议父母让来访者承担其破坏行为或攻击行为的自然或法律后果。

6. 来访者接受是否需要配合精神药物治疗的评估，以帮助控制愤怒情绪和行为，并持续服药（如果需要服药的话）。（12）

12. 评估来访者对精神药物的需求，以帮助其控制愤怒情绪和其他不良行为；将来访者转诊至相应科室的医师处进行精神药物评估；监测用药依从性、药物有效性和药物副作用；向医师提供用药反馈。

7. 来访者陈述自己应为破坏行为承担责任的次数增加。（13 ~ 15）

13. 通过持续的眼神交流、积极倾听、无条件关注和真诚的态度，积极地与来访者建立信任关系。

14. 就来访者说谎和（或）为自己的不良行为而指责他人，以及无法承担其行为责任的陈述，与来访者面质；探讨导致来访者责备他人的这种行为模式的成因（例如，曾受到严厉的惩罚及家庭成员有通过责备他人推脱责任的习惯）。

15. 使用动机性访谈中的技巧，将来访者从外化和责备他人的状态转变到承担其行为责任和改变动机上。

▽8. 来访者找到控制愤怒情绪和不良行为的方法。（16、17）

16. 帮助来访者在其感觉和反应行为之间建立联系。可参见《儿童心理治疗家庭作业指导计划》中的"导致儿童行为问题的风险因素"。▽

17. 帮助来访者将其破坏行为分解为不同的组成部分（认知、生理、情感和行为），这些组成部分包含了可被控制的可预测阶段（例如，欲望得不到满足导致刺激和愤怒增加，从而造成行为失控）。▽

▽9. 来访者学习并使用冷静技巧，作为管理挫折反应的一种新方法。（18）

18. 教授来访者冷静技巧（例如，肌肉放松、呼吸、镇静想象法），将之作为更全面、更有针对性的技能组合的一部分，以便在愤怒情绪发生时，做出适当反应。可参见《儿童心理治疗家庭作业指导计划》中的"深呼吸练习"。▽

▽10. 来访者探索并使用更有助于控制情绪的自我对话，取代导致愤怒和不良行为的自我对话。（19）

19. 探索更适合来访者的自我对话，调节来访者的愤怒情绪和行为（例如，在"应该""必须"或"不得不"等陈述中反映的期望）；识别和纠正偏见，帮助来访者进行自我评价和自我对话并纠正偏见，促使来访者对挫折做出更灵活和更温和的反应。可参见《儿童心理治疗家庭作业指导计划》中的"用积极的自我对话取代消极的想法"。▽

▽11. 来访者学习并使用思维阻断，以管理引发愤怒及导致宣泄愤怒的不必要的侵扰性想法。（20）

20. 教导来访者思维阻断的技巧，并在两次会谈之间每天安排实施思维阻断；评估实施情况，强化成效，并提供纠正性反馈，以便改进。▽

▽12. 来访者以自信的方式用言语表达对挫折、拒绝和愤怒的感受。（21）

21. 使用现场指导、看录像、现场示范和（或）角色扮演的方法帮助来访者培养对愤怒情绪的控制能力和自信的应对技巧，如冷静技巧、自我陈述、声明的技能；如果有需要，推荐来访者加入愤怒控制小组或自信培养小组寻求进一步的指导。可参见 Lochman 等所著的《对攻击性青少年的愤怒控制训练》（*Anger Control Training for Aggressive Youths*）。▽

▽13. 来访者使用解决问题和（或）解决冲突的技巧，积极地处理人际关系问题。（22）

22. 教授来访者解决冲突的技巧（例如，移情、积极倾听、以"我"为主语的表达、基于互相尊重的交流、没有攻击性的自我表达、妥协；解决问题的步骤），并推荐来访者和父母阅读《帮孩子告别不自信：10分钟亲子小练习》；通过现场示范、角色扮演和行为演练来解决当前的一些冲突，也可参见完成《儿童心理治疗家庭作业指导计划》中的"解决问题练习"。▽

▽14. 来访者在团体或个人治疗中运用新的冷静技巧、沟通技巧、冲突解决技巧和思考的技巧。（23、24）

23. 协助来访者制订和强化适合来访者的愤怒管理策略，该策略应结合与来访者需求相关的个体、认知、沟通、问题解决和（或）冲突解决技巧。▽

24. 在越来越具有挑衅性的情境下，使用多种技巧（例如，放松、想象法、行为演练、示范、角色扮演、录像练习反馈）中的任意一种，帮助来访者巩固其对新的愤怒管理技巧的运用。可参见 Kazdin 的《针对品行障碍的问题解决技能培训和家长管理培训》（*Problem-Solving Skills Training and Parent Management Training for Conduct Disorder*）。▽

▽15. 来访者在家中练习运用新的冷静技巧、沟通技巧、冲突解决技巧和思考的技巧。（25）

25. 请来访者在家中练习，帮助来访者根据需要练习新学到的冷静技巧、沟通技巧、解决冲突技巧和（或）认知重组技巧；回顾并进一步巩固，可参见《针对品行障碍的问题解决技能培训和家长管理培训》。▽

▽16. 来访者减少愤怒情绪爆发的次数，减轻愤怒情绪的强度，缩短愤怒情绪的持续时间，同时鼓励来访者使用新的技巧控制愤怒。（26）

26. 请来访者使用新的愤怒管理技巧，监控来访者关于愤怒情绪爆发的报告，以减少愤怒情绪爆发的次数，减轻愤怒情绪的强度，缩短愤怒情绪的持续时间，也可参见完成《儿童心理治疗家庭作业指导计划》中的"愤怒控制"或"儿童愤怒量表"；审查进展，强化成效，并提供纠正性反馈，以便改进愤怒管理技巧。▽

▽17. 来访者找到有助于应用新技巧的社会支持。（27）

27. 鼓励来访者讨论和（或）运用新的愤怒管理技巧，并且在值得信任的同龄人、家庭成员或

其他可能支持其做出改变的重要人员的帮助下对愤怒进行管理。▽

▽18. 父母学习家长管理技巧，以识别和管理来访者的问题行为。（28～32）

28. 使用家长管理技巧，教授父母在与来访者的互动中如何鼓励积极行为、阻止消极行为，这些互动的关键要素（例如，促进和强化积极行为）可促进积极的变化。可参见《35天搞定！世界上最最最不听话的小孩》、《和孩子一起生活》、Forgatch和 Patterson 合著的《家长管理培训》（*Parent Management Training*）。▽

29. 请父母阅读与家长管理技巧中管理破坏行为的方法相关的资料。可参见《Kazdin 养育叛逆孩子的方法》及《和孩子一起生活》。

30. 教授父母如何具体定义和识别问题行为，观察他们对问题行为的反应，确定他们的反应是鼓励了还是阻止了问题行为，以及找出适当处理问题行为的方案。▽

31. 教授父母如何始终保持一些关键性的养育方式。例如，针对可接受和不可接受的行为制订切合实际且适合来访者年龄的规则，鼓励父母做出一些积极的改变，正向强化积极行为（例如，表扬），采取明确的直接指导，终止来访者父母正在进行的消极育儿行为，以及其他一些针对问题行为的消极做法。▽

32. 安排父母在家做一些练习，并记录练习的结果，可参见《青少年心理治疗家庭作业指导计划》中的"明确规则、积极强化、适当惩罚"；对达成了纠正性反馈的亲子交流进行回顾总结，该纠正性反馈以技能使用改善化、合理化、持续化为目标。▽

▽19. 父母和来访者参与游戏，在游戏中实践新规则。（33）

33. 进行亲子互动治疗，以来访者为导向和以父母为导向的课程分别侧重于教授来访者什么是适当的行为和培养父母的行为管理技巧（例如，命令明确、结果一致、积极强化）。可参见《亲子互动治疗》。▽

▽20. 父母参加基于循证基础的父母培训项目。（34）

34. 推荐父母参加基于循证基础的父母培训项目，如"不可思议的童年"或参见《父母积极教养课程》。▽

▽21. 来访者遵守家庭和学校的规则。（35）

35. 为来访者设计一个奖励机制和（或）契约，并与学校相关人员会面，以强化在家庭和学校中的积极行为，阻止冲动或叛逆的消极行为。可安排完成《青少年心理治疗家庭作业指导计划》中的"明确规则、积极强化、适当后果"。▽

▽22. 父母用言语描述纪律的适当界限，防止虐待事件发生，确保来访者及其兄弟姐妹的安全。（36、37）

36. 调查来访者的家庭背景，以了解是否曾有可能导致其问题行为的忽视、躯体虐待或性虐待；面质来访者的父母，让其停止采用躯体虐待或过于严厉的惩罚方法。▽

37. 采取必要措施保护来访者及其兄弟姐妹免受虐待（例如，向相关机构举报虐待行为，将来访者或施暴者从家中带走）。▽

▽23. 来访者增加用言语向他人表述同情和关心的次数。（38）

38. 运用角色扮演和角色转换技巧，帮助来访者体会受害者对其反社会行为的感受，也可安排完成《儿童心理治疗家庭作业指导计划》中的"霸凌道歉信"或"培养同理心"。▽

▽24. 来访者提高其负责任的和积极的社会行为的频率。（39～41）

39. 指导来访者在下一堂课前做3件有利于他人的事情（例如，为有发育障碍的学生朗读、修剪祖母的草坪），以增强来访者对他人需求的同理心和敏感性。▽

40. 布置家庭作业，提高来访者对他人的想法、感受和需求的同理心和敏感性。可参见《儿童心理治疗家庭作业指导计划》中的"培养同理心"。▽

41. 请来访者承担一部分家务（例如，为家庭聚会准备一道特别的菜肴，在车库搭建架子，给汽车加油），表现出相信来访者有能力负责任地完成自己的任务。▽

▽25. 来访者及其家庭成员参与家庭治疗。（42）

42. 向家庭成员推荐基于循证的家庭治疗方法，如功能性家庭治疗或简单的策略性家庭治疗，可参见 Robbins 等所著的《西班牙裔青少年简单策略性家庭治疗》（*Brief Strategic Family Therapy for Hispanic Youth*）。通过运用家庭干预和社会干预法来评估和改变家庭内部互动性问题，优化更具适应性的沟通和方法。▽

▽26. 来访者及其家庭成员接受多元系统治疗。（43）

43. 向有严重行为问题的来访者家庭推荐多元系统治疗，该治疗利用认知行为和家庭干预，可以针对青少年社交网络中导致其反社会行为和（或）药物滥用的因素做出处理，促进照料者对纪律的遵守，改善家庭关系，弱化青少年与存在不良行为的同龄人的联系，增进青少年与存在亲社会行为的同龄人的联系，改善青少年的学业表现，让青少年参与亲社会娱乐活动，并开发本土青少年支持网络。可参见 Henggeler 等所著的《儿童和青少年反社会行为多元系统治疗》（*Multisystemic Therapy for Antisocial Behavior in Children and Adolescents*）。▽

▽27. 来访者用言语表达对问题行为与问题行为复发之间的区别的理解。（44 ~ 46）

44. 向来访者阐述预防问题行为复发的理由，与来访者讨论问题行为复发的风险并向其介绍预防策略。▽

45. 与父母或来访者讨论问题行为与问题行为复发之间的区别，将问题行为与暂时的挫折联系起来，将问题行为复发与回归到曾经持续的思维模式、感觉和行为联系起来（这是对立违抗性障碍 / 品行障碍的特征）。▽

46. 与父母或来访者一起对未来可能发生问题行为的情景或情况进行识别和管理演练。

▽28. 来访者运用治疗中学到的方法，减少问题行为和防止问题行为复发。（47 ~ 49）

47. 指导父母或来访者经常使用在治疗中学到的方法（例如，家长培训技巧、解决冲突的技巧、愤怒管理技巧），尽可能将这

些策略融入生活中。▽

48. 制作一张"应对卡"，在卡片上记录应对策略和其他重要信息（例如，解决问题的步骤、积极的应对方法、在治疗期间对来访者曾有所帮助的提示）。▽

49. 定期安排会议，以帮助父母或来访者维持或增强治疗效果，并解决问题。▽

29. 来访者明确与过去的忽视、虐待、分离或遗弃相关的感受，并用言语表达。（50）

50. 鼓励和支持来访者表达与忽视、虐待、分离或遗弃相关的感受以及在接受帮助的过程中的感受。例如，给父母写信，运用虚设对象法，或完成《儿童心理治疗家庭作业指导计划》中的"鲑鱼与岩石的一课一战斗导致孤独"。

30. 父母接受婚姻治疗。（51）

51. 评估婚姻关系中可能存在的药物滥用、冲突或三角关系，以及父母是否将焦点从婚姻问题转移到来访者的行为上，可参见《儿童心理治疗家庭作业指导计划》中的"对父母的药物滥用或酗酒问题的关注"。必要时推荐父母寻求适当的治疗。

__　·　_____　　　　__　·　_____

　　　_____　　　　　　_____

__　·　_____　　　　　　_____

　　　_____　　　　__　·　_____

__　·　_____　　　　　　_____

　　　_____

诊断建议

使用 DSM- Ⅳ /ICD-9-CM：

轴 I：　　　312.81　　　　儿童期初发型品行障碍

　　　　　　　312.82　　　　青少年期初发型品行障碍

　　　　　　　313.81　　　　对立违抗性障碍

　　　　　　　312.9　　　　 破坏性行为障碍 NOS

　　　　　　　314.01　　　　多动 – 冲动型注意缺陷多动障碍

　　　　　　　314.9　　　　 注意缺陷多动障碍 NOS

　　　　　　　312.34　　　　间歇性暴发性障碍

　　　　　　　V71.02　　　　儿童反社会行为

　　　　　　　V61.20　　　　亲子关系问题

　　　　　　　_____　　_____

　　　　　　　_____　　_____

轴 II：　　　V71.09　　　　无诊断

　　　　　　　_____　　_____

　　　　　　　_____　　_____

使用 DSM-5/ICD-9-CM/ICD-10-CM：

ICD-9-CM	ICD-10-CM	DSM-5 障碍、状况或问题
312.81	F91.1	儿童期初发型品行障碍
313.81	F91.3	对立违抗性障碍

312.9	F91.9	未特指的破坏性、冲动控制和品行障碍
312.89	F91.8	其他特指的破坏性、冲动控制和品行障碍
314.01	F90.1	多动－冲动型注意缺陷多动障碍
314.01	F90.9	未特指的注意缺陷多动障碍
314.01	F90.8	其他特指的注意缺陷多动障碍
312.34	F63.81	间歇性暴发性障碍
V71.02	Z72.810	儿童或青少年的反社会行为
V61.20	Z62.820	亲子关系问题

注：美国在 2014 年 9 月 30 日以前使用 ICD–9–CM 编码，自 2014 年 10 月 1 日起，使用 ICD–10–CM 编码。有的 ICD–9–CM 编码与 ICD–10–CM 编码和"DSM–5 障碍、状况或问题"中的多条内容相关。另外，有的 ICD–9–CM 编码已经停用，导致多条 ICD–9–CM 编码被一条 ICD–10–CM 编码取代。一些已经停用的 ICD–9–CM 编码并未在本表列出。详见 2013 年的《心理障碍诊断与统计手册》。

抑　郁

行为界定

1. 表现出悲伤或淡漠情绪。

2. 关注与死亡相关的内容。

3. 有自杀的想法和（或）行为。

4. 喜怒无常，易怒。

5. 与家人和（或）同龄人疏离。

6. 学业成绩下降。

7. 对以前喜欢的活动缺乏兴趣。

8. 拒绝坦率地交流。

9. 精神不振。

10. 很少或从不与他人有目光接触。

11. 经常用言语表达低自尊的情绪。

12. 食欲减退。

13. 嗜睡。

14. 注意力不集中，优柔寡断。

15. 感到绝望，认为自己的存在没有价值或怀有强烈的内疚感。

16. 存在无法纾解的悲伤情绪。

17. 通过酒精和（或）受管制药物来改善情绪。

——．＿＿＿＿＿＿＿＿＿＿＿＿＿＿＿＿＿＿＿＿＿
　　＿＿＿＿＿＿＿＿＿＿＿＿＿＿＿＿＿＿＿＿＿＿

——．＿＿＿＿＿＿＿＿＿＿＿＿＿＿＿＿＿＿＿＿＿
　　＿＿＿＿＿＿＿＿＿＿＿＿＿＿＿＿＿＿＿＿＿＿

——．＿＿＿＿＿＿＿＿＿＿＿＿＿＿＿＿＿＿＿＿＿
　　＿＿＿＿＿＿＿＿＿＿＿＿＿＿＿＿＿＿＿＿＿＿

长期目标

1. 改善情绪，并表现出正常的精力水平、活动水平和社交水平。

2. 恢复对学业、社交、饮食的兴趣，并且偶尔表现出快乐的情绪和对生活的热情。

3. 减少发怒，增加与家庭成员和朋友的正常社交互动。

4. 建立对自我和世界的健康认知模式和观念，从而减轻抑郁症状和预防复发。

5. 构建健康的人际关系，从而减轻抑郁症状和预防复发。

6. 适当地表达悲伤，以使情绪正常化，并恢复到以前的适应功能水平。

——. _____
_____
——. _____
_____
——. _____
_____

短期目标

治疗性干预措施

1. 来访者描述当前和既往的抑郁经历，以及抑郁对生活的影响，并尝试解决抑郁情绪。（1）

1. 评估当前和既往的情绪爆发事件，包括其特征、频率、强度和持续时间。可通过会谈进行评估，可使用"抑郁诊断量表"。

2. 如果可能的话，来访者描述抑郁情绪的源头。（2）

2. 要求来访者列出其抑郁的原因或完成《儿童心理治疗家庭作业指导计划》中的"儿童抑郁调查"；讨论"抑郁评估量表"的内容。

3. 来访者完成心理测试，评估抑郁的严重程度、对抗抑郁药物的需求及需要实施的自杀预防措施。（3）

3. 安排使用客观的评估工具来评估来访者的抑郁和自杀风险（例如，"青少年贝克忧郁量表"和"儿童抑郁量表"）；评估结果并向父母/来访者提供反馈；根据需要重新制订管理计划以评估进展情况。

4. 收集来访者行为、情感和态度方面的信息，以便治疗师评估与 DSM 诊断、治疗效果和关系的性质相关的说明。（4 ~ 8）

4. 评估来访者对"呈现的问题"的洞察力水平（精神和谐与张力障碍）（例如，对"所描述的行为"的问题本质表现出良好的洞察力，认同他人的担忧，并有动力做出改变；对"所描述的问题"表现出矛盾心理，不愿意将该问题作为一个关注点来处理；不愿意承认或不关心"所描述的问题"，也没有动力来改变）。

5. 评估来访者是否有研究型相关疾病的迹象（例如，伴随 ADHD 的对立违抗性行为、焦虑障碍引发的抑郁），包括自杀的可能性（例如，当共病抑郁明显时，自杀风险增加）。

6. 评估和来访者"问题行为"相关的因素，例如，年龄、性别和文化背景，以更好地理解来访者的行为原因。

7. 评估来访者障碍的严重程度（例如，所述行为导致来访者在社会、人际关系或职业发展中表现出轻度、中度、重度或非常严重的障碍），以确定适当的护理程度；持续评估这种障碍的严重程度及治疗的效果（例如，来访者不再表现出严

重的障碍，但仍存在轻度或中
度障碍）。

8. 评估来访者的家庭、学校和社
区是否存在致病性护理（例如，
持续忽视来访者的情感需求或
身体需求、反复更换主要护理
人员、很少有机会使来访者建
立稳定的依附关系、持续施行
严厉的惩罚或其他严重不称职
的养育方式）。

5. 来访者描述曾经自杀未遂的经
历和目前的自杀冲动。（9）

9. 评估来访者既往和当前对自杀
的想法、期望或计划。

6. 来访者能够遵循建议，减少伤
害自己的冲动。（10）

10. 当认为来访者有很大概率出
现自残行为时，需安排其住院
治疗。

▽7. 来访者能够按照医师的要求，按
时服用精神药物。（11、12）

11. 评估来访者对精神药物的需
求，必要时，安排医师进行用
药评估。▽

12. 监测和评估来访者的服药依从
性，以及精神药物的有效性和
副作用（包括可能增加的自杀
风险）；与开具处方的医师沟
通。▽

▽8. 来访者参与抑郁的认知行为治
疗。（13、14）

13. 指导或引导来访者接受抑郁的
认知行为团体治疗（必要时可
进行单独治疗），包括心理教
育、认知重建、行为激活以及
镇静技巧、独立生活和人际交
往技巧的培养。可参见 Stark 等

所著的《治疗抑郁青年：治疗师行动手册》（*Treating Depressed Youth: Therapist's Manual for ACTION*）及 Verduyn、Rogers 和 Wood 合著的《抑郁症：儿童和青少年的认知行为治疗》（*Depression: Cognitive Behavior Therapy With Children and Adolescents*）。

14. 每月与来访者的父母会谈，指导父母如何在团体治疗之外帮助孩子应用新学到的技巧，以及如何增加积极家庭活动的频率；推荐家长阅读相关资料来支持治疗，可参见 Stark 等所著的《父母行动练习册》（*Parent's Workbook for ACTION*）。▽

▽9. 父母和来访者了解什么是抑郁、影响其发展和延续的因素及克服抑郁和预防抑郁复发的方法。（15）

15. 为来访者提供心理教育，解释抑郁认知行为治疗的原理，讨论认知、行为和人际因素如何导致抑郁，以及如何通过改变这些因素克服和预防抑郁；通过阅读指定读物来支持治疗。可参见 Stark 等所著的《儿童行动练习册》（*Children's Workbook for ACTION*）或 Hamil 所著的《情绪改善练习册：帮助悲伤和抑郁的孩子》（*My Feeling Better Workbook: Help for Kids Who are*

▽10. 来访者识别并改变导致抑郁情绪和行为的抑郁思维模式。（16～19）

Sad and Depressed）。▽

16. 向来访者传授与认知重建相关的知识，例如，对反映抑郁性观点的自动化思维进行自我监控；通过检查支持和反对抑郁思维模式的迹象来挑战抑郁思维模式，用基于现实的替代方法取代抑郁思维模式，通过行为实验进行测试或完成《儿童心理治疗家庭作业指导计划》中的"用积极的自我对话取代消极的想法"。▽

17. 请来访者每天记录与抑郁情绪相关的自动化思维，可参见Beck 等的《抑郁症认知疗法》（*Cognitive Therapy of Depression*）中的"功能不良思考的每日记录"；讨论期刊资料，识别和挑战抑郁思维模式，并用基于现实的方法取代抑郁思维模式。▽

18. 设计适龄的"行为实验"，将抑郁自动化思维作为假设／预测，并设定基于现实的替代假设／预测，两者都根据来访者的既往、当前和（或）未来经历进行测试。▽

19. 进行归因再训练，与来访者确认事件的悲观解释，并提出更积极和更现实的替代解释；强

化来访者基于现实的积极认知
信息，增强其自信心，加强其
适应性行动；可参见《青少年
心理治疗家庭作业指导计划》
中的"识别你的能力、特质和
造诣"或《儿童心理治疗家庭
作业指导计划》中的"积极的
自我陈述"。▽

▽11. 来访者学习并运用镇静技巧，以减少整体紧张和不断增加的焦虑或兴奋。（20、21）

20. 向来访者传授认知技巧和身体镇静技巧（例如，平静呼吸、认知重建、简化灾难、转移注意力、渐进式肌肉放松、引导想象）；与来访者一起排练如何将这些技巧应用到来访者的日常生活中；可参见《儿童心理治疗家庭作业指导计划》中的"深呼吸练习"；检查并巩固成效，提供纠正性反馈，以便持续进行。▽

21. 请来访者和（或）父母阅读并讨论相关书籍中的渐进式肌肉放松和其他镇静方法。可参见《儿童放松和减压手册》以及《应对 C.A.T. 练习册》。▽

▽12. 来访者学习并运用能够有效管理压力、解决日常问题和解决冲突的个人技能。（22）

22. 向来访者传授适合其具体情况的技巧，包括镇静技巧（例如，认知技巧、身体镇静技巧）、解决问题的技巧（例如，明确问题、提出解决方案、列出每个方案的优缺点、制订计划、实施计划和细化计划），以及解决冲突的技巧（例如，移情、积极倾听、以"我"为主语的表达、基于互相尊重的沟通、自信而不咄咄逼人、妥协），以管理日常压力，改善人际关系，缓解抑郁情绪；通过示范、角色扮演、行为演练和纠正性反馈使来访者学会这些技巧并解决当前的冲突。可参见美国宾夕法尼亚大学心理弹性课程。▽

▽13. 来访者通过参加活动掌握克服抑郁的新方法。（23）

23. 让来访者进行"行为激活"，给来访者安排可能感兴趣、可能精通、可能对其有价值及（或）使其对自己感觉良好的活动；根据需要使用行为技能（例如，示范、角色扮演、角色互换、排练和纠正性反馈），以帮助来访者在日常生活中运用新技能；请来访者及其父母一起完成《成人心理治疗家庭作业指导计划》中的"识别和安排愉快的活动"。▽

▽14. 来访者学习并运用社交技能，以减少焦虑，在社交互动中建立自信。（24）

24. 通过指导、示范和角色扮演来培养来访者的社交和（或）沟通技能。可参见 Beidel、Turner 和 Morris 合著的《儿童和青少年社会效能治疗》（*Social Effectiveness Therapy for Children and Adolescents*）。▽

▽15. 来访者发起并积极回应与家庭成员和同龄人的社会交流。（25、26）

25. 鼓励来访者参与社交／娱乐活动，增加社会交流和互动，丰富来访者的生活，扩大其社交圈；完成《儿童心理治疗家庭作业指导计划》中的"欢迎同伴"或"展示你的优势"。▽

26. 通过感知性游戏疗法（如Gardner的谈话、感受和做游戏）来帮助来访者提高语言交流的能力。

16. 来访者与治疗师讨论当前面临的个人问题和（或）人际冲突／问题。（27、28）

27. 通过非指导式的、以来访者为中心的方式帮助来访者阐明当前的冲突／问题并鼓励来访者为这些冲突／问题提出解决方案；为来访者的努力提供支持。

28. 对来访者进行个人心理动力学治疗，重点关注其人际关系、生活压力和功能失调性依恋。可参见 Davanloo 的《短期动态心理治疗的基本原则和技巧》（*Basic Principles and Techniques in Short-Term Dynamic Psychotherapy*）。

17. 来访者找出可能造成抑郁的未解决的导致来访者感到悲伤的

29. 找到未解决的导致来访者感到悲伤的问题（参见本书"未解

问题。（29）

18. 来访者能够开展日常体育锻炼。（30）

19. 来访者学习并运用预防抑郁复发的技能。（31）

20. 来访者明确自己的叛逆、自杀或逃避行为与潜在抑郁之间的联系。（32 ~ 34）

21. 来访者明确生活中缺少什么会导致不快乐。（35、36）

22. 来访者明确是过去还是现在生活中的因素导致了悲伤。（37、38）

决的悲伤 / 丧失"一章）。

30. 请来访者开展并逐渐加强日常体育锻炼。

31. 通过帮助来访者明确抑郁复发的早期预警信号，回顾治疗过程中学到的技能，并制订应对抑郁复发的计划，培养来访者预防复发的技能。

32. 评估来访者对与抑郁相关的自我挫败行为的理解程度。

33. 找到来访者行为的成因，以避免涉及来访者未被满足的情感需求和导致抑郁情绪的实际冲突。

34. 教导来访者愤怒、易怒行为与伤害、悲伤感觉之间的联系，或安排来访者完成《儿童心理治疗家庭作业指导计划》中的"表面行为 / 内心感受"。

35. 探究来访者对被遗弃或失去他人关爱的恐惧。

36. 与来访者一起探索生活中缺少了什么会导致不快乐或完成《儿童心理治疗家庭作业指导计划》中的"3 个愿望游戏"。

37. 探索曾经导致来访者绝望和低自尊的伤痛情绪。

38. 协助来访者识别其当前未被满足的情感需求，并明确满足这些需求的方式；安排来访者完成《青少年心理治疗家庭作业指导计划》中的"未被满足的情感需求——识别和满足"。

23. 来访者以艺术形式表达负面情绪。（39、40）

39. 利用艺术治疗（例如，绘画、涂色、拼贴、雕塑）来帮助来访者表达抑郁情绪；以来访者的艺术作品为出发点进一步阐述情感及导致这种情感的原因；或完成《儿童心理治疗家庭作业指导计划》中的"改变世界的 3 种方式"。

40. 让来访者画一幅全家福，以帮助评估导致来访者抑郁的因素。

24. 来访者接受家庭治疗，改善与各家庭成员之间的关系，与家庭成员互相支持。（41）

41. 进行家庭治疗，以改善家庭成员之间的表达和沟通，同时促进家庭成员之间相互宽容、支持和鼓励。可参见 Byng-Hall 所著的《重写家庭剧本》（*Rewriting Family Scripts*）。

25. 来访者因为来自老师的鼓励，提高学习的积极性和改善学业表现。（42）

42. 鼓励来访者在学业上的努力；如果需要，安排一名家庭教师对其进行辅导，以提高来访者的学业表现；也可安排来访者完成《儿童心理治疗家庭作业指导计划》中的"建立家庭作业日程表"。

26. 来访者将睡眠时间调整至适合

43. 评估和监控来访者的睡眠情况

自己所处发育阶段的时长和时段。（43）

及深睡程度或请父母完成《儿童心理治疗家庭作业指导计划》中的"儿童睡眠问题"。

27. 来访者在无他人多次敦促的情况下，养成吃有营养的食物的习惯。（44）

44. 评估来访者的饮食习惯，随着抑郁的加剧，监控并鼓励来访者维持对食物的正常摄入。

28. 来访者在游戏治疗中表达悲伤、受伤和愤怒的感受。（45、46）

45. 安排一次游戏治疗，让来访者表达对自己和他人的感受。

46. 将来访者在游戏治疗中表达的感受与来访者对现实生活环境的感受相联系。

29. 来访者说出导致悲伤减少及希望和生活意义增加的变化。（47）

47. 给来访者布置作业，让其写下3种改变的方式，以增加快乐、和平和安全感。或者，来访者可以完成《儿童心理治疗家庭作业指导计划》中的"改变世界的3种方式"。

__ . _____
  _____

__ . _____
  _____

__ . _____

__ . _____
  _____

__ . _____
  _____

诊断建议

使用 DSM-Ⅳ/ICD-9-CM：

轴Ⅰ:	309.0	适应障碍，伴心境低落
	296.xx	双相Ⅰ型障碍
	296.89	双相Ⅱ型障碍
	300.4	心境恶劣障碍
	296.2x	重型抑郁障碍，单次发作
	296.3x	重型抑郁障碍，反复发作
	V62.82	丧亲之痛
	———	————————————
	———	————————————
轴Ⅱ:	V71.09	无诊断
	———	————————————
	———	————————————

使用 DSM-5/ICD-9-CM/ICD-10-CM：

ICD-9-CM	ICD-10-CM	DSM-5 障碍、状况或问题
309.0	F43.21	适应障碍，伴心境低落
296.xx	F31.xx	双相Ⅰ型障碍
296.89	F31.81	双相Ⅱ型障碍
300.4	F34.1	持续性抑郁障碍
296.xx	F32.x	重型抑郁障碍，单次发作
296.xx	F33.x	重型抑郁障碍，反复发作
V62.82	Z63.4	丧亲之痛

注：美国在 2014 年 9 月 30 日以前使用 ICD-9-CM 编码，自 2014 年 10 月 1 日起，使用 ICD-10-CM 编码。有的 ICD-9-CM 编码与 ICD-10-CM 编码和"DSM-5 障碍、状况或问题"中的多条内容相关。另外，有的

ICD-9-CM 编码已经停用，导致多条 ICD-9-CM 编码被一条 ICD-10-CM 编码取代。一些已经停用的 ICD-9-CM 编码并未在本表列出。详见 2013 年的《心理障碍诊断与统计手册》。

破坏 / 注意寻求行为

行为界定

1. 通过不成熟的行为或退行性行为、大声说话和发出不恰当的噪声或做出不恰当的手势来吸引他人对自己的关注。

2. 经常打断老师和（或）干扰同学的注意力，具体表现为讲话过多、不加思索地发言、未经允许发言、在不恰当的时候大笑或发出噪声。

3. 由于令人厌恶的或敌对的行为（例如，戏弄、嘲笑、中伤及捉弄他人），导致与兄弟姐妹及同龄人的关系紧张。

4. 在游戏活动中不遵守事先说好的规则，拒绝分享或合作，并要求他人按自己的方式行事。

5. 在家庭或学校环境中，坚决不服从权威人物提出的合理要求。

6. 在与家庭成员、同龄人或权威人物的争论中不愿意让步或屈服。

7. 对注意寻求行为如何影响他人不敏感。

8. 对重要的社交暗示缺乏敏感性和（或）难以遵从社会规范的期望。

9. 兄弟姐妹或同龄人因为来访者不恰当的身体接触和对他人空间的入侵有诸多抱怨。

—. _____
_____

—. _____
_____

—. _____

长期目标

1. 停止破坏 / 注意寻求行为，并增加亲社会的合作互动。

2. 通过恰当的语言表达和积极的社交行为获得他人的关注、认可和接纳。

3. 建立并维持积极的同伴关系和持久的同伴友谊。

4. 对重要的社交暗示做出恰当反应，在游戏、课堂、课外活动和社交活动中能够遵守事先说好的规则。

5. 父母对来访者的破坏行为或消极的注意寻求行为设置坚定的、一致的限制，并维持适当的亲子界限。

—. ＿＿＿＿＿＿＿＿＿＿＿＿＿＿＿＿＿＿＿＿＿＿＿＿＿＿
＿＿＿＿＿＿＿＿＿＿＿＿＿＿＿＿＿＿＿＿＿＿＿＿＿＿

—. ＿＿＿＿＿＿＿＿＿＿＿＿＿＿＿＿＿＿＿＿＿＿＿＿＿＿
＿＿＿＿＿＿＿＿＿＿＿＿＿＿＿＿＿＿＿＿＿＿＿＿＿＿

—. ＿＿＿＿＿＿＿＿＿＿＿＿＿＿＿＿＿＿＿＿＿＿＿＿＿＿
＿＿＿＿＿＿＿＿＿＿＿＿＿＿＿＿＿＿＿＿＿＿＿＿＿＿

短期目标

1. 来访者接受心理评估，以排除导致来访者表现出破坏行为的可诊断状况。（1、2）

2. 来访者完成心理教育评估。（3）

3. 收集来访者行为、情感和态度

治疗性干预措施

1. 安排来访者进行心理测试，以评估是否存在导致来访者表现出破坏性、对抗性、恼人或消极的注意寻求行为的情绪因素或注意缺陷多动障碍；向来访者及其父母提供反馈。

2. 评估来访者是否存在对立违抗性障碍或行为障碍的症状，如果存在其中任何一种状况，应给予适当治疗（参见本书中的"品行障碍/犯罪"和"对立违抗"章节）。

3. 安排来访者进行心理教育评估，排除可能导致来访者在学校环境中有破坏行为和消极的注意寻求行为的学习障碍；向来访者的父母或学校相关人员提供反馈。

4. 评估来访者对"呈现的问题"

方面的信息，以便治疗师评估与 DSM 诊断、治疗效果和关系的性质相关的说明。（4～8）

的洞察力水平（精神和谐与张力障碍）（例如，对"所描述的行为"的问题本质表现出良好的洞察力，认同他人的担忧，并有动力做出改变；对"所描述的问题"表现出矛盾心理，不愿意将该问题作为一个关注点来处理；不愿意承认或不关心"所描述的问题"，也没有动力来改变）。

5. 评估来访者是否有研究型相关疾病的迹象（例如，伴随 ADHD 的对立违抗性行为、焦虑障碍引发的抑郁），包括自杀的可能性（例如，当共病抑郁明显时，自杀风险增加）。

6. 评估和来访者"问题行为"相关的因素，例如，年龄、性别和文化背景，以更好地理解来访者的行为原因。

7. 评估来访者障碍的严重程度（例如，所述行为导致来访者在社会、人际关系或职业发展中表现出轻度、中度、重度或非常严重的障碍），以确定适当的护理程度；持续评估这种障碍的严重程度及治疗的效果（例如，来访者不再表现出严重的障碍，但仍存在轻度或中度障碍）。

8. 评估来访者的家庭、学校和社区是否存在致病性护理（例如，持续忽视来访者的情感需求或身体需求、反复更换主要护理人员、很少有机会使来访者建立稳定的依附关系、持续施行严厉的惩罚或其他严重不称职的养育方式）。

4. 父母和老师建立恰当的界限，制订明确的规则并关注来访者的破坏行为或恼人行为带来的后果。（9～13）

9. 帮助父母制订明确的界限，确定来访者的破坏行为、对立行为、恼人行为和消极的注意寻求行为将会受到的惩罚；或使用《儿童心理治疗家庭作业指导计划》中的"做始终如一的父母"。

10. 在家庭和学校中，为来访者制订明确的规则；要求来访者复述这些规则，以表明他/她理解了这些家庭/社会期望。

11. 咨询父母关于增加家庭制度的意见，以帮助来访者延迟对长期目标的满足（例如，在玩电子游戏或与同伴社交之前完成家庭作业或家务）。

12. 咨询父母、老师和学校相关人员，设计并实施干预措施（例如，将来访者的座位安排在前排，课堂上经常提问来访者，帮助来访者解决学习问题），以克制来访者的冲动，提高其学习成绩，并增加其在课堂上的积极行为。

13. 请父母阅读指定材料，以增加他们对有效规训技巧的了解。可参见《Kazdin 养育叛逆孩子的方法》、Phelan 所著的《1–2–3 魔法: 给 2~12 岁儿童的有效纪律》（*1–2–3Magic: Effective Discipline for Children 2 ~ 12*）及 Canter 所著的《父母果断训练》（*Assertive Discipline for Parents*）。

5. 父母增加对来访者的称赞和正强化的频率。（14、15）

14. 鼓励父母对来访者积极的社交行为和良好的冲动控制行为给予表扬和正强化。可参见 Becker 所著的《父母是老师: 儿童管理计划》（*Parents are Teachers: A Child Management Program*）。

15. 为来访者设计奖励制度和（或）偶联契约，以强化来访者的积极行为，如完成学校和家庭作业，并降低破坏行为和消极的注意寻求行为的频率。

6. 来访者降低在家庭和（或）学校中的破坏行为和消极的注意寻求行为的频率和严重程度。（16 ~ 19）

16. 设计并实施代币制以增加来访者的积极社交行为，并阻止破坏行为和消极的注意寻求行为。

17. 教授来访者调节和自我控制策略（例如，放松，"停一停，看一看，听一听，想一想"），帮助来访者克制做出消极的注意寻求行为的冲动。

18. 鼓励来访者在家里或学校使用自我监督检查表来改善冲动控制和提高社交技能。

19. 指定来访者阅读有助于其学习改善冲动克制和停止消极的社交行为并思考其可能后果的资料。可参见 Shapiro 所著的《我如何学会思考问题》（*How I Learned to Think Things Through*）或《儿童心理治疗家庭作业指导计划》中的"导致消极的注意寻求行为的原因"。

7. 来访者能够用言语描述已意识到破坏行为对自己和他人的消极影响。（20 ~ 22）

20. 就来访者的恼人行为和破坏行为面质来访者，指出这些行为对他/她自己和他人的影响。

21. 帮助来访者了解破坏行为是如何给自己和他人带来负面影响的。

22. 就来访者因自己的恼人行为或破坏行为而指责他人，且不对自身行为承担责任的陈述，面质来访者。

8. 来访者能够识别并用言语描述不愉快情绪或消极情绪与破坏

23. 帮助来访者将不愉快情绪或消极情绪与恼人行为或破坏行为

行为之间的联系。（23）

9. 来访者能够识别并采取恰当的方法来吸引家庭成员、权威人物或同伴的关注。（24～27）

联系起来；或请来访者完成《儿童心理治疗家庭作业指导计划》中的"表面行为／内心感受"。

24. 教授来访者有效的沟通和建立自信的技能，帮助来访者通过恰当的语言表达和积极的社交行为来满足其对关注和认可的需求；或安排来访者练习《儿童心理治疗家庭作业指导计划》中的"社交技能"。

25. 指导父母和老师在治疗期间观察和记录来访者的积极行为；正向强化并鼓励来访者继续做出积极行为。

26. 评估来访者表现出积极社交行为的时间段；强化任何可用来帮助来访者获得同伴认可和接纳的优势。

27. 引导来访者提问："当你摆脱困境时，你会做什么？"通过这种方式改变破坏行为或消极的注意寻求行为的模式。评估来访者的反应，并帮助来访者制订一个行动计划来完成目标或期望的行为改变；或者参见《儿童心理治疗家庭作业指导计划》中的"寻找获得积极关注的方法"。

10. 来访者能够识别并列出导致破坏行为和消极的注意寻求行为的压力源。（28、29）

28. 与来访者一起探索可能导致消极行为再次出现的压力源或挫折（例如，与父母长期分离、学习问题、失败经历）；帮助来访者及其父母明确如何管理压力源或挫折。

29. 开展家庭治疗课程，以探索导致来访者做出破坏行为和消极的注意寻求行为的动机。

11. 父母增加在积极的和有益的活动中与来访者相处的时间。（30 ~ 32）

30. 开展亲子游戏治疗（即父母也参与的游戏治疗），以帮助改善亲子关系，并提高父母对导致来访者的破坏行为或恼人行为的因素的认识。

31. 指导袖手旁观型或忽视型父母花更多时间和来访者一起娱乐、一起参加学校或家庭活动。

32. 通过指导来访者在特定时间段或每天的固定时间内做出恼人行为或破坏行为来规定症状，以帮助中断既定的消极行为模式。（这种干预方式试图通过恼人行为和破坏行为本身来分散来访者获得消极关注的精力。）

12. 来访者能够识别并用语言表达与过去的忽视、虐待、分离或遗弃相关的情感。（33 ~ 36）

33. 了解来访者的家庭背景，了解是否存在可能导致其破坏行为的身体虐待、性虐待或药物滥用情况。

34. 鼓励和支持来访者表达与忽视、虐待、分离或遗弃相关的情感。

35. 采用以来访者为中心的游戏治疗（例如，提供无条件肯定性关注，以非评判方式反映情感，表现出对来访者有能力为自己行为负责的信任），帮助来访者表达并处理与过去的忽视、虐待、分离或遗弃相关的情感。

36. 采用虚设对象法来帮助来访者表达并处理与过去的忽视、虐待、分离或遗弃相关的愤怒和悲伤的情绪。

13. 来访者增加与兄弟姐妹和同伴之间符合社会规范的行为的频率。（37 ~ 39）

37. 鼓励来访者参与课外活动或积极的同伴团体活动，以提高社交能力，获得积极关注，提高自信心；或请来访者完成《儿童心理治疗家庭作业指导计划》中的"寻求获得积极关注的方法"。

38. 建议来访者接受团体治疗，以提高其社交判断能力和人际交往能力。

39. 带领来访者玩 Shapiro 设计的"你和我：社交技能游戏"，以培养来访者积极的社交技能。

14. 来访者增加对他人的同情心和关心的言语表达。（40）

40. 为来访者安排对他人需求表现出共情、亲切或敏感的任务

（例如，给弟弟或妹妹读睡前故事，帮助同学解决阅读或数学问题）。

15. 来访者在治疗游戏或个人游戏治疗中表达感受。（41～43）

41. 与来访者一起玩 Gardner 设计的"帮助、分享和关怀游戏"，促进来访者更好地表达对他人的共情和关心。

42. 解释来访者在个人游戏治疗中表达的感受，并将这些感受与来访者消极的注意寻求行为联系起来。

43. 运用精神分析游戏治疗的方法（例如，探索并了解无意识冲突、固执或压抑的原因；解释抗拒、移情或核心焦虑），帮助来访者认识并解决导致破坏行为的问题。

16. 来访者通过艺术治疗和相互讲故事法来表达感受。（44、45）

44. 使用玩偶来讲述故事，向来访者示范如何以恰当方式获得同伴的认可和接纳；然后，让来访者讲述一个有类似角色或主题的故事。

45. 使用 O'Connor 设计的"颜色——你的生活"方法，提高来访者识别及用言语表达感受的能力，而不做出失控行为。让来访者将不同的颜色与不同的情绪相匹配（例如，红色—生气、蓝色—悲伤、黑色—非常悲伤、黄色—高兴），然后在空白的纸上填充反映其对不同生活事件感受的颜色。

17. 来访者按照医师的处方服药。（46）

46. 安排药物评估，提高来访者的冲动控制能力，并稳定其情绪。

—— · ——————————
　　 ——————————
—— · ——————————
　　 ——————————
—— · ——————————
　　 ——————————

—— · ——————————
　　 ——————————
—— · ——————————
　　 ——————————
—— · ——————————
　　 ——————————

诊断建议

使用 DSM– Ⅳ /ICD–9–CM：

轴Ⅰ：	312.9	破坏性行为障碍 NOS
	314.01	多动 – 冲动型注意缺陷多动障碍
	314.01	混合型注意缺陷多动障碍
	312.81	儿童期初发型品行障碍
	313.81	对立违抗性障碍
	309.3	适应障碍，伴有行为干扰
	309.4	适应障碍，伴有情绪和行为干扰
	V71.02	儿童反社会行为
	V61.20	亲子关系问题
	————	———————————
	————	———————————
轴Ⅱ：	V71.09	无诊断
	————	———————————
	————	———————————

使用 DSM-5/ICD-9-CM/ICD-10-CM：

ICD-9-CM	ICD-10-CM	DSM-5 障碍、状况或问题
312.9	F91.9	未特指的破坏性、冲动控制和品行障碍
312.89	F91.8	其他特指的破坏性、冲动控制和品行障碍
314.01	F90.1	多动 - 冲动型注意缺陷多动障碍
314.01	F90.2	混合型注意缺陷多动障碍
312.81	F91.1	儿童期初发型品行障碍
313.81	F91.3	对立违抗性障碍
309.3	F43.24	适应障碍，伴有行为干扰
309.4	F43.25	适应障碍，伴有情绪和行为干扰
V71.02	Z72.810	儿童或青少年的反社会行为
V61.20	Z62.820	亲子关系问题

注：美国在 2014 年 9 月 30 日以前使用 ICD-9-CM 编码，自 2014 年 10 月 1 日起，使用 ICD-10-CM 编码。有的 ICD-9-CM 编码与 ICD-10-CM 编码和 "DSM-5 障碍、状况或问题" 中的多条内容相关。另外，有的 ICD-9-CM 编码已经停用，导致多条 ICD-9-CM 编码被一条 ICD-10-CM 编码取代。一些已经停用的 ICD-9-CM 编码并未在本表列出。详见 2013 年的《心理障碍诊断与统计手册》。

离异反应

行为界定

1. 由于父母分居／离婚，与父母其中一方很少联系或失去联系。

2. 与父母分离和（或）从一方家里转移到另一方家里，出现强烈的情绪反应（例如，哭泣、恳求、大发脾气）。

3. 长期害怕和担心与父母分离或被抛弃。

4. 有强烈的悲哀和悲伤情绪，并伴有自卑感、社交退缩、缺乏自信，对平常喜欢的活动失去兴趣。

5. 存在负罪感及不合理的信念，认为是自己的行为导致父母离婚和（或）自己的失败导致自己无法阻止父母离婚。

6. 自从父母出现婚姻问题、分居／离婚，表现出失控、敌对和攻击行为的频率和严重程度显著增加。

7. 学习成绩显著下降，对参加学校活动缺乏兴趣或动力。

8. 出现倒退行为（例如，吮吸拇指、婴儿语言、来回摆动身体、尿床）。

9. 假成熟，表现为否认或压抑因父母离婚而产生的痛苦情绪，并经常承担父母的角色或责任。

10. 由于父母分居、压力或挫折，出现了严重的身心失调。

11. 由于搬家，失去了积极的社交圈。

___. _____
_____

___. _____
_____

___. _____
_____

长期目标

1. 接受父母分居／离婚的现实，能够理解并控制情感和行为。

2. 因被遗弃而产生的愤怒、悲伤和恐惧减轻，并与父母建立基于爱的和有安全感的关系。

3. 消除负罪感和对父母离婚的自责想法。

4. 在教育子女和责任分配方面，父母建立并保持适当的亲子界限。

5. 父母之间始终保持相互尊重，尤其是在来访者面前。

—. _____
_____
_____

—. _____
_____
_____

—. _____
_____

短期目标

治疗性干预措施

1. 来访者讲述父母分居 / 离婚的故事。（1、2）

1. 通过持续的眼神交流、积极倾听、无条件肯定性关注和热情接纳，积极地与来访者建立信任关系，以促进其识别和表达与父母分居 / 离婚相关的感受。

2. 鼓励和支持来访者用言语表达和理清其与父母分居 / 离婚相关的感受；或者安排来访者完成《儿童心理治疗家庭作业指导计划》中的"我对父母离婚的想法和感受"或"珀泰的悲伤之旅"。

2. 来访者能够识别并表达与父母分居/离婚相关的感受。（3 ~ 6）

3. 与来访者一起阅读相关材料，帮助其表达对父母离婚和家庭结构改变的感受。可参见 Lowry 编著的《我能做什么：给离异家庭儿童的读物》（*What Can I Do?: A Book for Children of*

Divorce）、Schab 编著的《给离异家庭儿童的手册》（*The Divorce Workbook for Children*）或 Levins 编著的《是巧克力布丁吗：关于离异家庭儿童的故事》（*Was It the Chocolate Pudding?: A Story for Little Kids about Divorce*）。

4. 制作一本相册。首先，指导来访者收集涵盖其生活许多方面的不同照片，或者完成《儿童心理治疗家庭作业指导计划》中的"创建记忆相册"；然后，在咨询过程中，让来访者将这些照片放在相册中并用言语表达对家庭结构改变的感受。

5. 使用 O'Connor 设计的"颜色——你的生活"的方法，提高来访者识别和用言语表达感受的能力。让来访者将不同颜色与不同的情绪相匹配（例如，红色—生气、紫色—愤怒、黄色—高兴、蓝色—悲伤、黑色—非常悲伤），然后在空白的纸上填充反映其对父母分居/离婚感受的颜色。

6. 让来访者先画一张空白的脸，然后在空白的脸上画出表现不同情绪的表情。然后，分享其

在父母分居 / 离婚时的感受；或者让来访者完成《儿童心理治疗家庭作业指导计划》中的"情感与面孔游戏"。

3. 来访者描述父母的分居 / 离婚是如何影响来访者的个人和家庭生活的。（7）

4. 收集来访者行为、情感和态度方面的信息，以便治疗师评估与 DSM 诊断、治疗效果和关系的性质相关的说明。（8 ~ 12）

7. 使用虚设对象法，帮助来访者表达其对父母双方因分居 / 离婚而导致个人生活或家庭生活发生改变的复杂情绪。

8. 评估来访者对"呈现的问题"的洞察力水平（精神和谐与张力障碍）（例如，对"所描述的行为"的问题本质表现出良好的洞察力，认同他人的担忧，并有动力做出改变；对"所描述的问题"表现出矛盾心理，不愿意将该问题作为一个关注点来处理；不愿意承认或不关心"所描述的问题"，也没有动力来改变）。

9. 评估来访者是否有研究型相关疾病的迹象（例如，伴随 ADHD 的对立违抗性行为、焦虑障碍引发的抑郁），包括自杀的可能性（例如，当共病抑郁明显时，自杀风险增加）。

10. 评估和来访者"问题行为"相关的因素，例如，年龄、性别和文化背景，以更好地理解来访者的行为原因。

11. 评估来访者障碍的严重程度（例如，所述行为导致来访者在社会、人际关系或职业发展中表现出轻度、中度、重度或非常严重的障碍），以确定适当的护理程度；持续评估这种障碍的严重程度及治疗的效果（例如，来访者不再表现出严重的障碍，但仍存在轻度或中度障碍）。

12. 评估来访者的家庭、学校和社区是否存在致病性护理（例如，持续忽视来访者的情感需求或身体需求、反复更换主要护理人员、很少有机会使来访者建立稳定的依附关系、持续施行严厉的惩罚或其他严重不称职的养育方式）。

5. 来访者向家庭成员表达对父母分居 / 离婚的想法和感受。（13、14）

13. 进行家庭治疗，让来访者及其兄弟姐妹在父母面前表达对父母的分居 / 离婚的感受。

14. 鼓励父母在家里提供彼此交流的机会（例如，召开家庭会议），让来访者及其兄弟姐妹表达对父母分居 / 离婚以及之后的家庭结构改变的感受。

6. 来访者承认并肯定自己不需要为父母的分居 / 离婚负责。（15、16）

15. 探索导致来访者对父母分居 / 离婚感到内疚和自责的原因；帮助来访者认识到其行为并不

是导致父母离婚的原因。可参见 Lansky 编著的《这不是你的错，可可熊：离婚期间父母和年幼子女的共同读物》（*It's Not Your Fault, Koko Bear: A Read–Together Book for Parents and Young Children During Divorce*）。

16. 帮助来访者意识到他 / 她没有能力让父母重新在一起。

7. 父母用言语表达对解除婚姻关系的责任。（17、18）

17. 进行家庭治疗，父母肯定来访者及其兄弟姐妹对他们的分居 / 离婚没有责任。

18. 面质父母将分居 / 离婚的责任归咎于来访者的言论。

8. 来访者找出父母分居 / 离婚带来的积极和消极改变。（19）

19. 布置家庭作业，让来访者列出父母离婚可以带来的积极和消极改变。在下一次治疗中与来访者讨论这个列表，并让来访者表达对每一条改变的感受。

9. 来访者找出并向父母表达自己未被满足的需求。（20、21）

20. 给父母提供指导，让父母每天花 10~15 分钟时间与来访者及其兄弟姐妹进行一对一的交流，以识别并满足孩子们的需求。

21. 建议来访者及其父母协商形成习惯或仪式（例如，来访者与父母依偎在一起看书、玩棋盘游戏、看喜欢的电视节目），

10. 来访者降低愤怒、抑郁和焦虑情绪的频率和严重程度。（22、23）

11. 来访者通过正常的、基于尊重的言语和健康的宣泄方式，表达对父母分居 / 离婚的愤怒感受。（24、25）

12. 父母用言语表达负罪感和因此产生的溺爱是如何导致来访者的失控或攻击行为的。（26、27）

帮助来访者消除在父母分居或从父母一方家转移到另一方家期间的情绪困扰。

22. 增强来访者应对离婚并做出健康适应的能力。

23. 帮助来访者将压抑的对父母离婚的痛苦情绪与愤怒或攻击行为联系起来；或者安排来访者完成《儿童心理治疗家庭作业指导计划》中的"表面行为 / 内心感受"。

24. 帮助来访者识别对父母分居 / 离婚的恰当和不恰当的愤怒表达方式。

25. 使用 Saxe 设计的"愤怒塔"方法，帮助来访者找出和表达对父母离婚的愤怒感受：用塑料容器建造一座塔；在塔顶部放置一个小物体（代表愤怒）；指导来访者向塔顶扔一个小织物球，以此宣泄与父母离婚有关的愤怒情绪。

26. 鼓励父母，不要让其对离婚的负罪感干扰对来访者失控行为或敌对行为的管教。

27. 帮助父母对来访者的失控行为、敌对行为或攻击行为制订明确的管理规则和惩罚制度；或者安排父母完成《儿童心理

治疗家庭作业指导计划》中的
"做始终如一的父母"。

13. 来访者降低出格行为、敌对行
为和攻击行为的频率和严重程
度。（28 ~ 30）

28. 帮助来访者认识到，失控行为
的增加与父母离婚导致的痛苦
情绪之间的联系；或者安排来
访者完成《儿童心理治疗家庭
作业指导计划》中的"表面行
为 / 内心感受"。

29. 安排父母阅读相关材料，学习
如何管理来访者不断增加的出
格行为、敌对行为和攻击行为，
可参见《Kazdin 养育叛逆孩子
的方法》或《1–2–3 魔法：给
2 ~ 12 岁儿童的有效纪律》；
与治疗师一起处理阅读中遇到
的问题。

30. 为来访者设计奖励制度和（或）
偶联契约，以培养其控制愤怒
的能力，并减少其出格行为、
敌对行为和攻击行为。

14. 来访者按时完成学校和家庭作
业。（31、32）

31. 协助父母给来访者制订新的学
习计划，促使来访者按时完成
学校和家庭作业。

32. 设计并实施奖励制度和（或）偶
联契约，以提高来访者按时完成
学校和家庭作业的频率并对其
良好的学业表现进行鼓励。

15. 来访者减少提起身体不适的频
率。（33）

33. 将来访者讨论的重点从身体不
适转移到情绪冲突和对感受的

16. 非抚养方承认对来访者存在过度放纵的教育模式，并开始限制来访者的零花钱和（或）参加休闲或娱乐活动的时间。（34）

17. 非抚养方开始给来访者分配家庭任务和（或）要求来访者在探访期间完成家庭作业。（35）

18. 来访者降低倒退行为、不成熟行为和不负责任行为的出现频率。（36、37）

19. 父母停止当着来访者的面对另一方发表不必要的、敌对的或过度挑剔的言论。（38）

20. 父母承认并同意停止通过来访者向另一方索要信息和（或）传递信息的行为。（39、40）

21. 建议对亲子互动参与或投入不

34. 鼓励非抚养方限制来访者的不良行为，并避免其在探访期间对来访者过度放纵。

35. 指导非抚养方，让其在探访期间，当来访者完成学校或家庭作业后，给来访者布置家庭任务。

36. 教导父母，在不能确立必要的界限时，纵容或过度保护是如何使来访者的倒退行为、不成熟行为或不负责任行为的出现频率提高的。

37. 帮助来访者及其父母识别并列出来访者对关心、情感和接纳的需求；处理该列表，并鼓励来访者做出与年龄相符的行为。

表达上。

38. 挑战并面质父母，让他们停止在来访者面前对另一方发表不必要的、敌对的或过度挑剔的言论。

39. 建议父母不要将来访者作为中间方索要另一方的信息或向另一方传递信息。

40. 挑战并面质来访者通过让父母相互敌对来满足需求、获得物质利益或逃避责任的行为。

41. 进行个人和（或）家庭治疗时，

足的父母一方延长与来访者有效相处的时间。（41～43）

鼓励非抚养方维持定期探访和对来访者生活的参与。

42. 建议参与不足或距离较远的父母一方，花更多的时间与来访者在一起，或者与来访者一起完成特别的任务（例如，与来访者一起去动物园，辅导来访者的家庭作业，与来访者一起在家附近完成一项任务）。

43. 进行家庭治疗（例如，父母积极地参与治疗，并对来访者的感受或需求做出移情反应），使亲子关系更密切。

22. 来访者能够通过相互讲故事和制作艺术作品识别和表达感受。（44～46）

44. 使用相互讲故事的方法，治疗师和来访者使用玩偶相互讲故事。首先，治疗师示范以恰当方式表达与父母分居／离婚有关的情绪；然后，来访者讲述一个有类似角色或主题的故事。

45. 让来访者画出各种图画，反映其对父母离婚的感受或离婚对其生活的影响。在治疗结束时，将这些图画放入来访者的笔记本中作为纪念品。

46. 指导来访者画出母亲的家和父亲的家，然后分享在这两个家生活或做客的感受，以此评估其与父亲或母亲的关系。

23. 来访者提高参与积极的同伴团体活动、课外活动和学校相关活动的频率。（47）

24. 来访者和其他来自离异家庭的儿童一起参加支持小组。（48）

25. 来访者增加与成年人的接触，在家庭之外建立社交支持网络。（49）

47. 鼓励来访者参加积极的同伴团体活动、课外活动和学校相关活动，以弥补其缺失的与父母在一起的时间。

48. 将来访者介绍给离异家庭儿童小组，以帮助其表达感受，并帮助其认识到自己在经历父母离婚的过程中并不孤单。

49. 确定并列出除家庭成员之外的成年朋友（例如，学校工作人员、叔叔或阿姨、大哥哥或大姐姐），来访者可以向这些人寻求指导、支持和照料，以帮助应对转学、搬家或父母离婚等事件带来的困难。

—．——————————

　　——————————

—．——————————

　　——————————

—．——————————

　　——————————

　　——————————

　　——————————

　　——————————

　　——————————

　　——————————

诊断建议

使用 DSM- Ⅳ /ICD-9-CM：

轴Ⅰ：　309.0　　　　　适应障碍，伴心境低落

309.24　　　　适应障碍，伴焦虑

309.28　　　　适应障碍，伴焦虑和心境低落

309.3　　　　 适应障碍，伴有行为干扰

309.4	适应障碍，伴有情绪和行为干扰
300.4	心境恶劣障碍
300.02	广泛性焦虑症
309.21	分离焦虑障碍
313.81	对立违抗性障碍
300.81	未分化躯体形式障碍

_____　_____

_____　_____

轴Ⅱ:　　　V71.09　　　无诊断

_____　_____

_____　_____

使用 DSM-5/ICD-9-CM/ICD-10-CM:

ICD-9-CM	ICD-10-CM	DSM-5 障碍、状况或问题
309.0	F43.21	适应障碍，伴心境低落
309.24	F43.22	适应障碍，伴焦虑
309.28	F43.23	适应障碍，伴焦虑和心境低落
309.3	F43.24	适应障碍，伴有行为干扰
309.4	F43.25	适应障碍，伴有情绪和行为干扰
300.4	F34.1	持续性抑郁障碍
300.02	F41.1	广泛性焦虑症
309.21	F93.0	分离焦虑障碍
313.81	F91.3	对立违抗性障碍
300.81	F45.1	躯体症状障碍
V61.03	Z63.5	分居/离婚造成的家庭破裂

注：美国在 2014 年 9 月 30 日以前使用 ICD-9-CM 编码，自 2014 年 10 月 1 日起，使用 ICD-10-CM 编码。有的 ICD-9-CM 编码与 ICD-10-CM

编码和"DSM-5 障碍、状况或问题"中的多条内容相关。另外，有的
ICD-9-CM 编码已经停用，导致多条 ICD-9-CM 编码被一条 ICD-10-CM
编码取代。一些已经停用的 ICD-9-CM 编码并未在本表列出。详见 2013
年的《心理障碍诊断与统计手册》。

遗尿 / 遗粪

行为界定

1. 5 岁以上应该有自制力的儿童，在清醒时或入睡后仍然反复出现或假装出现不自觉排尿的现象。

2. 5 岁以上应该有自制力的儿童，仍然有意或无意地反复在不合适的地方（例如，衣服、地板）排便。

3. 感受到与遗尿或遗粪有关的羞耻，因此想避免某些情况（例如，与朋友过夜）。

4. 由于遗尿或遗粪，被同伴嘲笑、排斥或孤立。

5. 由于羞耻或害怕被更多地嘲笑、批评或惩罚，经常试图隐藏粪便或脏衣物。

6. 父母或照料者在大小便训练中表现出过度愤怒、拒绝或给予过于严厉的惩罚，导致来访者自尊心降低。

7. 感受到强烈的恐惧或敌意，导致遗尿和遗粪行为。

8. 冲动控制不良，导致对大小便训练缺乏责任感。

9. 故意涂抹粪便。

___. _____
_____

___. _____
_____

___. _____

长期目标

1. 消除所有在清醒时和（或）入睡后的遗尿行为。

2. 终止所有有意或无意的遗粪行为。

3. 解决导致遗尿或遗粪行为的可能的核心冲突。

4. 父母停止严格的或强迫性的大小便训练。

5. 停止所有涂抹粪便的行为。

6. 提高自尊，成功消除与过去的遗尿或遗粪行为有关的羞耻感或屈辱感。

—．_____
　　_____
　　_____

—．_____
　　_____
　　_____

—．_____
　　_____

短期目标

1. 父母和来访者讨论问题行为的性质及其后果。（1、2）

2. 来访者进行医学检查和评估（例如,可能的药物使用评估）并遵从医嘱。（3、4）

3. 来访者接受心理测试。（5）

治疗性干预措施

1. 通过积极倾听、移情反思、无条件关心、热情接纳和真诚的态度，与来访者及其父母建立融洽的关系。

2. 彻底评估（例如，问题行为的性质、频率、环境刺激、来访者及其父母的反应以及曾做出的改变尝试）并消除问题行为。评估是否存在其他可能导致问题行为或者需要额外治疗的心理或精神状况。

3. 安排来访者进行医学检查,排除可能导致其出现遗尿或遗粪的一般身体原因（例如，尿路感染、肛门闭锁、先天性巨结肠）。

4. 为来访者安排药物使用评估。

5. 进行心理测试，或者采用客观的评估措施，评估可能需要治疗的其他心理或精神状况（例如，注意缺陷多动障碍、冲动

4. 收集来访者行为、情感和态度方面的信息，以便治疗师评估与 DSM 诊断、治疗效果和关系的性质相关的说明。（6 ~ 10）

控制障碍或可能存在的严重的情绪问题）；向来访者及其父母反馈相关测试结果。

6. 评估来访者对"呈现的问题"的洞察力水平（精神和谐与张力障碍）（例如，对"所描述的行为"的问题本质表现出良好的洞察力，认同他人的担忧，并有动力做出改变；对"所描述的问题"表现出矛盾心理，不愿意将该问题作为一个关注点来处理；不愿意承认或不关心"所描述的问题"，也没有动力来改变）。

7. 评估来访者是否有研究型相关疾病的迹象（例如，伴随 ADHD 的对立违抗性行为、焦虑障碍引发的抑郁），包括自杀的可能性（例如，当共病抑郁明显时，自杀风险增加）。

8. 评估和来访者"问题行为"相关的因素，例如，年龄、性别和文化背景，以更好地理解来访者的行为原因。

9. 评估来访者障碍的严重程度（例如，所述行为导致来访者在社会、人际关系或职业发展中表现出轻度、中度、重度或非常严重的障碍），以确定适

当的护理程度；持续评估这种
障碍的严重程度及治疗的效果
（例如，来访者不再表现出严
重的障碍，但仍存在轻度或中
度障碍）。

10. 评估来访者的家庭、学校和社
区是否存在致病性护理（例如，
持续忽视来访者的情感需求或
身体需求、反复更换主要护理
人员、很少有机会使来访者建
立稳定的依附关系、持续施行
严厉的惩罚或其他严重不称职
的养育方式）。

▽5. 来访者按照医师的指导，服用
处方药物。（11）

11. 监控来访者的用药依从性和
药物的副作用及有效性；定期
咨询医师，并警惕停药后症状
复发。▽

▽6. 父母承认，严格的大小便训练
或充满敌意的批评性言论是
导致来访者遗尿或遗粪的原
因，并同意停止这种做法。
（12 ~ 14）

12. 了解父母和来访者之间的互
动，评估父母对来访者的大小
便训练是否过于严格，或者父
母是否经常对来访者发表敌对
的批评性言论。▽

13. 建议来访者父母进行有效的、
非虐待性的、基于奖励的大小
便训练；取得父母同意，将基
于惩罚的制度改为基于奖励的
制度。▽

14. 进行家庭治疗，评估和解决
导致或加重来访者遗尿、遗

粪或涂抹粪便行为的消极互动行为。▽

▽7. 父母使用尿床报警器进行行为治疗（例如，警铃－垫子条件作用程序），以便于治疗夜间遗尿。（15、16）

15. 与来访者及其父母达成协议，或以其他方式达成安全约定，使用尿床报警器进行行为治疗，讨论其特点和理论基础。可参见 Christopherson 和 Friman 编著的《儿童和青少年排泄障碍》（*Elimination Disorders in Children and Adolescents*）。▽

16. 可以训练来访者及其父母使用尿床报警器来处理遗尿行为。当来访者在睡眠中遗尿后，对尿液敏感的报警器会响起铃声；或安排父母完成《儿童心理治疗家庭作业指导计划》中的"防尿床训练项目"。父母按照唤醒程序，彻底唤醒来访者，指示其去卫生间完成（或尝试）排尿并更换被褥和睡衣（责任训练），重置警报，然后继续睡觉。确保来访者及其父母都能听到警报声。▽

▽8. 父母和来访者按照治疗师的指导检查治疗效果。（17）

▽9. 父母和来访者学习并利用尿床报警器继续进行强化训练。（18、19）

17. 教授父母如何计算尿湿频率和尿渍大小。▽

18. 继续在尿床报警器的帮助下进行治疗，直至达到改善标准（例如，连续 14 天没有出现尿床行为）。▽

19. 一旦达到初始改善标准，就进行强化训练（例如，在就寝前，要求来访者逐渐增加饮水量，但要少量），同时使用尿床报警器进行治疗，帮助来访者预防夜间遗尿行为复发。▽

▽10. 父母实施基于奖励的制度，以鼓励来访者的进步，降低其遗尿行为的频率。（20）

20. 指导父母，在使用尿床报警器治疗的过程中，额外进行正向强化，以鼓励来访者自主控制排尿行为，同时消除惩罚措施。当来访者达成阶段性目标时，使用更大的奖励（例如，成功完成培训，奖励其新款电视游戏）。▽

▽11. 父母协助来访者进行憋尿训练。（21）

21. 教授来访者及其父母如何进行有效的憋尿训练，让来访者摄入大量液体（例如，500 ml 水或果汁），以提高其对排尿感觉或排尿需要的意识，请来访者在排尿前先忍耐一段时间，并逐渐延长忍耐时间，在来访者取得进步后给予奖励；或者完成《儿童心理治疗家庭作业指导计划》中的"膀胱功能保持训练计划"。▽

▽12. 父母在规定时间段唤醒来访者。（22）

22. 请来访者的父母或照料者使用唤醒程序，在父母正常就寝时间唤醒来访者，以控制夜间遗尿行为。▽

▽13. 来访者学习并进行凯格尔（Kegel）训练和断流训练。（23）

23. 教授来访者进行凯格尔训练。在此训练中，来访者有目的地收缩用于排泄（尿液或粪便）的肌肉。规律地进行断流训练，来访者每天至少训练 1 次。▽

▽14. 来访者及其父母使用系统的生物行为方法，以降低遗粪行为的频率。（24、25）

24. 从对来访者及其父母进行消除过程（包括困难）的教育开始，采取生物行为方法消除遗粪行为。向来访者及其父母解释治疗的组成部分和理论基础。可参见《儿童和青少年排泄障碍》。▽

25. 揭穿固执、不成熟或懒惰等人格特征是遗粪的原因，阻止父母羞辱和责备孩子的行为。▽

▽15. 父母阅读帮助克服大小便控制问题的书籍。（26）

26. 推荐阅读与治疗方法相符的书籍，以促进治疗。可参见 Hodges 和 Schlosberg 合著的《并非意外》（*It's No Accident*）、Bennett 编著的《醒来无尿床》（*Waking Up Dry*）、Azrin 编著的《一天大小便训练》（*Toilet Training in Less Than a Day*）。▽

▽16. 来访者定期清理肠道。（27）

27. 首先彻底清理肠道中的粪便，例如，通过灌肠和(或)服用泻药，建立定期排便的习惯。▽

▽17. 来访者遵循旨在改善肠道功能的饮食建议。（28）

28. 安排富含膳食纤维的饮食，以增加结肠的蠕动和肠道中的水

分，从而促使排便更快和更有规律。▽

▽18. 来访者尝试定时排便。（29、30）

29. 与父母合作，为来访者选择1~2个正常时间段，尝试在课余时间排便，并且兼顾来访者的习惯和亲子互动时间。让来访者坐便不超过 10 分钟，以避免增加其对排便的厌恶。▽

30. 让来访者在尝试排便的同时听音乐或与父母交谈，使排便成为轻松愉快的体验。▽

▽19. 无论来访者排便成功与否，父母均进行奖励。（31）

31. 使用表扬和(或)其他奖励，奖励来访者在厕所的成功排便。如果来访者没有成功排便，应表扬其做出的努力，并安排其在当天晚些时候再次尝试排便。▽

▽20. 父母制订并实施一项计划，以应对意外的遗尿 / 遗粪事件。（32）

32. 应对意外事件时虽然不应对来访者做出惩罚或批评，但是要让来访者以与年龄相符的方式参与清理工作（例如，若来访者年龄较大可让其打扫卫生；若来访者年幼可让其负责把脏衣服带到洗衣区，由父母清洗）。▽

▽21. 父母及时了解来访者的进步。（33）

33. 教父母如何通过检查裤子来了解来访者的遗尿 / 遗粪情况，并对无意外事件的情况进行表扬，持续记录成功的排便和意外事件以及两者的比例和一致

性。定期回顾、巩固和解决相关问题。▽

▽22. 来访者和（或）父母承担膀胱／肠道控制训练的责任。（34、35）

34. 鼓励来访者主动承担掌握膀胱／肠道控制训练的责任（例如，记录尿床和不尿床的时间，定时排尿，清洁被弄脏的内衣或床单），并给予来访者适当奖励；或者安排来访者完成《儿童心理治疗家庭作业指导计划》中的"肠道控制培训计划"。▽

35. 当来访者表现出良好的膀胱／肠道控制能力，并且没有任何遗尿或遗粪表现时，询问其有何不同做法；分析处理其反应，并加强能够有效地控制膀胱／肠道的做法。▽

23. 来访者理解为什么与大小便训练有关的焦虑或恐惧是毫无根据的。（36、37）

36. 了解导致来访者对大小便训练表现出恐惧或焦虑的非理性认知信息；用合理的信息代替非理性认知信息。

37. 采用认知疗法，帮助来访者意识到为什么与大小便训练有关的焦虑和恐惧是毫无根据的。

24. 来访者理解并承认遗尿或遗粪带来的好处。（38 ~ 40）

38. 帮助来访者及其父母了解遗尿或遗粪给来访者带来的好处（例如，父母的关注，避免与父母分离，医师的关注）。

39. 使用策略性家庭治疗，治疗师

不谈论关于遗尿或遗粪的话题，而是讨论假如问题得到解决，会发生什么（例如，隐藏的问题可能暴露出来）。

40. 使用埃里克森（Ericksonian）疗法干预，规定症状，指导来访者选择一周中的一个特定的晚上故意尿床。（反常干预，允许来访者使无意识行为转变成有意识的行为，从而控制遗尿行为。）

25. 来访者能够识别并表达与过去的分离、创伤或拒绝经历相关的感受，以及这些感受与当前的遗尿 / 遗粪的关系。(41 ~ 43)

41. 确定来访者的遗尿、遗粪或涂抹粪便是否与过去的分离、失去、创伤或拒绝经历有关。

42. 了解、鼓励和支持来访者用言语表达和阐明与过去的分离、创伤或拒绝经历相关的感受。

43. 运用精神分析游戏治疗（例如，了解无意识冲突、固执或压抑的原因；解释抗拒、移情或核心焦虑），帮助来访者了解并解决导致膀胱 / 肠道控制问题的原因。

26. 来访者通过制作艺术作品和相互讲故事来表达情感。（44）

44. 指导来访者画一幅画，反映遗尿或遗粪对其自尊的影响。

27. 来访者增加反映自尊提高的积极的自我陈述出现的频率。（45、46）

45. 帮来访者确定并列出其优点，以帮助减少其羞耻感和尴尬感；鼓励其进行积极的自我陈述。

46. 安排来访者每天进行一次积极

28. 来访者通过恰当的言语和行为表达愤怒，而不是通过遗尿、遗粪或涂抹粪便来发泄愤怒。（47、48）

47. 教授来访者有效的沟通和决断技能，提高来访者用恰当的言语来表达想法和感受的能力。

48. 教授来访者使用适当的身体宣泄方法，允许以积极的方式发泄愤怒，而非以不恰当的遗尿或遗粪行为来表达愤怒。

__·_____　　__·_____

_____　　_____

__·_____　　__·_____

_____　　_____

__·_____　　__·_____

_____　　_____

诊断建议

使用 DSM-Ⅳ/ICD-9-CM：

轴Ⅰ：

307.6	遗尿（非一般身体原因所致）
787.6	遗粪，伴便秘和尿失禁
307.7	遗粪，无便秘和尿失禁
300.4	心境恶劣障碍
296.xx	重型抑郁障碍
299.80	广泛性发育障碍 NOS
309.81	创伤后应激障碍
313.81	对立违抗性障碍
314.01	混合型注意缺陷多动障碍

| —————— | —————————————— |
| —————— | —————————————— |

轴 Ⅱ：　　　V71.09　　　　无诊断

| —————— | —————————————— |
| —————— | —————————————— |

使用 DSM–5/ICD–9–CM/ICD–10–CM：

ICD–9–CM	ICD–10–CM	DSM–5 障碍、状况或问题
307.6	F98.0	遗尿（类型：仅在夜间、仅在日间、在夜间和日间）
307.7	F98.1	遗粪（类型：有便秘和尿失禁，无便秘和尿失禁）
300.4	F34.1	持续性抑郁障碍
296.xx	F32.x	重型抑郁障碍，单次发作
296.xx	F33.x	重型抑郁障碍，反复发作
315.9	F89	未特指的神经发育不成熟
315.8	F88	其他特指的神经发育不成熟
309.81	F43.10	创伤后应激障碍
313.81	F91.3	对立违抗性障碍
314.01	F90.2	混合型注意缺陷多动障碍

　　注：美国在 2014 年 9 月 30 日以前使用 ICD–9–CM 编码，自 2014 年 10 月 1 日起，使用 ICD–10–CM 编码。有的 ICD–9–CM 编码与 ICD–10–CM 编码和"DSM–5 障碍、状况或问题"中的多条内容相关。另外，有的 ICD–9–CM 编码已经停用，导致多条 ICD–9–CM 编码被一条 ICD–10–CM 编码取代。一些已经停用的 ICD–9–CM 编码并未在本表列出。详见 2013 年的《心理障碍诊断与统计手册》。

纵火行为

行为界定

1. 在过去 6 个月里，曾有过一次或多次纵火。

2. 经常被发现玩火、燃放烟花或点燃可燃物质。

3. 只要有可能，就待在明火的周围。

4. 总是携带火柴、打火机、蜡烛等物品。

5. 对火有很明显的迷恋和（或）先占观念。

6. 在出现纵火行为前，没有紧张感或性冲动。或者，在目睹火灾时不会感到满足或解脱。

—. _____
   _____

—. _____
   _____

—. _____
   _____

长期目标

1. 建立安全的自我、家庭和社区观念。

2. 终止对火的迷恋。

3. 将对火的迷恋重新指向或重新引导到积极的领域。

4. 确定是否存在精神疾病或重度情感障碍，并采取适当的治疗方案。

5. 父母负责监控来访者的行踪和监督其行为。

—. _____
   _____

—. _____
   _____

—. _____
   _____

短期目标

1. 来访者提供有关纵火行为的历史及伴随该行为的思想和感受的信息。（1 ~ 3）

2. 收集来访者行为、情感和态度方面的信息，以便治疗师评估与 DSM 诊断、治疗效果和关系的性质相关的说明。（4 ~ 8）

治疗性干预措施

1. 请来访者描述其对火的迷恋史，包括影响来访者纵火行为的因素。

2. 探究来访者在接近火或纵火之前、期间和之后的想法及感受；评估愤怒在纵火行为中的作用。

3. 询问来访者父母对来访者迷恋火的历史和纵火行为的了解和理解。

4. 评估来访者对"呈现的问题"的洞察力水平（精神和谐与张力障碍）（例如，对"所描述的行为"的问题本质表现出良好的洞察力，认同他人的担忧，并有动力做出改变；对"所描述的问题"表现出矛盾心理，不愿意将该问题作为一个关注点来处理；不愿意承认或不关心"所描述的问题"，也没有动力来改变）。

5. 评估来访者是否有研究型相关疾病的迹象（例如，伴随 ADHD 的对立违抗性行为、焦虑障碍引发的抑郁），包括自杀的可能性（例如，当共病抑郁明显时，自杀风险增加）。

6. 评估和来访者"问题行为"相关的因素，例如，年龄、性别和文化背景，以更好地理解来访者的行为原因。

7. 评估来访者障碍的严重程度（例如，所述行为导致来访者在社会、人际关系或职业发展中表现出轻度、中度、重度或非常严重的障碍），以确定适当的护理程度；持续评估这种障碍的严重程度及治疗的效果（例如，来访者不再表现出严重的障碍，但仍存在轻度或中度障碍）。

8. 评估来访者的家庭、学校和社区是否存在致病性护理（例如，持续忽视来访者的情感需求或身体需求、反复更换主要护理人员、很少有机会使来访者建立稳定的依附关系、持续施行严厉的惩罚或其他严重不称职的养育方式）。

3. 父母持续地监督来访者的行为，包括监督其是否拥有与火有关的物品（例如，火柴、打火机）。（9 ~ 11）

9. 教导父母持续地监督来访者的行为。

10. 了解父母在监督和限制来访者方面的努力，给予父母支持、鼓励并适时修正其方向；或者安排父母完成《儿童心理治疗家庭作业指导计划》中的"做始终如一的父母"。

11. 帮助来访者及其父母制订方

案，在来访者表现出自制力时，实施正向强化措施，增强其冲动控制能力。

4. 找出火的积极方面和有害方面。（12、13）

12. 布置作业并与来访者及其父母一起合作创作两幅拼贴画：一幅强调火的积极方面，另一幅强调火的有害方面。在展示拼贴画时，与来访者一起讨论。

13. 与来访者及其父母一起列出一些问题，让来访者询问当地消防部门的消防员或烧伤病房的看护人员。然后，安排来访者对某一位消防员或看护人员进行访谈。之后，回顾这次经历并处理收集到的信息。

5. 来访者降低纵火的冲动。（14～16）

14. 给来访者的家庭制订一个具有操作性的干预方案，父母允许来访者在监督下划火柴（最多可划40根火柴），提醒来访者注意用火安全。然后，把一些钱放在旁边。如果来访者未划火柴，则会得到金钱奖励及热情称赞；或者安排来访者完成《儿童心理治疗家庭作业指导计划》中的"在家庭中和家人注意防火"；每周重复训练至少3次，并用图表显示已点燃的火柴数量、未点燃的火柴数量和赚到钱的数额。

15. 安排父母在来访者上交其在房屋周围发现的纵火物品（例如，火柴、打火机）时，以及在来访者的房间或衣服里未发现任何纵火物品时予以金钱奖励；或者安排来访者完成《儿童心理治疗家庭作业指导计划》中的"在家庭中和家人注意防火"；请父母特意将火柴放在来访者能找到的地方，并记录来访者获得了多少金钱奖励。

16. 在谈论火的积极方面和潜在破坏力的同时，帮助和指导父亲教授来访者安全的生火方法和有效的灭火方法；或者安排来访者完成《儿童心理治疗家庭作业指导计划》中的"在家庭中和家人注意防火"；并在下一次家庭治疗中，进行分析处理。

6. 家庭成员增加彼此之间的积极互动和联系的频率。（17、18）

17. 采用家庭治疗方法来解决纵火行为；要求所有家庭成员同意参加一定次数的家庭治疗，并在治疗期间，了解并面质家庭角色、沟通方式和存在的冲突。

18. 安排每位家庭成员列出家庭中的积极方面以及消极方面或冲突；或者在治疗期间，使用《儿童心理治疗家庭作业指导计划》中的"当火没有燃料时"；

并进行分析。

7. 提高来访者及其家庭成员识别、表达和容忍不愉快感受的能力。（19、20）

19. 帮助家庭成员学会识别、表达并容忍自己的和其他家庭成员的感受。

20. 逐步了解来访者的情绪，以帮助其更好地识别和表达自己的感受。

8. 父母和看护人员找出满足来访者未被满足的情绪需要的方法。（21 ~ 23）

21. 评估来访者未被满足的关注、养育和肯定的需要；协助所有看护人员（父母、兄弟姐妹、其他家庭成员、保姆和教师）识别来访者的一些行为（例如，大声说话、炫耀、编造故事），以满足来访者的情绪需要；或者完成《儿童心理治疗家庭作业指导计划》中的"导致消极的注意寻求行为的原因"。

22. 与父母、来访者和（或）看护人员集思广益，探讨如何满足来访者未被满足的情绪需要，以防止来访者以不恰当的方式表达情绪；或者完成《儿童心理治疗家庭作业指导计划》中的"未被满足的情感需求——识别和满足"。

23. 评估家庭中的混乱和（或）暴力程度，它们会引发来访者对权力或环境控制的渴望。鼓励构建更加结构化和基于尊重的

9. 来访者增加与其父亲或生活中另一个重要的男性人物积极互动的时间。（24、25）

10. 来访者用言语表达拒绝和愤怒的感受。（26）

11. 找出躯体虐待或性虐待的证据。（27）

12. 协助医师进行评估，确定是否需要使用精神药物或是否存

家庭环境。

24. 让父亲或其他男性看护人员找出 3 件可以让来访者与其更加亲近的事；请他们与来访者完成其中的 2 件，并对结果进行监控。

25. 通过"大哥哥"或"大姐姐"计划，帮助母亲或其他看护人员为来访者找到一个年长的伙伴。

26. 与来访者及其父母一起，探究来访者内心可能的愤怒来源，例如，遗弃、拒绝、虐待、忽视或批评；也可使用《儿童心理治疗家庭作业指导计划》中的"儿童愤怒量表"或 Nemeth、Ray 和 Schexnayder 合著的《帮助您愤怒的孩子：您和家庭成员的指导手册》（*Helping Your Angry Child: A Workbook for You and Your Family*）；将纵火行为与愤怒情绪相联系。

27. 评估来访者的纵火行为是否与其遭受躯体虐待和（或）性虐待有关（参见本书中的"性虐待受害者"一章）。

28. 评估来访者的纵火行为是否与精神疾病或可能需要精神药物

在注意缺陷多动障碍。（28、29）

治疗的重性情感障碍有关。如有必要，将来访者介绍给精神科医师进行评估。

29. 评估来访者是否存在注意缺陷多动障碍，以及注意缺陷多动障碍是如何导致纵火行为的（参见本书中的"注意缺陷多动障碍"一章）。

13. 来访者接受精神病学评估后，根据医师建议进行治疗。（30、31）

30. 帮助并监督来访者及其家庭在精神病学评估或注意缺陷多动障碍评估后遵从医师的建议。

31. 如果来访者表现出严重的精神障碍，帮助其家庭成员安排来访者进行住院治疗，以便对严重精神障碍进行有效治疗。

—　.　_____
　　　_____
—　.　_____
　　　_____
—　.　_____
　　　_____

—　.　_____
　　　_____
—　.　_____
　　　_____
—　.　_____
　　　_____

诊断建议

使用 DSM-Ⅳ/ICD-9-CM：

轴Ⅰ：	312.xx	品行障碍
	314.9	注意缺陷多动障碍 NOS
	309.3	适应障碍，伴有行为干扰
	309.4	适应障碍，伴有情绪和行为干扰

312.30	冲动控制障碍 NOS
298.9	精神病性障碍 NOS
296.xx	重型抑郁障碍
——————	————————————————
——————	————————————————

轴Ⅱ：　V71.09　　　无诊断

| —————— | ———————————————— |
| —————— | ———————————————— |

使用 DSM-5/ICD-9-CM/ICD-10-CM：

ICD-9-CM	ICD-10-CM	DSM-5 障碍、状况或问题
312.xx	F91.1	儿童期初发型品行障碍
314.01	F90.9	未特指的注意缺陷多动障碍
314.01	F90.8	其他特指的注意缺陷多动障碍
309.3	F43.24	适应障碍，伴有行为干扰
309.4	F43.25	适应障碍，伴有情绪和行为干扰
312.9	F91.9	未特指的破坏性、冲动控制和品行障碍
312.89	F91.8	其他特指的破坏性、冲动控制和品行障碍
298.9	F29	未特指的精神分裂症谱系和其他精神病性障碍
298.8	F28	其他特指的精神分裂症谱系和其他精神病性障碍
296.xx	F32.x	重型抑郁障碍，单次发作
296.xx	F33.x	重型抑郁障碍，反复发作

　　注：美国在 2014 年 9 月 30 日以前使用 ICD-9-CM 编码，自 2014 年 10 月 1 日起，使用 ICD-10-CM 编码。有的 ICD-9-CM 编码与 ICD-10-CM 编码和"DSM-5 障碍、状况或问题"中的多条内容相关。另外，有的

ICD-9-CM 编码已经停用，导致多条 ICD-9-CM 编码被一条 ICD-10-CM 编码取代。一些已经停用的 ICD-9-CM 编码并未在本表列出。详见 2013 年的《心理障碍诊断与统计手册》。

性别认同障碍

行为界定

1. 反复陈述渴望成为异性或感觉自己是异性。

2. 偏爱穿异性通常穿的衣服。

3. 在玩过家家游戏或幻想时，更喜欢扮演异性角色。

4. 坚持参加异性特有的游戏和娱乐活动。

5. 喜欢与异性当玩伴。

6. 经常被视为异性。

7. 坚持认为自己出生时性别不对。

8. 在言语上表达对自己性器官的厌恶或排斥。

—. _____
   _____

—. _____
   _____

—. _____

长期目标

1. 解决在性别和（或）性别认同方面的困惑。

2. 不再想改变性别，表现出与自己出生性别角色一致的行为。

3. 改变性别的愿望持续存在并逐渐加强，但接受自我为具有异性身份的人。

4. 随着心理治疗的进展，父母接受并肯定来访者的性别认同。

—. _____
   _____

—. _____
   _____

—. _____
   _____

短期目标

1. 来访者公开表达关于性别认同的想法、感受和愿望，并找出拒绝性别认同的原因。（1、2）

2. 来访者分享自己对一般情绪状态、冲突范围、令人愉快的人际关系和舒适的自我感知。(3、4)

3. 收集来访者行为、情感和态度方面的信息，以便治疗师评估与 DSM 诊断、治疗效果和关系的性质相关的说明。（5 ~ 9）

治疗性干预措施

1. 使用非评判性访谈或游戏治疗，鼓励来访者公开表达过去和现在对性别的想法、感受和愿望；评估其性别认同、性别角色行为和性别认同障碍。

2. 探索来访者被异性身份吸引的原因和历史。

3. 评估来访者是否伴有任何具有临床意义的其他心理状况，例如，抑郁、焦虑、注意缺陷多动障碍、孤独症或对立违抗障碍；制订并实施适当的治疗计划以解决明显的问题。

4. 评估来访者对同伴和家庭成员接受度的看法和感受；警惕可能遭受的来自同伴的欺凌和家庭成员的批评，以及与行为、仪容打扮中的性别典型性相关的污名化标签。

5. 评估来访者对"呈现的问题"的洞察力水平（精神和谐与张力障碍）（例如，对"所描述的行为"的问题本质表现出良好的洞察力，认同他人的担忧，并有动力做出改变；对"所描述的问题"表现出矛盾心理，不愿意将该问题作为一个关注点来处理；不愿意承认或不关

心"所描述的问题"，也没有
动力来改变）。

6. 评估来访者是否有研究型相
关疾病的迹象（例如，伴随
ADHD 的对立违抗性行为、焦
虑障碍引发的抑郁），包括自
杀的可能性（例如，当共病抑
郁明显时，自杀风险增加）。

7. 评估和来访者"问题行为"相
关的因素，例如，年龄、性别
和文化背景，以更好地理解来
访者的行为原因。

8. 评估来访者障碍的严重程度
（例如，所述行为导致来访者
在社会、人际关系或职业发展
中表现出轻度、中度、重度或
非常严重的障碍），以确定适
当的护理程度；持续评估这种
障碍的严重程度及治疗的效果
（例如，来访者不再表现出严
重的障碍，但仍存在轻度或中
度障碍）。

9. 评估来访者的家庭、学校和社
区是否存在致病性护理（例如，
持续忽视来访者的情感需求或
身体需求、反复更换主要护理
人员、很少有机会使来访者建
立稳定的依附关系、持续施行
严厉的惩罚或其他严重不称职

4. 父母分享过去和现在对来访者性别认同障碍的看法。（10 ～ 12）

5. 父母讨论其对来访者咨询方向的决定。（13、14）

的养育方式）。

10. 探索父母对来访者的与性别相关的想法、感受、行为和愿望的感知；评估来访者的性别认同障碍或变性暴露的发作时间、持续性、强度和普遍性。

11. 评估父母对来访者的性别认同和行为与出生性别不一致的态度、行为反应和感受；处理父母的感受。

12. 鼓励父母肯定来访者对性别认同的探索；建议父母阅读可能有助于理解来访者性别认同障碍和变性行为，并且不对这两个问题加以评判的材料。

13. 如果性别认同障碍持续存在，告知父母可供选择的治疗方案（例如，从非侵入性社会角色转变为跨性别角色、青春期内分泌治疗延迟青春期和抑制第二性征发育），向父母指出研究证据非常有限，无法告知治疗结果；从中立的立场促使父母做出决策。

14. 向来访者及其父母推荐一个由心理学家、医师和教育专家组成的多学科团队，该团队应接受过培训，并且在处理性别多样化和儿童变性方面经验

6. 来访者识别并改变关于性别认同和自尊的消极的、歪曲的认知。（15～17）

15. 教给来访者认知重组技术，使其筛选并认同积极和自我肯定的信息，以对抗外界的排斥；鼓励来访者坚持真实的自我认同。

16. 在治疗中，使用积极思考游戏来促进健康的自我对话和建立健康的思维模式；鼓励家庭成员在家中与来访者玩该游戏。

17. 协助来访者识别积极、现实的自我对话，以取代对性别认同的负面认知。

7. 来访者对自己的天赋、特质和外貌给予积极的评价，表现出自尊心的增强。（18、19）

18. 安排镜像练习，让来访者对着镜中的自己积极地谈论性别认同。

19. 使来访者的积极的自我描述性言论增多。

8. 来访者用言语表达对以下观点的理解：性别探索可能对他人构成威胁（但并不"坏"），因此可能引起他人的恐惧或批评反应。（20、21）

20. 肯定来访者，对其性别探索保持中立态度，而不是批评和试图扭转或抑制其与出生性别有所差异的言语或行为表现。

21. 帮助来访者理解其行为可能引起他人的负面反应（例如，排斥、戏弄、回避），因为他人不了解性别认同障碍且对传统文化典型的性角色行为存在固有的期望；教授来访者使用自我肯定的言论来抵抗这种敌

9. 所有家庭成员都表达对来访者在探索性别角色时需要被肯定和接受的心情的理解。（22～25）

意，并向成年人报告问题。

22. 与家庭成员会面，探讨其对来访者性别差异行为的想法和感受；向家庭成员解释来访者的性别认同不会因他们的反应而改变，但是缺乏无条件的接受会伤害其自尊心。

23. 鼓励家庭成员耐心地对待和肯定来访者。同时，面对来访者性别和性别角色发展的不确定性，意识到性别认同障碍也很可能会消失。

24. 询问父母是否愿意让来访者在远离社区的社交环境（例如，度假）中，参与具有异性行为（例如，姓名、着装、行动、游戏）的社交转变实验；在实验实施之前，处理所有家庭成员的想法和感受。

25. 在远离其社区或学校的环境中，处理来访者及其家庭成员因社交转变实验而产生的感受；评估家庭成员的舒适度，讨论该实验对来访者未来性别角色行为的影响。

10. 父母采取措施告知来访者所在学校的相关人员，来访者正在进行对性别认同的探索以及来访者的社会性别角色可能发生

26. 鼓励父母与来访者所在学校的相关人员面谈（并主动提出加入他们），向后者解释来访者的性别认同斗争和变性欲望；

转变。（26）

敦促父母请学校相关人员接受来访者的性别认同探索并促使学校同伴接受来访者，且表明不容忍任何欺凌行为。

11. 鼓励来访者和（或）其父母参加支持小组，以帮助来访者和（或）其父母应对性别焦虑和变性问题。（27）

12. 父母在家庭、学校和社区中，表达对来访者社会性别转变的想法和感受。（28、29）

27. 将来访者的家庭成员介绍给由应对性别认同差异和跨性别偏好的人组成的支持团体。

28. 在学校和社区中，允许完全可逆的社会性别转变，包括穿着异性服装、变更姓名、变更代称、变更发型，以探索父母对来访者转变性别的接受和支持程度；逐步处理父母对实施（或不实施）这种干预的想法和感受。

29. 在家庭、学校和社区环境中，实现来访者完全可逆的社会性别转变；处理来访者及其家庭成员的感受。

13. 来访者揭露遭受躯体虐待或性虐待的经历。（30）

30. 评估来访者遭受躯体虐待或性虐待的可能性（参见本书中的"躯体/情感虐待受害者"和"性虐待受害者"两章）。

14. 来访者描述是否对同性同伴感到性吸引力，以及性吸引力的强度和感知频率。（31）

31. 探索来访者对性别认同的困惑是否是同性恋认同的开始。如果是这样，让来访者放心地认同同性恋和自我价值，并帮助父母接受这种可能性。建议阅

读 Rothblatt 所著的《所有一切
都是我自己》（*All I Want to Be
Is Me*）。

____ . _____　　____ . _____
　　　 _____　　　　 _____
____ . _____　　____ . _____
　　　 _____　　　　 _____
____ . _____　　____ . _____
　　　 _____　　　　 _____

诊断建议

使用 DSM–Ⅳ/ICD–9–CM：

轴Ⅰ：　　　302.6　　　　　儿童性别认同障碍
　　　　　　　302.6　　　　　非特定型性别认同障碍

轴Ⅱ：　　 _____　　_____
　　　　　　　_____　　_____
　　　　　　　V71.09　　　　　无诊断
　　　　　　　_____　　_____
　　　　　　　_____　　_____

使用 DSM–5/ICD–9–CM/ICD–10–CM：

ICD–9–CM	ICD–10–CM	DSM–5 障碍、状况或问题
302.6	F64.2	儿童性别焦虑
302.6	F64.9	未特指的性别认同障碍
302.6	F64.8	其他特指的性别认同障碍

未解决的悲伤 / 丧失

行为界定

1. 父亲 / 母亲死亡。

2. 父亲 / 母亲因失去抚养权而与来访者失去联系。

3. 父亲 / 母亲因被监禁而与来访者失去联系。

4. 由于搬家而与积极的支持网络失去联系。

5. 由于父亲 / 母亲情感上的抛弃，来访者失去与父亲 / 母亲有意义的联系。

6. 当提到丧失时，会表现出强烈的情绪反应。

7. 在丧失之后，表现出食欲不振、做噩梦、坐立不安、注意力不集中、烦躁、悲伤或社交退缩等问题。

8. 与父母分离时，学习成绩明显下降，易怒、多动或过分依恋的现象增多。

9. 把丧失的原因归咎于自己，或因为无法阻止丧失发生等不合理的想法而有负罪感。

10. 逃避详细或深入地谈论丧失。

—. _____
_____

—. _____
_____

—. _____
_____

长期目标

1. 不因为丧失而感到过分悲伤。

2. 接受丧失重要的人的事实。

3. 经历重要的人离去和悲伤的过程，并在情感上重新投入生活。

4. 在能够得到情感支持的环境中，成功地从丧失的悲伤中恢复。

5. 消除丧失带来的悲伤，开始重新投入与他人的社交以及与其年龄相符的活动。

6. 消除与丧失相关的负罪感、抑郁或愤怒，并恢复到之前的功能水平。

—. _____

_____

—. _____

_____

—. _____

_____

短期目标

1. 来访者与治疗师建立信任关系，能够公开交流与丧失有关的情绪和想法。（1、2）

2. 收集来访者行为、情感和态度方面的信息，以便治疗师评估与 DSM 诊断、治疗效果和关系的性质相关的说明。（3 ~ 7）

治疗性干预措施

1. 当请来访者识别和表达与丧失有关的感受时，通过持续地眼神交流、积极倾听、无条件肯定性关注和热情接纳，积极地与来访者建立信任。

2. 与来访者一起阅读关于死亡和失去的故事,例如,Gof 编著的《爸爸在哪里》(*Where Is Daddy?*)；Nystrom 编著的《艾玛说再见》(*Emma Says Goodbye*)。然后,与来访者讨论这些故事。

3. 评估来访者对"呈现的问题"的洞察力水平（精神和谐与张力障碍）（例如，对"所描述的行为"的问题本质表现出良好的洞察力，认同他人的担忧，并有动力做出改变；对"所描述的问题"表现出矛盾心理，不愿意将该问题作为一个关注点来处理；不愿意承认或不关心"所描述的问题"，也没有动力来改变）。

4. 评估来访者是否有研究型相关疾病的迹象（例如，伴随 ADHD 的对立违抗性行为、焦虑障碍引发的抑郁），包括自杀的可能性（例如，当共病抑郁明显时，自杀风险增加）。

5. 评估和来访者"问题行为"相关的因素，例如，年龄、性别和文化背景，以更好地理解来访者的行为原因。

6. 评估来访者障碍的严重程度（例如，所述行为导致来访者在社会、人际关系或职业发展中表现出轻度、中度、重度或非常严重的障碍），以确定适当的护理程度；持续评估这种障碍的严重程度及治疗的效果（例如，来访者不再表现出严重的障碍，但仍存在轻度或中度障碍）。

7. 评估来访者的家庭、学校和社区是否存在致病性护理（例如，持续忽视来访者的情感需求或身体需求、反复更换主要护理人员、很少有机会使来访者建立稳定的依附关系、持续施行严厉的惩罚或其他严重不称职的养育方式）。

3. 来访者参加并主动参与艺术和游戏治疗。（8 ~ 10）

4. 来访者讲述自己关于丧失的故事。（11 ~ 13）

5. 来访者识别与丧失有关的感受。（14 ~ 16）

8. 使用以儿童为中心的游戏治疗方法（例如，提供无条件肯定性关注，以客观方式反映情绪，表现出对儿童能够负责任地行事的信任），帮助来访者消除丧失感受。

9. 与来访者进行一对一的游戏治疗，为其提供表达和处理与丧失有关的感受的环境。

10. 通过彩泥、黏土和（或）水彩笔等工具进行艺术创作，帮助来访者创造性地表达与丧失有关的感受；请来访者解释自己的创作。

11. 使用 Gardner 的相互讲故事法，让来访者讲述自己的故事。治疗师先解释故事的潜在含义。然后，在相似的故事背景中，使用相同角色讲述一个类似的故事。但是，在故事中加入适应和解决丧失的健康方式。

12. 使用 Cangelosi 的前后绘画技术，指导来访者通过绘画讲述他/她在丧失前后的状态；然后处理相关的感受。

13. 建议来访者使用玩偶来描述丧失事件。

14. 使用"五副面孔"技巧，帮助来访者识别其感受，可参

见 Jewett 编著的《帮助儿童
应对分离和丧失》（*Helping
Children Cope with Separation
and Loss*）。

15. 与来访者一起玩"告别游戏"（可
从相关网站和图书中获得），
或者玩 Bisenius 和 Norriss 设计
的"乐观的哀悼游戏"，以帮
助来访者面对悲伤情绪。

16. 让来访者给失去的人写一封信
描述自己的感受，并把这封信
读给治疗师听（或者安排来访
者完成《儿童心理治疗家庭作
业指导计划》中的"悲伤信"）。

6. 来访者用言语描述与丧失有关
的感受。（17 ~ 19）

17. 围绕"经历丧失的儿童艺术或
语言隐喻"进行游戏治疗，要
求来访者用故事和图画讲述丧
失前后的生活。治疗师表示承
认和认同来访者的感受。

18. 协助来访者识别和表达与丧失
有关的感受（或者安排来访者
完成《儿童心理治疗家庭作业
指导计划》中的"皮蒂的悲伤
之旅"）。

19. 安排来访者记录悲伤日志，将
与丧失有关的想法和感受均写
下来；在治疗过程中回顾这些
日志。

7. 来访者参加儿童悲伤支持小

20. 将来访者介绍给儿童悲伤支持

组。（20）

8. 来访者描述与丧失有关的问题，并努力为每个问题找到答案。（21、22）

9. 来访者用言语表达对悲伤和丧失的理解。（23、24）

10. 来访者降低对丧失的内疚和负罪感。（25 ~ 27）

小组。

21. 安排来访者阅读与死亡和临终有关的书籍，例如，Buscaglia 编著的《弗雷迪落叶记》（*The Fall of Freddie the Leaf*）、Hanson 编著的《下一个地方》（*The Next Place*）或者 Thomas 编著的《我想你：第一次面对死亡》（*I Miss You: A First Look at Death*），帮助其理解死亡的意义；讨论阅读中出现的所有问题。

22. 协助来访者列出与丧失有关的具体问题。然后，指导他 / 她自行为每个问题找到答案（例如，阅读相关书籍，向父母、咨询师寻求帮助）。

23. 为来访者朗读 Temes 编著的《空旷之地：悲伤儿童指南》（*The Empty Place: A Child's Guide Through Grief*）一书，帮助来访者从悲伤中恢复。

24. 为来访者朗读 Moser 编著的《星期四不要绝望》（*Don't Despair on Thursdays!*），并分析书中所给出的各种处理悲伤及相关感受的建议。

25. 了解来访者与丧失有关的想法、负罪感，用现实的想法取代不合理的想法。可参见 Leeuwenburgh

和 Goldring 合著的《你为什么会死：帮助儿童应对悲伤和丧失的活动》（*Why Did You Die? : Activities to Help Children Cope With Grief and Loss*）。

26. 阅读 Jewett 编著的《帮助儿童应对分离和丧失》（*Helping Children Cope with Separation and Loss*）中的 Despart 寓言，或者阅读类似书籍，帮助来访者表达与丧失有关的负罪感（例如，治疗师说："一个孩子轻声对自己说'哦，我做错了。'你认为这个孩子觉得自己做错了什么？"）。

27. 帮助来访者停止因将丧失的责任归咎于自己而产生的自我诅咒。方法是：让来访者认为的施加诅咒的人收回诅咒；或者安排人给来访者，使来访者在电话中为其认为是诅咒原因的行为道歉。

11. 来访者找出关于已故的重要的人和（或）失去的亲人的快乐回忆，讨论如何留住这些回忆。（28、29）

28. 请来访者列出与已故的重要的人相关的快乐的回忆，并与其讨论如何留住这些回忆。然后，分析处理该列表。

29. 让来访者带着与所失去的亲人有关的照片或纪念品参加治疗，并与治疗师谈论这些照片或纪念品（或者安排来访者完成《儿童心理治疗家庭作业指导计划》中的"创建记忆相册"）。

12. 来访者描述并消除阻碍悲伤表达的负罪感，或者对自己或已故的重要的人的愤怒。（30、31）

30. 正视来访者的愤怒情绪，鼓励和支持来访者在治疗中用行动表现愤怒，用言语表达愤怒。

31. 使用行为技术（例如，捏黏土、踢装满报纸的纸袋、在不损坏物体的情况下用泡沫球棒击打物体），鼓励来访者释放压抑的愤怒情绪；探索引起愤怒的原因。

13. 与失去的重要的人告别。（32、33）

32. 安排来访者给失去的重要的人写一封告别信或画一幅告别画，然后在治疗中与来访者讨论此告别信或告别画（或者安排来访者完成《儿童心理治疗家庭作业指导计划》中的"悲伤信"）。

33. 安排来访者和成年人一起去看已故的重要的人的墓地，可以留下一封信或一幅画来表达感受并告别；治疗师与来访者讨论该经历。

14. 父母用言语表达其对悲伤过程的理解。（34、35）

34. 让父母了解悲伤过程的各个阶段，并教授父母如何回答来访者的问题。可参见 Stickney 所著的《水虎鱼和蜻蜓：向幼儿解释死亡》（*Waterbugs and*

Dragonflies: Explaining Death to Young Children）、Wakenshaw所著的《照顾你悲伤的孩子：父母指南》（*Caring for Your Grieving Child: A Parent's Guide*）或Westberg所著的《好悲伤》（*Good Grief*）。

35. 教授父母如何安慰、关爱、陪伴和支持悲伤的来访者。例如，偶尔提出关于丧失的问题并与来访者进行讨论，鼓励来访者自由谈论丧失，与来访者一起阅览已故者的照片，与来访者一对一地进行促进情感分享的安静活动，在娱乐活动中与来访者共度时光。可参见Silverman所著的《帮助我告别：帮助孩子应对特殊人物死亡的活动》（*Help Me Say Goodbye: Activities for Helping Kids Cope When a Special Person Dies*）。

15. 来访者的家庭对丧失进行开放性讨论。（36、37）

16. 参加追悼会、葬礼或其他哀悼仪式。（38）

17. 来访者与父母一起出席并参加

36. 进行家庭治疗，让每个家庭成员都谈论自己与丧失相关的经历。

37. 将来访者的父母介绍给悲伤／丧失支持小组。

38. 如果来访者愿意参加，鼓励父母允许其参加哀悼仪式。

39. 与失去来访者监护权的父亲／母

正式的会谈，向即将丧失监护权的父亲/母亲告别。（39、40）

亲进行交谈，让其准备以健康、坚定的方式向来访者告别。

40. 为来访者与失去监护权的父亲/母亲安排一场告别会谈，允许来访者继续自己的生活。如果失去监护权的父亲/母亲或拥有监护权的父亲/母亲不能出席，请他们写一封可以在会谈中阅读的信，或者让来访者通过角色扮演来向失去监护权的父亲/母亲告别。

18. 来访者讲述过去的美好回忆和对未来的希望。（41、42）

41. 协助来访者以写故事的形式记录其生活，以帮助其回忆过去、记录现在和想象未来的生活。在故事完成后，让来访者保留一份，并将另一份交给拥有监护权的父亲/母亲。

42. 鼓励来访者讲述关于失去的重要的人的积极的回忆（或者安排来访者完成《儿童心理治疗家庭作业指导计划》中的"珀泰的悲伤之旅"）。

—— · ————————————
———————————————

—— · ————————————
———————————————

—— · ————————————
———————————————

—— · ————————————
———————————————

—— · ————————————
———————————————

—— · ————————————
———————————————

诊断建议

使用 DSM- Ⅳ /ICD-9-CM：

轴Ⅰ：	296.2x	重型抑郁障碍，单次发作
	296.3x	重型抑郁障碍，反复发作
	V62.82	丧亲之痛
	309.0	适应障碍，伴心境低落
	309.4	适应障碍，伴有情绪和行为干扰
	300.4	心境恶劣障碍
	————	————————————
	————	————————————
轴Ⅱ：	V71.09	无诊断
	————	————————————
	————	————————————

使用 DSM-5/ICD-9-CM/ICD-10-CM：

ICD-9-CM	ICD-10-CM	DSM-5 障碍、状况或问题
296.2x	F32.x	重型抑郁障碍，单次发作
296.3x	F32.x	重型抑郁障碍，反复发作
V62.82	Z63.4	丧亲之痛
309.0	F43.21	适应障碍，伴心境低落
309.4	F43.25	适应障碍，伴有情绪和行为干扰
300.4	F34.1	持续性抑郁障碍

　　注：美国在 2014 年 9 月 30 日以前使用 ICD-9-CM 编码，自 2014 年 10 月 1 日起，使用 ICD-10-CM 编码。有的 ICD-9-CM 编码与 ICD-10-CM 编码和"DSM-5 障碍、状况或问题"中的多条内容相关。另外，有的 ICD-9-CM 编码已经停用，导致多条 ICD-9-CM 编码被一条 ICD-10-CM 编码取代。一些已经停用的 ICD-9-CM 编码并未在本表列出。详见 2013 年的《心理障碍诊断与统计手册》。

智力发育障碍

行为界定

1. 个人智力测验的智商（IQ）得分小于等于 70 分，显示出明显的低于平均水平的智力。

2. 在正常的学业、沟通、自理、家庭生活和社交技能方面有明显障碍。

3. 在家庭、学校或社区环境中难以理解和遵循复杂的指示。

4. 具有短期和长期的记忆损伤。

5. 具体思维或抽象推理能力受损。

6. 缺乏社交技能，表现为经常做出错误判断、对社交行为的前因后果了解有限，以及在与同伴交往时缺乏互相帮助行为。

7. 缺乏领悟力，总是无法从经验或过去的错误中吸取教训。

8. 经常发表自我贬损的言论（例如，"我太蠢了"），显示出自卑。

9. 反复出现失控行为或破坏行为，且不考虑行为后果。

——. _____
_____

——. _____
_____

——. _____
_____

长期目标

1. 实现来访者个性化教育计划中确定的所有学业目标。

2. 在家庭、学校或社区环境中，表现出适当水平的独立能力。

3. 意识到在智力和认知方面的局限性，但仍然能不断地用言语表现出自我价值感。

4. 父母和（或）看护人员意识到并接受来访者在智力和认知能力方面的局限性，以便帮助来访者充分发挥其潜力。

5. 在家庭、学校或社区环境的日常生活中，坚持遵循并执行简单的指示。

6. 不符合社会规范的行为或失控行为的出现频率和严重程度显著降低。

—. _____
_____
_____

—. _____
_____
_____

—. _____
_____

短期目标

1. 来访者完成全面的智力和认知评估。（1）

2. 来访者完成心理测验。（2）

3. 来访者完成神经心理测验。（3）

4. 来访者完成由物理治疗师和作业治疗师进行的评估。（4）

5. 完成言语/语言评估。（5）

治疗性干预措施

1. 安排智力和认知评估,确定来访者是否存在智力发育障碍,并更深入地了解来访者在学习上的长处和短处;向来访者及其父母和学校相关人员提供反馈。

2. 安排心理测验,评估情绪因素或 ADHD 是否影响了来访者的智力测验得分和学业成绩;向来访者及其父母提供反馈。

3. 安排神经检查或神经心理测验,排除可能导致来访者智力或认知缺陷的器质性因素。

4. 将来访者转介给物理治疗师和作业治疗师,评估是否存在知觉或感觉运动缺陷,并确定是否需要持续的物理治疗和（或）作业治疗。

5. 将来访者转介给言语/语言病理学家,评估是否存在言语/语言能力缺陷,并确定是否需要适当的治疗。

6. 收集来访者行为、情感和态度方面的信息，以便治疗师评估与 DSM 诊断、治疗效果和关系的性质相关的说明。（6～10）

6. 评估来访者对"呈现的问题"的洞察力水平（精神和谐与张力障碍）（例如，对"所描述的行为"的问题本质表现出良好的洞察力，认同他人的担忧，并有动力做出改变；对"所描述的问题"表现出矛盾心理，不愿意将该问题作为一个关注点来处理；不愿意承认或不关心"所描述的问题"，也没有动力来改变）。

7. 评估来访者是否有研究型相关疾病的迹象（例如，伴随 ADHD 的对立违抗性行为、焦虑障碍引发的抑郁），包括自杀的可能性（例如，当共病抑郁明显时，自杀风险增加）。

8. 评估和来访者"问题行为"相关的因素，例如，年龄、性别和文化背景，以更好地理解来访者的行为原因。

9. 评估来访者障碍的严重程度（例如，所述行为导致来访者在社会、人际关系或职业发展中表现出轻度、中度、重度或非常严重的障碍），以确定适当的护理程度；持续评估这种障碍的严重程度及治疗的效果（例如，来访者不再表现出严

重的障碍，但仍存在轻度或中度障碍）。

10. 评估来访者的家庭、学校和社区是否存在致病性护理（例如，持续忽视来访者的情感需求或身体需求、反复更换主要护理人员、很少有机会使来访者建立稳定的依附关系、持续施行严厉的惩罚或其他严重不称职的养育方式）。

7. 来访者及其父母遵从学校多学科评估团队在教育干预方面提出的建议。（11、12）

11. 参加个体化教育规划项目委员会会议，与来访者的父母、老师和其他专业人员一起，确定来访者是否需要特殊教育服务，设计教育干预措施，并制定目标。

12. 与来访者及其父母和学校相关人员协商，设计有效的学习计划或干预措施，发挥来访者的优势，弥补其不足。

8. 来访者搬到合适的寄宿环境。（13）

13. 与来访者的父母、学校相关人员或心理健康专家讨论，了解来访者是否需要搬到寄养家庭、集体家庭或寄宿机构。

9. 父母与来访者的老师或学校相关人员保持定期沟通。（14）

14. 鼓励父母与来访者的老师或学校相关人员保持定期沟通，监控来访者在学业、行为、情感和社交方面的进步。

10. 父母、老师和看护人员实行代

15. 设计一个代币奖励制度，以加

币制度。（15）

强任务行为、鼓励完成学校作业、培养良好的冲动控制技能和积极的社交技能。

11. 当来访者在学业表现或社交行为方面取得进步时，父母加强表扬和鼓励。（16～18）

16. 来访者与父母进行亲子游戏治疗，提高父母对来访者的想法和感受的认识，增强亲子关系。

17. 鼓励父母经常对来访者积极的社交行为和学业表现给予表扬和鼓励。

18. 设计奖励制度或偶联契约，提高来访者的适应性或增加其亲社会行为（或者使用《儿童心理治疗家庭作业指导计划》中的"日常生活活动计划"）。

12. 父母和家人停止否定来访者的智力和认知缺陷的言语表达。（19、20）

19. 向来访者的父母介绍智力发育障碍的症状和特点。

20. 面质并挑战父母对来访者的智力缺陷的否认，以便使其配合关于安置和教育干预的建议。

13. 父母承认他们对来访者有不现实的期望或对来访者施加了过大的压力。（21、22）

21. 进行家庭治疗，评估父母是否对来访者施加了过大的压力，使来访者无法达到某种水平的行为能力。

22. 面质并挑战父母对来访者施加过大压力的行为。

14. 父母认识到并承认他们过度保护的模式影响了来访者的智力、情感或社交能力的发展。（23、24）

23. 观察亲子互动，评估父母对来访者的过度保护或来访者的幼稚化行为是否会影响其智力、情感或社交能力的发展。可参见 Mannix 所著的《特殊儿童生活技能活动》(*Life Skills Activities for Special Children*)。

24. 帮助父母或看护人员建立对来访者的智力和适应能力的现实期望,使来访者能够充分发挥其潜力。可参见 Baker 和 Brightman 合著的《独立的每一步:向有特殊需要的儿童教授日常技能》(*Steps to Independence: Teaching Everyday Skills to Children With Special Need*)。

15. 来访者增加参加家庭活动或郊游活动的次数。(25 ~ 28)

25. 鼓励父母和家庭成员经常带来访者外出参加活动(例如,参加体育比赛、玩滑冰、参观儿童博物馆)。

26. 在治疗期间,鼓励家庭成员观察和强化来访者的积极行为,表扬并鼓励来访者在家中的积极行为。

27. 安排来访者完成一些家庭作业,让其在家中负责一项日常事务或基本任务,旨在提高其在家庭、学校或社区中的接纳感和归属感(或者安排来访者完成《儿童心理治疗家庭作业指导计划》的"归属感")。

28. 指导来访者完成家庭动力学绘画,以评估其是如何看待自己在家庭系统中的角色或位置的；在家庭会议中，分析和讨论来访者的这种看法。

16. 来访者在学校或宿舍中，每天或定期完成一些事务。（29）

29. 与学校相关人员或宿舍管理人员协商，让来访者通过完成一些任务（例如，升旗、协助操作视频设备）来树立自尊和培养责任感。

17. 父母同意制订并执行零用钱计划，帮助来访者更有效地理财。（30）

30. 和父母协商制订零用钱计划，以提高来访者的责任感，帮助其学习简单的理财技能。

18. 来访者能够每天进行洗澡、独立穿衣、梳头、饭前洗手、早晚刷牙等活动。（31）

31. 设计并实施一项奖励制度，以培养父母所希望的自理行为，例如，梳头、洗碗或打扫卧室（或者请父母完成《儿童心理治疗家庭作业指导计划》中的"日常生活活动计划"）。

19. 父母坚持使用行为管理技能，以降低来访者脾气爆发、失控行为和攻击行为的出现频率及严重程度。（32、33）

32. 教授父母有效的行为管理技能（例如，罚时出局、取消特权），以降低来访者脾气爆发、失控行为和攻击行为的出现频率及严重程度。

33. 鼓励父母自然地、合乎逻辑地应对来访者不恰当的社交行为或非适应性行为。

20. 来访者降低做出冲动行为、破坏行为和攻击行为的频率。（34、35）

34. 教授来访者基本的调节策略和自我控制策略（例如，"停一停、看一看、听一听、想一想"），以延长满足感并抑制冲动。

21. 来访者辨认出并承认自己恰当和不恰当的社交行为。（36）

22. 来访者提高识别和表达情绪的频率。（37～41）

23. 来访者表达与认知或智力缺陷有关的悲伤、焦虑和不安感。（42、43）

35. 训练来访者使用指导性想象技术或放松技术，让自己平静下来，并培养其愤怒控制能力（可参见《儿童放松和减压手册》）。

36. 在个人治疗中，利用角色扮演和模仿法教授来访者积极的社交技能（或者使用《儿童心理治疗家庭作业指导计划》中的"社交技能练习"）；加强来访者的亲社会行为。

37. 教授来访者如何识别不同的情绪。

38. 让来访者画出带有各种情绪的面孔；然后，让其分享感受到这些情绪的时光。

39. 教授来访者有效的沟通技能（例如，适当倾听、良好的眼神交流、"我"的陈述），以提高其清楚表达思想、情绪和需求的能力。

40. 使用玩偶，示范如何以恰当方式表达情绪或与他人交往。

41. 使用表现不同情绪的海报帮助来访者识别和表达不同的情绪。

42. 帮助来访者理解和接受其智力的缺陷和适应功能的不足。

43. 探索来访者与认知或智力缺陷有关的抑郁、焦虑和不安全感。为来访者提供鼓励和支持。

24. 来访者提高积极地自我陈述的频率。（44、45）

44. 鼓励来访者参加特殊奥林匹克运动会（Special Olympics）以建立自尊。

45. 探索来访者获得成功或实现目标的经历，加强来访者为实现目标而采取的积极行动。

25. 来访者通过艺术作品表达情绪。（46）

46. 在寄养家庭或寄宿项目中，使用艺术疗法（例如，绘画、着色、雕刻）帮助来访者表达与分离、丧失或被父母遗弃等问题有关的基本情绪。

—— · ——————————

————————————

—— · ——————————

————————————

—— · ——————————

————————————

诊断建议

使用 DSM- Ⅳ /ICD-9-CM：

轴Ⅰ：　　299.00　　　　　　孤独症

299.80　　　　　　雷特综合症

299.80　　　　　　阿斯佩格综合征

299.10　　　　　　童年瓦解性障碍

————————　　————————

————————　　————————

317　　　　　　　　轻度智力发育迟缓

318.0　　　　　　　中度智力发育迟缓

	318.1	严重智力发育迟缓
	318.2	深度智力发育迟缓
轴 II：	319	智力发育迟缓，严重程度不详
	V62.89	边缘智力
	V71.09	无诊断

————————   ————————————

————————   ————————————

使用 DSM–5/ICD–9–CM/ICD–10–CM：

ICD–9–CM	ICD–10–CM	DSM–5 障碍、状况或问题
299.00	F84	孤独症谱系障碍
317	F70	轻度智力残疾
318.0	F71	中度智力残疾
318.1	F72	严重智力残疾
318.2	F73	深度智力残疾
319	F79	未特指的智力残疾
V62.89	R41.83	边缘智力

注：美国在 2014 年 9 月 30 日以前使用 ICD–9–CM 编码，自 2014 年 10 月 1 日起，使用 ICD–10–CM 编码。有的 ICD–9–CM 编码与 ICD–10–CM 编码和"DSM–5 障碍、状况或问题"中的多条内容相关。另外，有的 ICD–9–CM 编码已经停用，导致多条 ICD–9–CM 编码被一条 ICD–10–CM 编码取代。一些已经停用的 ICD–9–CM 编码并未在本表列出。详见 2013 年的《心理障碍诊断与统计手册》。

自　卑

行为界定

1. 用言语表达自我轻视的言论，认为自己没有吸引力、毫无价值、愚蠢、失败、不重要、是他人的负担等。

2. 很容易自责。

3. 无法接受赞美。

4. 拒绝尝试新事物和承担与之相关的风险，因为担心失败。

5. 回避与成年人和同龄人的社交接触。

6. 过分取悦他人，或者寻求得到成年人和（或）同龄人的关注／赞扬。

7. 无法识别或接受自己的优点或才能。

8. 害怕被他人拒绝，尤其是被同龄人拒绝。

9. 以消极的、寻求关注的方式表现失控行为。

10. 难以拒绝他人；害怕不被他人喜欢。

—. _____
　　_____

—. _____
　　_____

—. _____
　　_____

长期目标

1. 增强自尊心。

2. 增加社交互动、自我决断、自信和理性的冒险行为。

3. 一直保持积极的自我形象。

4. 接受赞美，找出自己的优点，能够对他人说"不"，以及消除自我轻视的言论，表现出自尊的增强。

5. 认为自己既能够被他人喜爱又有能力。

6. 提高社交技能水平。

—. _____
_____
_____
—. _____
_____
_____
—. _____
_____

短期目标

1. 父母和来访者描述来访者的想法、感受和行为，以了解来访者是如何看待自己和自己与他人的关系的。（1）

2. 积极参与游戏治疗。（2～4）

治疗性干预措施

1. 让来访者及其父母进行陈述，以评估来访者的言语模式和其他自我轻视及缺乏自信的行为。

2. 使用精神分析游戏治疗（例如，允许来访者与治疗师一起探索无意识冲突固执或发展性抑制）帮助来访者建立对治疗师的信任，并使来访者表现出影响他 / 她自尊水平的消极的思维模式 / 信念或恐惧。

3. 让来访者用玩偶表演出与自尊有关的情景，以评估来访者的自尊意识（例如，交朋友、交谈、尝试新事物、解决冲突、表达情绪和提出自己的需求）。

4. 让来访者用黏土创作艺术作品，以评估其对自己和他人的感情[可参见 Hadley 所著的《黏土景观》（*Clayscapes*）] 以及帮助来访者表达和传递与自尊有关的重要问题。

3. 收集来访者行为、情感和态度方面的信息，以便治疗师评估与 DSM 诊断、治疗效果和关系的性质相关的说明。（5～9）

5. 评估来访者对"呈现的问题"的洞察力水平（精神和谐与张力障碍）（例如，对"所描述的行为"的问题本质表现出良好的洞察力，认同他人的担忧，并有动力做出改变；对"所描述的问题"表现出矛盾心理，不愿意将该问题作为一个关注点来处理；不愿意承认或不关心"所描述的问题"，也没有动力来改变）。

6. 评估来访者是否有研究型相关疾病的迹象（例如，伴随 ADHD 的对立违抗性行为、焦虑障碍引发的抑郁），包括自杀的可能性（例如，当共病抑郁明显时，自杀风险增加）。

7. 评估和来访者"问题行为"相关的因素，例如，年龄、性别和文化背景，以更好地理解来访者的行为原因。

8. 评估来访者障碍的严重程度（例如，所述行为导致来访者在社会、人际关系或职业发展中表现出轻度、中度、重度或非常严重的障碍），以确定适当的护理程度；持续评估这种障碍的严重程度及治疗的效果（例如，来访者不再表现出严

重的障碍，但仍存在轻度或中度障碍）。

9. 评估来访者的家庭、学校和社区是否存在致病性护理（例如，持续忽视来访者的情感需求或身体需求、反复更换主要护理人员、很少有机会使来访者建立稳定的依附关系、持续施行严厉的惩罚或其他严重不称职的养育方式）。

4. 用言语表达对自我轻视评论的意识。（10、11）

10. 面质并重新定义来访者的自我轻视评论。

11. 帮助来访者意识到他／她是如何表达或表现出对自己的消极情绪的（例如，缺乏眼神交流、社会退缩、预期到失败或被拒绝）。

5. 降低表达消极的自我评论的频率。（12、13）

12. 向来访者推荐以树立自尊意识为重点的团体治疗方法。

13. 在家庭治疗中探索父母与来访者的互动模式，并改变或重新定义任何对来访者不利或消极的模式。

6. 减少对拒绝的恐惧，同时增加对自我接受的陈述。（14、15）

14. 让来访者每天做出积极的自我陈述，并记录在图表或日志中（或者安排来访者完成《儿童心理治疗家庭作业指导计划》中的"积极的自我陈述"）。

7. 找出自己的优点和才能。
（16～18）

8. 来访者识别并用言语表达感
受。（19～21）

15. 帮助来访者进行积极的自我陈
述，以此增强其自信和积极的
自我形象。

16. 与来访者一起列出他 / 她的
优点，并要求来访者每天读 3
遍（或者安排来访者完成《儿
童心理治疗家庭作业指导计
划》中的"自我价值的象征"）。

17. 使用"积极态度球"或类似的
辅助工具，在每次治疗开始前
5 分钟，确认和肯定来访者的
优点。

18. 用言语强化来访者使用积极的
自我陈述的行为，或者找出他 /
她的优点。

19. 使用治疗游戏（例如，"谈话、
感受和做游戏""让我想一
想""思考游戏"），促进来
访者更了解自己或者识别自己
的感受。

20. 使用情感图表、情感感应板或
纸牌游戏来增强来访者识别特
定情感的能力（或者安排来访
者完成《儿童心理治疗家庭作
业指导计划》中的"情感与面
孔游戏"）。

21. 教会来访者基本的识别和定义
感受的方法，并帮助其开始尝
试识别自己的感受。

9. 来访者增加与他人的眼神交流。（11、22、23）

11. 帮助来访者意识到他 / 她是如何表达或表现出对自己的消极情绪的（例如，缺乏眼神交流、社会退缩、预期到失败或被拒绝）。

22. 关注来访者缺乏眼神交流的行为；在咨询中鼓励和加强来访者进行眼神交流的行为。

23. 让来访者增加与老师、父母和其他成年人的眼神交流；回顾并处理对这些尝试的报告以及与之相关的感受。

10. 确定可以采取哪些行动来改善自我形象。（24 ~ 26）

24. 与来访者一起阅读 Moser 所著的《不要在星期二喂怪物》（*Don't Feed the Monster on Tuesdays!*），帮助来访者从书中找出可以用来不让怪物表现出自责的那些信息。然后，帮助来访者制作一张关于建立自尊的活动的图表，并让其记录在每项活动中的进步；对来访者的每个进步加以监测，并予以鼓励和肯定。

25. 请来访者阅读 Adams 和 Butch 合著的《快乐做自己：儿童自尊手册》（*Happy to Be Me! : A Kid Book About Self- Esteem*），然后列出自己的优秀品质并与治疗师分享。

26. 鼓励来访者尝试新的活动并把失败视为一种学习经历（或者安排来访者完成《儿童心理治疗家庭作业指导计划》中的"迪克西克服恐惧"和"从错误中学习"）。

11. 来访者能够识别并用言语表达需求。（27 ~ 29）

27. 帮助来访者识别并用言语表达其情感需求；集思广益，想办法增加其需求被满足的机会。

28. 进行一次家庭治疗，让来访者在会谈中和家庭成员互相表达自己的需求。

29. 使用治疗故事，例如，Gardner 所著的《加德纳博士今日儿童童话》（*Dr. Gardner's Fairy Tales for Today's Children*），帮助来访者识别感受或需要并树立自尊意识。

12. 来访者提高在社交场合自信地大声说话的频率。（30 ~ 32）

30. 使用角色扮演和行为排演，提高来访者的决断和社交技能（或者安排来访者完成《儿童心理治疗家庭作业指导计划》中的"社交技能练习"）。

31. 在来访者尝试承担任务和面对新情境时，鼓励其使用 Theiss 的"假装知道如何"的方法。处理来访者尝试的结果，承认他/她坚持到底的能力，并强化来访者在这些经历中所获得的自信。

32. 安排父母和来访者一起阅读 Frankel 所著的《难得好友》（*Good Friends Are Hard to Find*），帮助来访者培养社交技能。

13. 了解是否存在伤害了来访者自尊的躯体虐待、情感虐待和性虐待事件。（33）

33. 探索是否存在虐待事件（躯体虐待、情感虐待和性虐待）以及这类事件是如何影响来访者对自己的感受的。参见本书"躯体／情感虐待受害者和（或）性虐待受害者"部分）。

14. 来访者能够识别消极的自动化想法，并用积极的自我对话信息来取代它们，以树立自尊。（34～36）

34. 帮助来访者找出对自己和世界的消极信念。

35. 帮助来访者认识和使用关于自己和生活事件的更现实、积极的信息，并强化该行为（或者安排来访者进行《儿童心理治疗家庭作业指导计划》中的"用积极的自我对话取代消极的想法"）。

36. 使用"积极思考游戏"，促进来访者建立健康的自我对话和思维模式。允许来访者把游戏带回家和其父母一起玩。

15. 来访者能够承担适合其年龄阶段的日常自我护理和家务。（37）

37. 帮助来访者找到并执行适合其年龄发展阶段的日常自我护理和家务。监督后续行动，并在必要时给出积极的反馈。

16. 来访者识别能带来积极感受的自我变化。（38）

17. 来访者积极地承认并在言语上接受他人的表扬或赞美。（39 ~ 41）

38. 与来访者通过电话谈论最近的进步，如果来访者想谈论最近的进步的话，鼓励其主动联系（或者共同完成《儿童心理治疗家庭作业指导计划》中的"改变自己的 3 种方式"）；给予来访者积极的反馈，例如，表扬和赞美。

39. 让来访者参与"纱线绘制游戏"，可参见 Leben 所著的《指导性团队游戏疗法》（*Directive Group Play Therapy*）。在游戏中，把纱线 / 线球做成文字、数字、物体或完整的图片。治疗师给出指令，赋予来访者权力，请来访者自行设计，并对来访者创造的各种设计给予评论和赞美。

40. 使用投影练习，如 Walker 的"魔术艺术"，让来访者选择 1 张彩色纸，并使用至少 3 种颜色的颜料来画点、线或图画。然后，把纸纵向折叠并展平，同时治疗师对来访者说："神奇图片，你今天会画什么？"来访者打开那张纸并说出他 / 她从图案中看到了什么。治疗师要强调怎么画图都可以。

41. 使用神经语言方法和重组技

术来改变来访者对自我的认识，帮助来访者接受他人的赞美。参见 O'Connor 和 Seymour 合著的《NLP 概要：理解和影响他人的心理学技能》（*Introducing NLP: Psychological Skills for Understanding and Influencing People*）。

18. 父母参加关于积极育儿方法的系列教学课程。（42）

42. 请父母参加关于积极育儿方法的系列教学课程，然后观察他们是如何开始实施这些方法的。

19. 父母用言语向来访者表达现实的期望和管教方法。（43、44）

43. 探索父母对来访者的期望。如有必要，帮助来访者把期望变得更加现实一些。

44. 对父母进行三个 R（相关、尊重、合理）的纪律技巧培训，可参见 Glenn 和 Nelson 合著的《在自我放纵的世界里，抚养自力更生的孩子》（*Raising Self-Reliant Children in a Self-Indulgent World*），以消除导致反叛、报复或自尊降低的管教方法。帮助父母执行，并指导父母提高他们的技能水平。

20. 父母为来访者确定有助于培养积极的自尊的具体活动。（45）

45. 要求父母让来访者参加树立自尊的活动（例如，军训、体验式夏令营、参加音乐演出、体育活动、加入青年团体等丰富多彩的项目）。

_____ · _____   _____ · _____
          _____   _____
_____ · _____   _____ · _____
          _____   _____
_____ · _____   _____ · _____
          _____   _____

诊断建议

使用 DSM- Ⅳ /ICD-9-CM：

轴Ⅰ：　　300.4　　　　心境恶劣障碍

　　　　　　314.01　　　多动 – 冲动型注意缺陷多动障碍

　　　　　　300.23　　　社交焦虑障碍（社交恐惧症）

　　　　　　296.xx　　　重型抑郁障碍

　　　　　　307.1　　　　神经性厌食

　　　　　　309.21　　　分离焦虑障碍

　　　　　　300.02　　　广泛性焦虑症

　　　　　　955.54　　　儿童躯体虐待（受害者）

　　　　　　V61.21　　　儿童性虐待

　　　　　　V61.21　　　忽视儿童

　　　　　　995.52　　　忽视儿童（受害者）

　　　　　　995.53　　　儿童性虐待（受害者）

　　　　　　_____　　　_____

　　　　　　_____　　　_____

轴Ⅱ：　　317　　　　　轻度精神发育迟缓

　　　　　　V62.89　　　边缘智力

　　　　　　V71.09　　　无诊断

　　　　　　_____　　　_____

　　　　　　_____　　　_____

使用 DSM–5/ICD–9–CM/ICD–10–CM：

ICD–9–CM	ICD–10–CM	DSM–5 障碍、状况或问题
300.4	F34.1	持续性抑郁障碍
314.01	F90.1	多动 – 冲动型注意缺陷多动障碍
300.23	F40.10	社交焦虑障碍（社交恐惧症）
296.xx	F32.x	重型抑郁障碍，单次发作
296.xx	F33.x	重型抑郁障碍，反复发作
307.1	F50.02	神经性厌食，暴饮暴食 / 净化型
307.1	F50.01	神经性厌食，限制型
309.21	F93.0	分离焦虑障碍
300.02	F41.1	广泛性焦虑症
995.54	T74.12XA	儿童躯体虐待，确认，初诊
995.54	T74.12XD	儿童躯体虐待，确认，复诊
V61.22	Z69.011	儿童性虐待施虐者（父母）的心理健康服务诊断
V62.83	Z69.021	儿童性虐待施虐者（非父母）的心理健康服务诊断
V61.21	Z69.011	儿童忽视施暴者（父母）的心理健康服务诊断
995.52	T74.02XA	儿童忽视，确认，初诊
995.52	T74.02XD	儿童忽视，确认，复诊
995.53	T74.22XA	儿童性虐待，确认，初诊
317	F70	轻度智力残疾
V62.89	R41.83	边缘智力

注：美国在 2014 年 9 月 30 日以前使用 ICD–9–CM 编码，自 2014 年 10 月 1 日起，使用 ICD–10–CM 编码。有的 ICD–9–CM 编码与 ICD–10–CM 编码和 "DSM–5 障碍、状况或问题" 中的多条内容相关。另外，有的

ICD-9-CM 编码已经停用，导致多条 ICD-9-CM 编码被一条 ICD-10-CM 编码取代。一些已经停用的 ICD-9-CM 编码并未在本表列出。详见 2013 年的《心理障碍诊断与统计手册》。

撒谎 / 操纵

行为界定

1. 反复撒谎以满足个人情感需求或获得物质利益 / 所需物品。

2. 长期为了逃避不良行为的后果和惩罚而撒谎。

3. 经常为了逃避责任、工作或家务杂活而撒谎。

4. 在自尊受到威胁或自尊感降低的时候撒谎行为增多。

5. 通过大量的谎言或夸大的言辞，以提高自尊或提升在同伴中的地位。

6. 喜欢操纵或利用他人来满足个人需求或逃避不良行为的后果。

7. 反复尝试使父母和（或）同伴相互争斗，以满足个人需求或逃避惩罚。

8. 希望通过欺骗或操纵行为来寻求刺激或快乐。

9. 持续拒绝为欺骗或操纵行为承担责任。

10. 存在潜在的不安全感或自卑感，导致了撒谎、伪造信息或操纵他人等行为。

11. 重复的谎言或夸大的言辞使幻想与现实之间的界限变得模糊不清。

—. _____
_____

—. _____
_____

—. _____
_____

长期目标

1. 显著降低撒谎的频率。

2. 消除欺骗和操纵行为。

3. 即使在面对错误或不负责任行为的可能后果时，也始终如一地说实话。

4. 经常用言语表达愿意承担自己的行动或行为的责任。

5. 提高自尊感，并保持积极的自我形象，减少对通过撒谎来给别人留下印象并欺骗他人的需求。

6. 与他人建立并保持信任关系，以产生安全感和归属感。

——. _____
_____
_____

——. _____
_____

——. _____
_____

短期目标

治疗性干预措施

1. 来访者及其父母描述来访者撒谎的历史、导致来访者欺骗行为的环境以及来访者被发现撒谎后的后果。（1）

1. 评估来访者撒谎的历史以及可能导致这种行为的原因（例如，逃避惩罚、满足欲望、提高自尊感、逃避责任、幻想等）；调查来访者对其撒谎行为的感受以及父母对来访者撒谎行为的典型反应。

2. 收集来访者行为、情感和态度方面的信息，以便治疗师评估与 DSM 诊断、治疗效果和关系的性质相关的说明。（2 ~ 6）

2. 评估来访者对"呈现的问题"的洞察力水平（精神和谐与张力障碍）（例如，对"所描述的行为"的问题本质表现出良好的洞察力，认同他人的担忧，并有动力做出改变；对"所描述的问题"表现出矛盾心理，不愿意将该问题作为一个关注点来处理；不愿意承认或不关心"所描述的问题"，也没有动力来改变）。

3. 评估来访者是否有研究型相关疾病的迹象（例如，伴随 ADHD 的对立违抗性行为、焦虑障碍引发的抑郁），包括自杀的可能性（例如，当共病抑郁明显时，自杀风险增加）。

4. 评估和来访者"问题行为"相关的因素，例如，年龄、性别和文化背景，以更好地理解来访者的行为原因。

5. 评估来访者障碍的严重程度（例如，所述行为导致来访者在社会、人际关系或职业发展中表现出轻度、中度、重度或非常严重的障碍），以确定适当的护理程度；持续评估这种障碍的严重程度及治疗的效果（例如，来访者不再表现出严重的障碍，但仍存在轻度或中度障碍）。

6. 评估来访者的家庭、学校和社区是否存在致病性护理（例如，持续忽视来访者的情感需求或身体需求、反复更换主要护理人员、很少有机会使来访者建立稳定的依附关系、持续施行严厉的惩罚或其他严重不称职的养育方式）。

3. 找出以前生活中引发撒谎和操纵行为的事件。（7 ~ 9）

7. 收集关于来访者的发展和家族史的详细信息，深入了解导致其出现撒谎和操纵行为的情绪因素、家庭因素或环境压力。

8. 帮助来访者发现生活中鼓励或

强化了撒谎和操纵行为的事件或重要因素（例如，家庭成员经常撒谎、过于严格或惩罚性的养育方式、与同样有撒谎习惯的朋友或兄弟姐妹的关系）。

9. 探索来访者撒谎或操纵行为增多的时间段，找出导致此类行为出现的原因。

4. 来访者用言语描述引发撒谎和操纵行为的情境和（或）人物。（10）

10. 帮助来访者及其父母找出引发撒谎和操纵行为的情境（例如，受到惩罚的威胁、经历失败、面临批评）或人物。

5. 记录撒谎或操纵事件。（11 ~ 13）

11. 帮助来访者找出他 / 她的撒谎和操纵事件（或者安排来访者完成《儿童心理治疗家庭作业指导计划》中的"真实 / 撒谎事件报告"）。

12. 通过指导来访者记录自己与试图欺骗或操纵的对象之间的互动，帮助来访者提高对欺骗和操纵行为的认识。

13. 指导父母或看护人员记录发现来访者撒谎或参与操纵行为的时间；分析和处理这些记录，以探索导致来访者表现出撒谎或操纵行为的因素。

6. 确定并列出维持撒谎和操纵行为的不合理或扭曲的想法。（14 ~ 16）

14. 探索来访者在出现撒谎或操纵行为之前和之后的想法；帮助来访者纠正错误或不合理

的想法。

15. 识别导致了撒谎或操纵行为的不合理或扭曲的想法（例如，"我应该得到这个玩具，所以我利用任何人都没关系""没有人会发现我撒谎""这个人很软弱，所以应该被利用"）。

16. 建议来访者使用以现实为基础的或更具适应性的思考方式（例如，"别人可能会发现我撒谎，这会带来更多问题"；"最好能够诚实"；"如果我撒谎或利用朋友，他／她以后就不会想和我一起玩了"），来取代不合理或扭曲的想法。

7. 找出欺骗／操纵行为对自己和他人的负面影响。（17～19）

17. 坚定地面质来访者撒谎或操纵行为的影响，指出这些行为对自己和他人的影响（或者安排来访者完成《儿童心理治疗家庭作业指导计划》中的"真实／撒谎事件报告"）。

18. 指导来访者列出撒谎和操纵行为对自己和他人的负面影响（例如，产生不信任、激怒和伤害他人、导致社交孤立）。

19. 使用引导性想象技术，帮助来访者想象持续的撒谎和操纵行为将对其人际关系产生的长期影响（例如，友谊终止、失去

尊重、经常与父母和权威人士
争吵）。

8. 找出诚实的好处。（20）

20. 引导来访者认识到诚实的价
值，诚实是所有关系中相互信
任和相互尊重的基础（或者安
排来访者完成《儿童心理治疗
家庭作业指导计划》中的"诚
实的价值"）。

9. 用言语表达对被欺骗或被操纵
的感受，逐渐增强敏感性和
（或）同理心。（21 ~ 23）

21. 询问来访者被他人欺骗或操纵
时的感受；对来访者的反应给
予适宜的反馈，引导来访者
同情那些曾被自己欺骗的人。
可参见 Moser 所著的《不要在
星期五撒弥天大谎：儿童诚实
控制手册》（*Don't Tell a Whopper
on Fridays! : The Children's Truth-
Control Book*）。

22. 使用角色转换或角色扮演的方
法，帮助来访者意识到欺骗或
操纵行为对他人的负面影响。

23. 在治疗期间，安排来访者观察
别人撒谎或操纵他人的情况；
指导来访者注意到被利用或被
操纵者的感受（或者安排来访
者及其父母完成《儿童心理治
疗家庭作业指导计划》中的"糟
糕的选择——用一个谎言掩盖
另一个谎言"）。

10. 增加诚实行为和使用真实言语

24. 教授来访者调节和自我控制策

表达的频率。（24、25）

略（例如，"停一停、看一看、听一听、想一想"、思维阻断、决断沟通技术），以帮助来访者避免为了满足需求或回避后果而撒谎或操纵他人。

25. 鼓励父母表扬并强化来访者在没有得到他/她想要的反应时仍不撒谎或操纵他人的行为。

11. 父母为撒谎和操纵行为制订明确且合理的规则，并坚持执行相应的惩罚。（26 ~ 29）

26. 帮助父母为撒谎和操纵行为制订明确且合理的规则及相应惩罚；告知来访者这些规则和相应的惩罚，并让其复述一下以表明对规则和期望的理解。

27. 与来访者及其父母建立偶联契约，清晰地说明如果来访者被发现撒谎或操纵他人将会有什么后果；让来访者签署契约，并让父母将契约张贴在家中显眼的地方。

28. 要求父母保持意志坚定，不要给来访者撒谎或操纵他人的机会。指导父母如果发现来访者试图撒谎或操纵别人以摆脱其他不良行为带来的麻烦，则给予来访者额外的惩罚（例如，隔离一段时间、取消特权或不给予想要的物品）。

29. 与父母讨论他们未能始终坚持设定的规则或未能给予来访者

相应惩罚的行为将如何强化来访者的欺骗和操纵行为，这给来访者传达了一个信息：来访者有可能控制某个情境或摆脱不良行为的后果（或者安排父母完成《儿童心理治疗家庭作业指导计划》中的"做始终如一的父母"）。

12. 来访者公开承认欺骗行为并为之道歉，对撒谎和操纵他人的行为负责任。（30、31）

30. 指导父母要求来访者向其曾经撒谎或操纵的对象公开承认错误，挽回其撒谎和操纵行为所造成的后果。

31. 指导来访者以口头或书面的方式向其撒谎或操纵的对象道歉。

13. 父母避免做出会强化来访者撒谎和操纵行为的反应。（32、33）

32. 要求父母和其他家庭成员，当来访者试图在家中控制某个情境时，不要理会。

33. 要求父母建立统一战线，防止分裂，及时意识到来访者试图实施欺骗或操纵行为（例如，自怜、身体不适、不恰当的玩笑等）；鼓励父母对来访者的欺骗或操纵行为给予相同的反应。 向父母推荐 Ekman 所著的《孩子为何撒谎：父母如何鼓励诚实》（*Why Kids Lie: How Parents Can Encourage Truthfulness*）。

14. 家庭成员找出促进或强化来访者欺骗和操纵行为的因素或压力源。（34、35）

15. 用言语表达对未被满足的需求或被拒绝的经历与撒谎或操纵行为之间的联系的理解。（36～38）

34. 进行家庭治疗，探索促进或强化来访者的欺骗或操纵行为的因素和压力源（例如，不良示范、严厉的批评、严苛的惩罚、对来访者的拒绝、父母滥用物质奖励）。

35. 挑战并面质父母，要求其停止欺骗或操纵行为，因为这为来访者做出了不良行为的示范。

36. 探索来访者未被满足的需求或过去被拒绝的经历与其撒谎和操纵行为之间的联系；帮助来访者找出更适合的方式，而非撒谎或操纵他人，来满足其对关爱、情感或亲密关系的需求（或者安排来访者完成《青少年心理治疗家庭作业指导计划》中的"未被满足的情感需求——识别和满足"）。

37. 鼓励来访者表达被拒绝或被剥夺时的感受；支持来访者直接向父母和其他重要人员表达其对关爱和情感的需求。

38. 协助来访者识别并列出可以提供支持并帮助其满足情感或物质需求的人员；鼓励来访者向这些人员寻求支持或帮助，而不是通过欺骗或操纵行为来满足这些需求。

16. 找出引发撒谎和操纵行为的负面或痛苦情绪。（39、40）

17. 增加积极的社交行为的频率，帮助来访者在人际关系中重建信任。（41～44）

39. 帮助来访者将潜在的痛苦情绪（例如，抑郁、焦虑、不安全感、愤怒）与撒谎或操纵行为联系起来（或者安排来访者完成《儿童心理治疗家庭作业指导计划》中的"表面行为／内心感受"）。

40. 教导来访者有效的沟通和决断技能，以更直接和积极的方式向他人表达自己的痛苦情绪。

41. 给来访者布置家庭作业，让其列出5～10种有助于重建信任的积极社交行为；讨论这些行为并鼓励来访者实践。

42. 指导父母观察并记录来访者做出的3～5种重建信任的亲社会或负责任行为；鼓励父母表扬来访者，给予来访者更多支持。

43. 使用玩偶编故事，教育来访者诚实的重要性和（或）示范重建信任的方法；然后，让来访者编一个有类似角色或主题的故事。

44. 与来访者进行头脑风暴，想出符合社会规范的表现狡黠或操纵行为的方式（例如，学习魔术、请同伴猜谜语、给篮球队设计一套在赛场迷惑对方的战术）；在下一次心理治疗之前，给来访者至少布置 1 次任务来练习适用于社交场合的技能。

18. 用言语表达对自卑感与撒谎、夸大的言辞或行为之间联系的认识。（45 ~ 47）

45. 帮助来访者认识到潜在的自卑感与撒谎、夸大的言辞或夸张的行为之间的联系；帮助来访者找出更有效的提高自尊的方法，而不是通过撒谎和夸大的言辞提高自尊。

46. 向来访者指出撒谎和夸大的言辞是如何弄巧成拙的，因为它们会影响他／她建立和维持亲密信任关系的能力。

47. 指导来访者画出反映其兴趣或优点的符号或物品（或者安排来访者完成《儿童心理治疗家庭作业指导计划》中的"自我价值的象征"）；鼓励来访者利用其天赋和优点来提高自尊，满足其对更深层次的亲密和亲近关系的需求。

19. 找出使用智慧来满足需求的符合社会规范的方式。（48）

48. 激励来访者停止欺骗和操纵的自我挫败行为；鼓励其将智慧用在符合社会规范的行为上（例如，学习下棋、在学校表演中扮演坏人、在语文课上编一个故事）。

___ . _____   ___ . _____
    _____   _____
___ . _____   ___ . _____
    _____   _____
___ . _____   ___ . _____
    _____   _____

诊断建议

使用 DSM- Ⅳ /ICD-9-CM：

轴 I：

	313.81	对立违抗性障碍
	312.81	儿童期初发型品行障碍
	312.82	青少年期初发型品行障碍
	312.9	破坏性行为障碍 NOS
	314.01	混合型注意缺陷多动障碍
	309.3	适应障碍，伴有行为干扰
	V71.02	儿童或青少年的反社会行为
	V61.20	亲子关系问题
	300.4	心境恶劣障碍

_____   _____

_____   _____

轴 II：   V71.09   无诊断

_____   _____

使用 DSM-5/ICD-9-CM/ICD-10-CM：

ICD-9-CM	ICD-10-CM	DSM-5 障碍、状况或问题
313.81	F91.3	对立违抗性障碍
312.81	F91.1	儿童期初发型品行障碍

312.9	F91.9	未特指的破坏性、冲动控制和品行障碍
312.89	F91.8	其他特指的破坏性、冲动控制和品行障碍
314.01	F90.2	混合型注意缺陷多动障碍
309.3	F43.24	适应障碍，伴有行为干扰
V71.02	Z72.810	儿童或青少年的反社会行为
V61.20	Z62.820	亲子关系问题
300.4	F34.1	持续性抑郁障碍

注：美国在 2014 年 9 月 30 日以前使用 ICD-9-CM 编码，自 2014 年 10 月 1 日起，使用 ICD-10-CM 编码。有的 ICD-9-CM 编码与 ICD-10-CM 编码和"DSM-5 障碍、状况或问题"中的多条内容相关。另外，有的 ICD-9-CM 编码已经停用，导致多条 ICD-9-CM 编码被一条 ICD-10-CM 编码取代。一些已经停用的 ICD-9-CM 编码并未在本表列出。详见 2013 年的《心理障碍诊断与统计手册》。

健康状况

行为界定

1. 被诊断出不危及生命但会影响生活质量的慢性疾病。

2. 被诊断出危及生命的急性的、严重的疾病。

3. 被诊断出最终会导致英年早逝的慢性疾病。

4. 表现出悲伤情绪、社交戒断或焦虑情绪，对活动失去兴趣以及精力不足。

5. 出现自杀倾向。

6. 否认身体疾病的严重程度。

7. 拒绝配合医师建议的医学治疗。

__. _____
_____

__. _____
_____

__. _____

长期目标

1. 接受自己患病的事实，适应生活中出现的必然改变。

2. 解决情绪危机，面对绝症带来的影响。

3. 处理悲伤情绪，并平静地面对自己即将死亡的现实。

4. 接受关心自己的人的情感支持，不要以愤怒的方式拒绝这些人。

5. 解决抑郁、恐惧和焦虑问题，即使生病也能找到心灵的平静。

6. 尽量充分地享受生活，即使时间有限。

7. 配合医学治疗，不表现出被动攻击行为或主动抵抗行为。

__. _____
_____

__. _____
_____

__. _____

短期目标

1. 描述病史、症状和治疗情况。
   （1 ~ 3）

▽2. 家庭成员互相分享对来访者健康状况的恐惧或沮丧情绪，并制订解决方案。（4 ~ 6）

3. 收集来访者行为、情感和态度方面的信息，以便治疗师评估与 DSM 诊断、治疗效果和关系的性质相关的说明。（7 ~ 11）

治疗性干预措施

1. 通过积极倾听、反思移情、支持和灌输希望，与来访者及其父母建立融洽的关系和治疗联盟。

2. 收集来访者的详细病史，包括症状、治疗情况和预后情况。

3. 在来访者知情同意后，联系治疗医师和家庭成员，获取更多有关来访者诊断、治疗和预后情况的医疗信息。

4. 探索和处理来访者与疾病恶化、死亡及濒临死亡有关的恐惧。▽

5. 将来访者的焦虑、悲伤或悲哀情绪与其健康状况联系起来；鼓励来访者表达这些情绪。▽

6. 使用相关认知、生理和（或）行为治疗方法，评估来访者的抑郁和焦虑情绪，并对其进行治疗（参见本书"抑郁"和"焦虑"部分）。▽

7. 评估来访者对"呈现的问题"的洞察力水平（精神和谐与张力障碍）（例如，对"所描述的行为"的问题本质表现出良好的洞察力，认同他人的担忧，并有动力做出改变；对"所描述的问题"表现出矛盾心理，不愿意将该问题作为一个关注点来处理；不愿意承认或不关心"所描述的问题"，也没有动力来改变）。

8. 评估来访者是否有研究型相关疾病的迹象（例如，伴随ADHD 的对立违抗性行为、焦虑障碍引发的抑郁），包括自杀的可能性（例如，当共病抑郁明显时，自杀风险增加）。

9. 评估和来访者"问题行为"相关的因素，例如，年龄、性别和文化背景，以更好地理解来访者的行为原因。

10. 评估来访者障碍的严重程度（例如，所述行为导致来访者在社会、人际关系或职业发展中表现出轻度、中度、重度或非常严重的障碍），以确定适当的护理程度；持续评估这种障碍的严重程度及治疗的效果（例如，来访者不再表现出严重的障碍，但仍存在轻度或中度障碍）。

11. 评估来访者的家庭、学校和社区是否存在致病性护理（例如，持续忽视来访者的情感需求或身体需求、反复更换主要护理人员、很少有机会使来访者建

▽4. 描述对健康状况、疾病后果和通过有效认知行为应对的理解。（12）

▽5. 遵从治疗医师制订的用药方案和必要的医疗程序，向治疗医师报告用药所带来的副作用或问题。（13～15）

▽6. 来访者调整睡眠时间以适应其发育阶段。（16）

▽7. 经常食用营养丰富的饭菜。（17）

▽8. 分担来访者了解自身健康问题及其预后的感受。（18）

立稳定的依附关系、持续施行严厉的惩罚或其他严重不称职的养育方式）。

12. 鼓励和帮助来访者及其父母了解来访者的健康状况、疾病进程、疼痛控制方案、康复的机会以及有助于或干扰有效应对和症状减轻的认知行为因素。

13. 监督并强化来访者配合临床治疗方案的行为。▽

14. 探索并解决来访者的误解、恐惧和影响其遵守医疗程序的情境因素。▽

15. 面质干扰来访者遵从医疗方案的任何操纵、被动攻击和否认行为。▽

16. 评估和监督来访者的睡眠模式和睡眠卫生；对来访者存在的睡眠问题进行相应干预，并让其保持良好的睡眠卫生和睡眠周期（或者安排来访者完成《儿童心理治疗家庭作业指导计划》中的"儿童睡眠问题"）。▽

17. 评估来访者的饮食习惯，并相应地进行干预，以制订营养丰富且均衡的饮食计划。▽

18. 帮助来访者识别、整理和表达由其健康问题所引起的各种感受和压力（或者安排来访者完

9. 来访者减少否认病情严重程度的行为，表达接受健康状况及其后果的现实。（19、20）

10. 家庭成员彼此分担来访者由健康状况引发的感受。（21）

11. 家庭成员处理他们之间发生的冲突。（22～24）

12. 家庭成员表达对与患病儿童以积极的方式相处能给患病儿童提供支持的理解。（25）

成《儿童心理治疗家庭作业指导计划》中的"处理儿童哮喘"）。

19. 温和地面质来访者否认其病情严重程度的行为，使其明白遵守医疗程序的重要性。

20. 强化来访者对其健康状况的接受程度。

21. 与家庭成员见面，帮助他们了解和处理与来访者的健康状况有关的可能的负罪感、愤怒感、无助感和（或）兄弟姐妹的嫉妒（或安排他们完成《青少年心理治疗家庭作业指导计划》中的"应对兄弟姐妹的健康问题"）。

22. 探索父母是如何处理由来访者的疾病引起的压力的，以及父母之间是否因为应对方式不同而发生冲突。

23. 使用解决冲突的方法来评估家庭冲突。

24. 提高家庭成员在面对困难时对家庭内部资源和应对方式的差异的宽容程度。

25. 强调家庭成员对患病儿童的陪伴所起到的治愈作用，并强调温暖、关心、支持和积极的环境具有很强的治愈作用。

▽13. 谈论因健康状况而经历的丧失或限制，以及与之相关的悲伤情绪。（26 ~ 29）

26. 让来访者列出对由健康状况导致的变化、丧失或限制的看法。▽

27. 向来访者讲解悲伤过程的各个阶段，并回答其问题，或者建议来访者阅读《星期四不要绝望》。▽

28. 建议来访者的父母阅读关于悲伤和丧失的书籍。例如，《好悲伤》、Smedes 编著的《当一切都出错了，怎么会没事呢》（*How Can It Be All Right When Everything Is All Wrong?*）、Kushner 编著的《当好人遭遇不幸》（*When Bad Things Happen to Good People*）、《照顾你悲伤的孩子：父母指南》（*Caring for Your Grieving Child: A Parent's Guide*）。帮助他们理解和支持处于悲伤中的孩子。▽

29. 安排来访者写日记，以便在治疗期间与家庭成员分享。▽

▽14. 父母实施始终如一的积极育儿措施，以促进来访者对健康状况的适应性反应。（30）

30. 评估父母在育儿实践中对积极强化原则的理解和使用；如有必要，教授父母基于实践的教养技术（参见本书"教养方式"一章）。▽

▽15. 找出并用更好的方案取代由健康问题引起的消极的自我对话和极其糟糕的想法。（31、32）

31. 帮助来访者找出与健康问题有关的导致其消极态度和绝望情绪的认知扭曲和消极的想法（或者安排来访者完成《青少

年心理治疗家庭作业指导计
划》中的"坏想法导致抑郁情
绪"）。▽

32. 与来访者一起列出积极、现实的
自我对话,以取代他/她与健康
问题及治疗有关的认知扭曲和
极其糟糕的想法（或者安排来
访者完成《儿童心理治疗家庭作
业指导计划》中的"用积极的自
我对话取代消极的想法"）。▽

▽16. 减少花在健康问题方面的时
间。（33、34）

33. 建议来访者每天留出一段特定
的时间,释放其由健康问题引
起的悲伤情绪。在该时间段结
束后,恢复日常活动,并同意在
下一个预定时间段到来之前不
再想这些令人悲伤的事情。▽

34. 面质来访者,让其将注意力
集中在生活的积极方面和剩
余的时间,而不是健康问题
引起的丧失;强化这种积极
的关注。▽

▽17. 学习并实施镇静技能,以减少
整体紧张、焦虑、不安或觉醒
加剧的次数。（35～37）

35. 教授来访者认知技能和身体平
静技能（例如,平静呼吸、认
知距离、去灾难化、分散注意力、
渐进式肌肉放松、引导想象）;
与来访者一起排练如何将这些
技能应用到日常生活中（或者
安排来访者完成《儿童心理治
疗家庭作业指导计划》中的"深

呼吸练习"）；回顾并巩固成功的实践经历，同时为一致的实施提供纠正性反馈。▽

36. 利用肌电图（EMG）生物反馈来监控、增加并增强来访者的放松程度。▽

37. 指定来访者和（或）父母阅读并讨论相关书籍或治疗手册中的渐进式肌肉放松和其他镇静策略。例如，《儿童放松和减压手册》和"C.A.T.应对系列丛书"。▽

▽18. 来访者及其父母学习并实施能够有效解决冲突的社会技能。（38）

38. 教授来访者及其父母符合来访者年龄的社会技能，包括解决问题的技能（例如，具体说明问题、制订方案、列出每个方案的优缺点、选择方案、实施方案和完善方案）和解决冲突的技能（例如，移情、积极倾听、"我的信息"、尊重沟通、自信而不侵犯、妥协），以改善人际关系；使用行为技能培养技术（例如，做出示范、角色扮演、行为排练、纠正性反馈）来培养技能，并解决目前存在的冲突。▽

▽19. 虽然有健康问题，也要尽可能参与社会、生产和娱乐活动。（39～42）

39. 整理出来访者仍然可以单独或与他人一起享受的活动。▽

40. 评估健康状况对来访者社交情

况的影响（或安排来访者完成
《青少年心理治疗家庭作业指
导计划》中的"身体残疾或疾
病对自尊和同伴关系的影响"）；
鼓励来访者的家庭成员和朋友
为其提供社交支持。▽

41. 尽可能使来访者做出承诺，通
过参与令人愉快的和富有挑战
性的活动来提高其活动水平
（或者安排来访者完成《儿童
心理治疗家庭作业指导计划》
中的"展示你的优势"）；加
强在这些活动中的参与度。▽

42. 安排很有可能使来访者感到
快乐的、熟悉且有意义的活动
和（或）让他/她自我感觉良
好的活动，让来访者参与到
"行为激活"中；根据需要，
使用行为技术（例如，做出
示范、角色扮演、角色互换、
行为排练和纠正性反馈），以
帮助来访者在日常生活中运
用这种技术，或者安排来访者
与父母一起完成《成人心理
治疗家庭作业指导计划》中的
"找出并安排愉快的活动"；
加强进步。▽

▽20. 制订体育锻炼时间表。（43）

43. 制订体育锻炼时间表，并鼓励
来访者执行该时间表。▽

21. 学习并运用预防复发的技能。
（44）

22. 如果需要，参加一个由患有类似疾病的病友组成的支持小组。（45）

23. 如果需要，家庭成员可参加一个支持小组。（46）

24. 来访者及其家庭成员找出已经起作用的和可以利用的情感支持资源。（47、48）

25. 参与以信仰为基础的活动，作为安慰和希望的来源。（49、50）

44. 通过帮助来访者找出复发的早期预警信号以及导致复发的消极思想、情绪和行为，回顾治疗过程中学到的技能以及制订应对挑战的计划，以培养来访者预防复发的技能。

45. 将来访者介绍给由其他具有类似健康问题的病友组成的支持小组。

46. 将家庭成员介绍给与来访者的健康问题相关的社区支持小组。

47. 调查并评估来访者及其兄弟姐妹和父母的情感支持资源。

48. 鼓励父母和兄弟姐妹互相帮助，寻求家族、医院社会服务、社区支持小组和宗教信仰的支持。

49. 让父母说出对来访者可能死亡的潜在恐惧；对其恐慌、无助、沮丧和焦虑的情绪表示同情。

50. 鼓励来访者将精神信念（例如，祈祷、冥想、崇拜、音乐）和友情作为支持和使自己内心平静的力量。

——·————————
　　————————

——·————————
　　————————

——·————————
　　————————

——·————————
　　————————

—.——————— —.———————

———————   ———————

诊断建议

使用 DSM-Ⅳ/ICD-9-CM：

轴Ⅰ：

	316	心理症状影响（轴Ⅲ障碍）
	309.0	适应障碍，伴心境低落
	309.24	适应障碍，伴焦虑
	309.28	适应障碍，伴焦虑和心境低落
	309.3	适应障碍，伴有行为干扰
	309.4	适应障碍，伴有情绪和行为干扰
	296.xx	重型抑郁障碍
	311	抑郁障碍 NOS
	300.02	广泛性焦虑症

———————   ———————

———————   ———————

轴Ⅱ：   V71.09   无诊断

———————   ———————

———————   ———————

使用 DSM-5/ICD-9-CM/ICD-10-CM：

ICD-9-CM	ICD-10-CM	DSM-5 障碍、状况或问题
316	F54	其他影响健康状况的心理因素
309.0	F43.21	适应障碍，伴心境低落
309.24	F43.22	适应障碍，伴焦虑
309.28	F43.23	适应障碍，伴焦虑和心境低落
309.3	F43.24	适应障碍，伴有行为干扰
309.4	F43.25	适应障碍，伴有情绪和行为干扰

296.xx	F32.x	重型抑郁障碍，单次发作
296.xx	F33.x	重型抑郁障碍，反复发作
311	F32.9	未特指的抑郁障碍
311	F32.8	其他特指的抑郁障碍
300.02	F41.1	广泛性焦虑症
300.09	F41.8	其他特指的焦虑性障碍
300.00	F41.9	未特指的焦虑性障碍

注：美国在 2014 年 9 月 30 日以前使用 ICD-9-CM 编码，自 2014 年 10 月 1 日起，使用 ICD-10-CM 编码。有的 ICD-9-CM 编码与 ICD-10-CM 编码和"DSM-5 障碍、状况或问题"中的多条内容相关。另外，有的 ICD-9-CM 编码已经停用，导致多条 ICD-9-CM 编码被一条 ICD-10-CM 编码取代。一些已经停用的 ICD-9-CM 编码并未在本表列出。详见 2013 年的《心理障碍诊断与统计手册》。

强迫症

行为界定

1. 经常出现或持续存在一些侵入性的无意义的观念、想法或冲动，影响了来访者的日常生活、学校表现或社会关系。

2. 曾经试图忽略或控制这些观念、想法或冲动，或者用其他观念、想法和行动来代替，但都失败了。

3. 认识到强迫性思维其实是自己的思想的产物。

4. 过度怕脏，或毫无根据地担忧染上可怕的疾病。

5. 存在令人不安的攻击性想法或与性有关的想法、欲望或想象。

6. 持续存在与宗教相关的令人不安的想法，过分关注道德和是非问题。

7. 重复和有意的行为和（或）心理行为，是强迫性思维、焦虑情绪或恐惧情绪的反映。

8. 重复和有意的行为和（或）精神活动，是为了消除不适或预防某些可怕的事件。然而，这些行为和（或）精神活动并没有以现实的方式与该目的相联系，或者明显太过了。

9. 承认重复行为是过度且不合理的。

10. 强迫性清洁和洗涤行为（例如，过度洗手、洗浴和清洁家居用品）。

11. 强迫性囤积或收集行为。

12. 强迫性检查行为（例如，反复检查门是否锁上；重新检查作业，确保正确完成；反复检查，确保没有人受到伤害）。

13. 强迫自己按正确的顺序摆放物品（例如，按特定顺序堆叠硬币），在每天晚上的同一时间穿衣服，以及在特定的日子只穿特定的衣服。

___. _____
    _____

___. _____
    _____

—. _____
  _____

长期目标

1. 显著缩短强迫症相关行为的持续时间或强迫症带来的影响。

2. 显著降低强迫性或仪式性行为的频率。

3. 每天保持稳定的功能水平，最大限度地减少强迫性思维、强迫行为的干扰。

4. 解决生活中的关键冲突和促进强迫性思维–强迫行为模式的情感压力。

5. 从一些重要的观念想法和过去的生活事件中走出来，以便最大限度地摆脱强迫性思维、强迫行为。

—. _____
  _____
  _____

—. _____
  _____
  _____

—. _____

短期目标

1. 来访者描述强迫性思维和（或）强迫行为的性质、历史和严重程度。（1、2）

2. 根据心理测试结果，评估强迫症的性质和严重程度。（3）

治疗性干预措施

1. 使用适当的技巧（例如，积极倾听、反思移情、支持和给予希望），与来访者及其父母建立融洽的关系和治疗联盟。

2. 通过对来访者及其父母的临床访谈，评估来访者强迫症和强迫性思维的性质及严重程度并了解相关病史（或者完成《儿童心理治疗家庭作业指导计划》中的"关于强迫症的关注、感受和希望"练习）。

3. 安排心理测试或其他检查，进一步评估来访者强迫症的性质和严重程度。例如，使用"耶鲁 – 布朗强迫症量表"（*Children's Yale-Brown Obsessive Compulsive Scale*）。

3. 收集来访者行为、情感和态度方面的信息，以便治疗师评估与 DSM 诊断、治疗效果和关系的性质相关的说明。（4 ~ 8）

4. 评估来访者对"呈现的问题"的洞察力水平（精神和谐与张力障碍）（例如，对"所描述的行为"的问题本质表现出良好的洞察力，认同他人的担忧，并有动力做出改变；对"所描述的问题"表现出矛盾心理，不愿意将该问题作为一个关注点来处理；不愿意承认或不关心"所描述的问题"，也没有动力来改变）。

5. 评估来访者是否有研究型相关疾病的迹象（例如，伴随 ADHD 的对立违抗性行为、焦虑障碍引发的抑郁），包括自杀的可能性（例如，当共病抑郁明显时，自杀风险增加）。

6. 评估和来访者"问题行为"相关的因素，例如，年龄、性别和文化背景，以更好地理解来访者的行为原因。

7. 评估来访者障碍的严重程度（例如，所述行为导致来访者在社会、人际关系或职业发展中表现出轻度、中度、重度或非常严重的障碍），以确定适当的护理程度；持续评估这种障碍的严重程度及治疗的效果（例如，来访者不再表现出严重的障碍，但仍存在轻度或中度障碍）。

8. 评估来访者的家庭、学校和社区是否存在致病性护理（例如，持续忽视来访者的情感需求或身体需求、反复更换主要护理人员、很少有机会使来访者建立稳定的依附关系、持续施行严厉的惩罚或其他严重不称职的养育方式）。

▽4. 配合医师对精神药物治疗的评估。（9、10）

9. 安排来访者接受是否需要使用精神药物（如 5- 羟色胺类药物）的评估。▽

10. 监控来访者的处方合规性、药物的副作用和整体疗效，定期咨询医师。▽

▽5. 表述对强迫症的理解和需要进行治疗的理由。（11、12）

11. 向来访者及其父母提供关于强迫症的信息，例如，初步和持续的心理教育，强迫症的认知行为概念，影响儿童发展的生物心理社会因素、恐惧和回避，以及其他与治疗目标相关的信息。▽

12. 讨论治疗的理论基础，包括如何学会对恐惧脱敏，现实测试强迫性恐惧和深层信念（例如，将强迫性恐惧视为"虚惊"），以及建立在无强迫行为基础上的管理恐惧的信心，可参见 Piacentini、Langley 和 Roblek 合著的《儿童强迫症的认知行为治疗：这只是虚惊一场——治疗师指南》（*Cognitive Behavioral Treatment of Childhood OCD: It's Only a False Alarm - Therapist Guide*）。▽

▽6. 来访者表达参与强迫症认知行为治疗的意愿。（13）

13. 确认来访者参与治疗的动机，使用动机访谈技术、利弊分析和（或）其他动机干预技术，鼓励来访者坚持治疗。▽

▽7. 来访者参与个人或小团体形式的强迫症和强迫行为的暴露训练和反应预防（仪式预防）治疗，其家庭成员亦可参与该治疗。（14）

14. 在强化（例如，每日）或非强化（例如，每周）护理水平下，让来访者参与个人（首选）或小型（封闭式）团体形式的强迫症和强迫行为的暴露训练和反应预防治疗，其家庭成员亦可参与，可参见 Wagner 编著的《儿童和青少年强迫症治疗》（*Treatment of OCD in Children and Adolescents*）、March 和 Mulle 编著的《儿童和青少年强迫症》（*OCD in Children and Adolescents*）、《儿童强迫症的认知行为治疗：这只是虚惊一

▽8. 来访者在治疗师的指导下，完成一份关于强迫症和强迫行为的日记。（15）

▽9. 识别并改变有偏见的恐惧的自我对话和信念。（16）

▽10. 来访者学习认知应对策略以治疗强迫症。（17）

▽11. 来访者通过治疗师推荐的资料（如书籍、DVD）了解强迫症及其治疗措施。（18）

场——治疗师指南》。▽

15. 要求并指导来访者进行自我监控，记录自己的强迫症和强迫行为，包括触发因素、特定恐惧以及强迫行为和（或）思维模式；如果需要，让父母参与进来；进行回顾，调整心理教育内容和（或）评估治疗反应。▽

16. 探索来访者有偏见的认知、自我对话、观念并质疑使其出现强迫性恐惧和强迫行为的潜在假设（例如，扭曲的风险评估、夸大对责任感的伤害、过度的自我怀疑、思想－行动融合——对有害行为的思考和实际行为一致），促进其产生纠正偏见的想法 / 信念。▽

17. 教授来访者积极地自我对话、"避免"强迫、疏远和不顺从等认知技能，让强迫性想法、想象和（或）冲动不再出现，以提高来访者在管理强迫症方面的个人效能。▽

18. 推荐来访者通过指定的渠道（如书籍、DVD）了解强迫症、暴露训练及反应预防治疗或其他信息，以加强治疗期间的心理教育。例如，《这只是虚惊一场：认知行为治疗计划——来访者工作簿》、Schwartz 编著的《锁闭大脑：如何摆脱强迫观念与行为》（*Brain Lock: Free Yourself from Obsessive-Compulsive Behavior*）、Waltz 编著的《强迫症——强迫行为障碍：对儿童和青少年的帮助 》（*Obsessive-Compulsive Disorder: Help for Children and Adolescents*）。▽

▽12. 来访者进行想象暴露训练，暴露于会触发强迫症的外部和（或）内部因素中，而不出现强迫行为。（19 ~ 21）

19. 评估任何引发来访者的强迫症和强迫行为的外部因素（例如，人、事物、情景）和内部因素（思维、想象和冲动）的性质。▽

20. 指导和协助来访者构建内部和外部恐惧因素的层次结构。▽

21. 选择初始想象暴露训练的内部和（或）外部因素时，应选择对来访者来说很有可能成功抵抗强迫行为的因素；在暴露训练期间和之后，进行认知重组。▽

▽13. 来访者进行体内暴露（实时暴露）训练，暴露于触发强迫症的外部和（或）内部因素中，而不出现强迫性仪式。（22 ~ 24）

22. 教授来访者使用应对策略（例如，积极地自我对话、分散注意力、疏远）来抵抗强迫行为，以减少强迫症引发的痛苦；让来访者记录抵抗强迫行为的尝试（或者安排父母帮助来访者完成记录）；安排来访者完成《成人心理治疗家庭作业指导计划》一书中的"降低强迫行为的强度"；在下一次治疗中进行回顾，强化成功的实践，提供纠正性反馈，以便改进。▽

23. 帮助父母设计奖励制度，以鼓励来访者暴露并抵抗强迫行为的努力。▽

24. 指导来访者完成暴露训练。在训练中，来访者逐渐减少每天出现强迫症和（或）强迫行为的时间，鼓励来访者使用应对策略，鼓励父母加强孩子的成功训练（或者安排来访者完成《儿童心理治疗家庭作业指导计划》中的"仪式暴露和反应预防"）。▽

▽14. 来访者应用预防复发的策略，以维持治疗效果。（25～28）

25. 与来访者讨论行为过失与行为过失复发之间的区别，行为过失与可逆性复现、恐惧或敦促有关，而行为过失复发则与自愿恢复恐惧状态和逃避的行为模式有关。▽

26. 与来访者一起识别未来可能发生行为过失的情景并对该情况的管理进行演练。▽

27. 指导来访者平时使用在治疗中学到的策略（例如，继续暴露

在先前触发强迫症的外部或内部因素中），以防止再次陷入强迫模式。▽

28. 安排定期的"维护"治疗，帮助来访者维持治疗成果，并适应没有强迫症的生活，关于强迫症复发预防策略的描述，可参见 Hiss、Foa 和 Kozak 合著的《强迫症治疗的复发预防计划》（*A Relapse Prevention Program for Treatment of Obsessive Compulsive Disorder*）。▽

▽15. 父母参与治疗以提供适当的支持和促进来访者在治疗中进步，并帮助管理治疗过程中遇到的压力。（29 ~ 32）

29. 请父母参与治疗，找出父母能够帮助来访者管理强迫症或强迫行为的具体积极方式，可参见 Freeman 和 Garcia 合著的《青少年强迫症家庭治疗：治疗师指南》（*Family–Based Treatment for Young Children With OCD, Therapist Guide*）。▽

30. 请父母在面对来访者的强迫症或强迫行为时保持冷静、耐心和支持，阻止父母对愤怒或挫折做出强烈反应。▽

31. 教授家庭成员如何帮助来访者坚持治疗；协助家庭成员识别和改变会加重来访者强迫症的行为（或者完成《儿童心理治疗家庭作业指导计划》中的"重

新聚焦"练习）。▽

32. 教授家庭成员压力管理技巧
（例如，镇静、解决问题和沟
通的技巧），以管理压力并解
决治疗中遇到的问题。▽

16. 来访者知道如何找到支持人员
或资源，以帮助自己管理强迫
症和（或）强迫行为。（33、
34）

33. 鼓励并指导来访者向支持人员
寻求帮助，帮助来访者在管理
强迫症时坚持遵从治疗建议。

34. 请来访者及其父母参加支持小
组，这样有助于维持治疗成果。

17. 来访者参与强迫症的接纳与承
诺疗法。（35）

35. 使用接纳与承诺疗法，帮助来
访者从根据经验避免强迫症和
强迫行为转变为使用更灵活
的心理学方法来接纳想法、
想象和（或）冲动，并采取
有效的行动，可参见 Greco 和
Hayes 合著的《儿童与青少年
接受和正念治疗》（*Acceptance
and Mindfulness Treatments for
Children and Adolescents*）。

18. 来访者参与埃里克森任务
（Erickson 任务），其中包括
面对强迫症。（36）

36. 为来访者设计埃里克森任务
（例如，如果来访者被丧失情
绪所困扰，则让其完成拜访、
送卡片或给失去某人的人送花
的任务），该任务可使来访者
直面强迫行为的核心；与来访
者一起分析任务结果，可参见
Haley 编著的《特殊疗法：弥
尔顿·H·埃里克森博士的精

19. 来访者参与策略性考验以克服由强迫症引发的冲动。（37）

20. 治疗师参与家庭治疗，解决导致强迫症和强迫行为出现、持续或恶化的家庭动力学因素。（38、39）

神疗法》（*Uncommon Therapy: The Psychiatric Techniques of Milton H. Erickson, M.D.*）。

37. 创造并促进策略性的磨砺。这是一种可以帮助来访者摆脱强迫症或强迫行为的有效治疗方法（例如，每当来访者出现强迫性思维或强迫行为时，指导来访者做一件讨厌的杂务活）。请注意，Haley 强调，治疗仅可提供能实现目标的干预，治疗师无法在治疗开始时承诺治愈来访者，可参见 Haley 编著的《苦难经历治疗法》（*Ordeal Therapy*）。

38. 获取来访者过去和现在的重要人际关系和经历等详细家族史，找出可能导致强迫症症状出现、持续或恶化的家庭动力学因素。

39. 开展家庭治疗，以解决过去和（或）现在的冲突，以及导致强迫症症状出现、持续或恶化的家庭动力学因素，可参见 Freeman 和 Garcia 合著的《儿童和青少年强迫症的家庭治疗——工作手册或治疗师指南》（*Family-Based Treatment for Young Children with OCD——*

21. 来访者与治疗师一起参与游戏治疗，以减少强迫行为。（40）

40. 使用以心理动力学为导向的游戏治疗，以解决抵抗、羞耻、消极的自我意识等问题，并促进来访者的社会适应，可参见 Gold-Steinberg 和 Logan 合著的《儿童强迫症综合游戏治疗》（*Integrating Play Therapy Into the Treatment of Children With OCD*）。

（*Workbook or Therapist Guide*）。

__. _____

__. _____

_____

__. _____

__. _____

_____

__. _____

__. _____

_____

诊断建议

使用 DSM-Ⅳ /ICD-9-CM：

轴 I：

	300.3	强迫症
	300.00	焦虑性障碍 NOS
	300.02	广泛性焦虑症
	296.xx	重型抑郁障碍
	_____	_____
	_____	_____

轴 II：

	V71.09	无诊断
	_____	_____
	_____	_____

使用 DSM-5/ICD-9-CM/ICD-10-CM:

ICD-9-CM	ICD-10-CM	DSM-5 障碍、状况或问题
300.3	F42	强迫症
300.09	F41.8	其他特指的焦虑性障碍
300.00	F41.9	未特指的焦虑性障碍
300.02	F41.1	广泛性焦虑症
296.xx	F32.x	重型抑郁障碍，单次发作
296.xx	F33.x	重型抑郁障碍，反复发作

　　注：美国在 2014 年 9 月 30 日以前使用 ICD-9-CM 编码，自 2014 年 10 月 1 日起，使用 ICD-10-CM 编码。有的 ICD-9-CM 编码与 ICD-10-CM 编码和"DSM-5 障碍、状况或问题"中的多条内容相关。另外，有的 ICD-9-CM 编码已经停用，导致多条 ICD-9-CM 编码被一条 ICD-10-CM 编码取代。一些已经停用的 ICD-9-CM 编码并未在本表列出。详见 2013 年的《心理障碍诊断与统计手册》。

对立违抗

行为界定

1. 对大部分成年人表现出抗拒、敌对和违抗的行为模式。

2. 经常将父母、老师和其他权威人物当作"敌人"。

3. 无视看护人员的指示,乱发脾气(例如,尖叫、哭闹、扔东西、在地上打滚、拒绝移动)。

4. 总是和成年人争论。

5. 经常蔑视或拒绝遵守要求和规则,即使这些要求和规则是合理的。

6. 经常故意惹恼他人,也很容易被他人惹恼。

7. 经常因自己的错误或不当行为而责怪他人。

8. 总是生气和怨恨。

9. 经常怀恨在心或有报复心。

10. 在社会或学业上经历了重大的损害。

—. _____
_____

—. _____
_____

—. _____
_____

长期目标

1. 对成年人表现出敌对和违抗行为的强度和频率明显降低。

2. 停止发脾气,并克制地、有礼貌地服从权威人物的教导。

3. 把对成年人敌对的和违抗的行为转变为有礼貌的和合作的行为。

4. 解决引发愤怒、敌对和违抗行为的冲突。

5. 降低紧张程度、提高满意度,并改善与家庭成员和(或)其他权威人物的沟通。

6. 父母学习并实施恰当的儿童行为管理技能。

———. _____
_____
_____

———. _____
_____
_____

———. _____
_____

短期目标

1. 父母、来访者和其他人找出引发愤怒情绪及违抗行为的情境、想法和情绪，以及这些行为的目的。（1）

2. 父母和来访者配合心理评估，进一步阐明来访者问题行为的性质。（2）

3. 收集来访者行为、情感和态度方面的信息，以便治疗师评估与 DSM 诊断、治疗效果和关系

治疗性干预措施

1. 仔细评估触发来访者违抗行为的各种刺激（例如，情境、人物、想法），以及导致来访者违抗反应的特殊想法、情绪和行动；在必要的情况下询问他人（例如，家庭成员、教师）和（或）使用父母/教师评级量表（例如，"儿童行为检查表""儿童行为调查表""Sutter-Eyberg 学生行为调查表"修订版）。

2. 使用心理评估表评估共病状况（例如，双相情感障碍、抑郁、ADHD）是否导致了破坏行为问题和（或）使用客观评估亲子关系的评估表（例如，"亲子关系调查表"）；与来访者及其父母一起跟进治疗方案；根据需要，重新进行治疗结果评估。

3. 评估来访者对"呈现的问题"的洞察力水平（精神和谐与张力障碍）（例如，对"所描述

的性质相关的说明。（3～7）

的行为"的问题本质表现出良好的洞察力，认同他人的担忧，并有动力做出改变；对"所描述的问题"表现出矛盾心理，不愿意将该问题作为一个关注点来处理；不愿意承认或不关心"所描述的问题"，也没有动力来改变）。

4. 评估来访者是否有研究型相关疾病的迹象（例如，伴随ADHD 的对立违抗性行为、焦虑障碍引发的抑郁），包括自杀的可能性（例如，当共病抑郁明显时，自杀风险增加）。

5. 评估和来访者"问题行为"相关的因素，例如，年龄、性别和文化背景，以更好地理解来访者的行为原因。

6. 评估来访者障碍的严重程度（例如，所述行为导致来访者在社会、人际关系或职业发展中表现出轻度、中度、重度或非常严重的障碍），以确定适当的护理程度；持续评估这种障碍的严重程度及治疗的效果（例如，来访者不再表现出严重的障碍，但仍存在轻度或中度障碍）。

7. 评估来访者的家庭、学校和社

区是否存在致病性护理（例如，持续忽视来访者的情感需求或身体需求、反复更换主要护理人员、很少有机会使来访者建立稳定的依附关系、持续施行严厉的惩罚或其他严重不称职的养育方式）。

▽4. 配合医师评估是否需要精神药物治疗。如果开具了处方，则遵从医嘱。（8、9）

8. 评估来访者是否需要通过精神药物治疗来帮助其控制愤怒情绪和行为。如果需要，可将来访者介绍给精神科医师，以进行药物治疗评估。▽

9. 监控来访者处方的合规性、有效性和副作用；向开具处方的精神科医师提供反馈信息。▽

▽5. 认识到并可以描述情绪与不当行为之间的联系。（10）

10. 通过持续的眼神交流、积极倾听、无条件肯定性关注和热情接纳，积极地与来访者建立信任，帮助其提高识别和表达情绪的能力，而不是用行动将情绪表现出来；帮助来访者把情绪和不当行为联系起来（或者完成《儿童心理治疗家庭作业指导计划》中的"导致儿童行为问题的危险因素"）。▽

▽6. 增加反映对破坏行为后果的了解和愿意承担其责任的陈述。（11、12）

11. 在治疗中面质来访者撒谎和（或）指责他人的不当行为以及拒绝对自己的行为所造成的伤害承担责任的陈述（或者安

排来访者完成《儿童心理治疗家庭作业指导计划》中的"建立同情心"或"鲑鱼与岩石的一课——战斗导致孤独");探索并处理导致来访者表现出责备他人的行为模式的因素(例如,严厉的惩罚经历、家庭成员表现出责备他人的行为模式)。▽

12. 使用从动机性访谈中了解到的信息,将来访者从外化和责备转变为接受自己的行为责任和改变动机。▽

▽7. 同意学习思考和管理愤怒情绪及不当行为的替代方法。(13)

13. 帮助来访者认识到管理愤怒情绪和不当行为的益处(例如,尊重他人和自己、与他人达成合作、有利于身体健康);让来访者同意学习新的方法来管理愤怒和不当行为。▽

▽8. 来访者找到控制愤怒情绪和不当行为的方法。(14、15)

14. 帮助来访者将其破坏行为分解为不同的组成部分(认知、生理、情感和行为),这些组成部分包含了可被控制的可预测阶段(例如,欲望得不到满足导致刺激和愤怒增加,从而造成行为失控)。▽

15. 讨论治疗的理论基础,向来访者解释导致对立行为的不同因素(例如,认知、生理、情感和行

为）的变化会如何影响与他人的互动，从而最大限度地减少负面影响并增加正面影响。▽

▽9. 来访者学习并使用冷静技巧，作为管理挫折反应的一种新方法。（16）

16. 教授来访者冷静技巧（例如，肌肉放松、呼吸、镇静想象法），将之作为更全面、更有针对性的技能组合的一部分，以便在愤怒情绪发生时做出适当反应。可参见《儿童心理治疗家庭作业指导计划》中的"深呼吸练习"。▽

▽10. 来访者探索并使用更有助于控制情绪的自我对话，取代导致愤怒和不当行为的自我对话。（17）

17. 探索更适合来访者的自我对话，以调节来访者的愤怒情绪和行为（例如，"应该""必须"或"不得不"陈述中所反映的期望）；识别和纠正偏见，帮助来访者进行自我评价和自我对话并纠正偏见，促使来访者对挫折做出更灵活和更温和的反应。可参见《儿童心理治疗家庭作业指导计划》中的"用积极的自我对话取代消极的想法"。▽

▽11. 来访者学习并使用思维阻断，以管理引发愤怒及导致宣泄愤怒的不必要的侵扰性想法。（18）

18. 教导来访者思维阻断的技巧，并在每次会谈之间每天安排实施思维阻断；评估实施情况，强化成效，并提供纠正性反馈，以便改进。▽

▽12. 来访者以自信的方式用言语表达对挫折、拒绝和愤怒的感

19. 使用现场指导、看录像、现场示范和（或）角色扮演的方法

受。（19）

帮助来访者培养对愤怒情绪的控制能力和自信应对的反应技巧，如冷静技巧、自我陈述、声明的技能；如果有需要，推荐来访者加入愤怒控制小组或自信小组寻求进一步的指导。可参见 Lochman 等所著的《针对攻击性青少年的愤怒控制培训 》（*Anger Control Training for Aggressive Youths*）。▽

▽13. 来访者使用解决问题和（或）解决冲突的技巧，积极地处理人际关系问题。（20）

20. 教授来访者解决冲突的技巧（例如，移情、积极倾听、以"我"为主语的表达、基于互相尊重的交流、自信但不失锐利、妥协；优化解决问题的步骤），并推荐来访者和父母阅读《帮孩子告别不自信：10 分钟亲子小练习》；通过现场示范、角色扮演和行为演练来解决当前的一些冲突，也可参见《儿童心理治疗家庭作业指导计划》中的"解决问题练习"。▽

▽14. 来访者在团体或个人治疗中运用新的冷静、沟通、解决冲突和思考的技巧。（21、22）

21. 协助来访者制订和强化适合来访者情况的愤怒管理策略，该策略应结合与来访者需求相关的个体、认知、沟通、解决问题和（或）解决冲突的技巧。▽

22. 在越来越具有挑战性的情境下，使用多种技巧（例如，放松、想象、行为演练、示范、角色扮演、录像练习反馈）中的任意一种，帮助来访者巩固其对新的愤怒管理技巧的运用。可参见《针对品行障碍的问题解决技能培训和家长管理培训》。▽

▽15. 来访者降低愤怒爆发的频率、强度和持续时间，同时使用新学到的愤怒管理技巧来控制愤怒。（23）

23. 协助来访者制订和强化适合来访者情况的愤怒管理技巧，该策略应结合与来访者需求相关的个体、认知、沟通、解决问题和（或）解决冲突的技巧。▽

▽16. 来访者找到有助于应用新技巧的社会支持。（24）

24. 鼓励来访者讨论和（或）运用新的愤怒管理技巧，并且在值得信任的同龄人、家庭成员或其他可能支持其做出改变的重要人员的帮助下对愤怒情绪进行管理。▽

▽17. 父母学习家长管理技巧，以识别和管理来访者的问题行为。（25 ~ 29）

25. 使用家长管理技巧，教授父母在与来访者的互动中如何鼓励积极行为、阻止消极行为。这些互动的关键要素（例如，促进和加强积极行为）可促进积极的变化。可参见《家长管理培训》《35 天搞定！世界上最最最不听话的小孩》《和孩子一起生活》。▽

26. 请父母阅读与家长管理技巧中管理破坏行为的方法相关的资

料。可参见《Kazdin 养育叛逆孩子的方法》及《和孩子一起生活》。

27. 教授父母如何具体定义和识别问题行为，观察他们对问题行为的反应，确定他们的反应是鼓励了还是阻止了问题行为，以及找出问题行为的替代行为。▽

28. 教授父母始终保持一些关键性的养育方式，例如，针对可接受和不可接受的行为制订切合实际且适合来访者年龄的规则，鼓励父母做出一些积极的改变，正向强化积极行为（例如，表扬），采取明确的直接指导，终止来访者父母正在进行的消极育儿行为，以及其他一些针对问题行为的消极做法。▽

29. 安排父母在家做一些练习，并记录练习的结果，可参见《青少年心理治疗家庭作业指导计划》中的"明确规则、积极强化、适当惩罚"；对达成了纠正性反馈的亲子交流进行回顾总结，该纠正性反馈以技能使用改善化、合理化、持续化为目标。▽

▽18. 父母和来访者参与游戏治疗。在游戏中使用新规则以确保行为恰当。（30）

▽19. 父母参加基于循证的家长培训项目。（31）

▽20. 加强来访者对家庭和学校规则的遵守。（32）

▽21. 父母用语言表达合理的管教界限，以防止发生虐待行为，并确保来访者及其兄弟姐妹的安全。（33、34）

30. 进行亲子互动治疗。以来访者为导向和以父母为导向的治疗分别侧重于向来访者教授恰当的儿童行为以及培养父母的儿童行为管理技能（例如，命令明确、结果一致、正向强化）。可参考《亲子互动治疗》。▽

31. 推荐父母参加基于循证的家长培训项目，例如，"艰难的岁月"或"积极的教养课程"。▽

32. 为来访者设计奖励制度和（或）偶联契约，并与学校相关人员商议，以强化其在家庭和学校中确定的积极行为，并阻止冲动或叛逆行为（或者完成《青少年心理治疗家庭作业指导计划》中的"明确规则、积极强化、适当惩罚"）。▽

33. 探索来访者的家庭背景，了解可能导致其行为问题的忽视、躯体虐待或性虐待的历史；面质来访者的父母，让其停止使用躯体虐待或过度惩罚的管教方法。▽

34. 采取必要的措施保护来访者及其兄弟姐妹免受虐待（例如，向相关机构举报虐待行为；将来访者或施暴者从家中带走）。▽

▽22. 来访者用言语表达对行为过失和行为过失复发之间区别的理解。（35、36）

35. 阐述预防行为过失复发的理由，讨论行为过失复发风险并介绍预防策略。▽

36. 与父母和（或）来访者讨论行为过失和行为过失复发之间的区别，将行为过失与暂时的治疗挫折联系起来，将行为过失复发与即将回归到持续的思维、情绪和行为模式联系起来。这种疾病反复的模式是对立违抗性障碍或行为障碍的特征。▽

▽23. 来访者实施在治疗中学到的策略，以防止复发。（37～40）

37. 与父母和（或）来访者一起假设和演练如何管理未来可能发生的情境或情况。▽

38. 指导父母和（或）来访者经常使用在治疗中学到的策略（例如，家长培训技术、问题解决技巧、愤怒管理技巧），尽量将这些策略融入生活中。▽

39. 制作一张"应对卡"，在卡片上记录应对策略和其他重要信息（例如，解决问题的步骤、积极的应对声明、在治疗期间对来访者有帮助的提示）。▽

40. 安排定期的维持或加强会议，以帮助父母及来访者维持治疗效果和解决遇到的问题。▽

24. 来访者提高与父母/其他成年

41. 教授来访者互惠原则，让其同

人礼貌互动的频率。（41）

意在一周的时间里以有礼貌的方式对待每个人，观察其他人是否因此更加有礼貌地对待自己。

25. 来访者表现出以合作的方式按照规则玩游戏的能力。（42）

42. 玩一个游戏（例如，跳棋）。首先，让来访者决定游戏规则（治疗师让来访者遵守这些规则）；然后，由治疗师决定游戏规则。分析处理该治疗过程，并对来访者遵守既定规则的行为给予积极的口头表扬。

26. 来访者提高负责任的和积极的社会行为的频率。（43、44）

43. 指导来访者在下一次咨询前做 3 件利他的事情（例如，给患有发育障碍的学生朗读书籍、修剪祖母的草坪），以增强其对他人需求的同理心和敏感性。

44. 让来访者做一些家务活（例如，为家庭聚会准备一道特别的菜、搭建车库架子、给汽车换油），以证明其能够负责任地做事（或者安排来访者完成《儿童心理治疗家庭作业指导计划》中的"家庭聚餐分享"）。

27. 来访者识别并用言语表达与过去的忽视、虐待、分离或遗弃相关的感受。（45）

45. 鼓励和支持来访者表达与忽视、虐待、分离或遗弃相关的情绪并帮助他/她处理这些情绪（例如，给他/她缺席的父母安排写信的任务；使用虚设

28. 来访者在家庭治疗环境中用适当的方式表达抱怨，找出解决家庭冲突的办法。（46）

46. 进行家庭治疗，所有家庭成员都用适当的方式公开表达自己的想法和感受，然后提出合理的解决问题的建议（或者完成《儿童心理治疗家庭作业指导计划》中的"提出抱怨"或"我是否能管理好家庭"）。

对象法）。

29. 父母参与婚姻治疗。（47）

47. 评估婚姻关系中可能存在的药物滥用、冲突或三角关系，将关注点从婚姻问题转移到来访者的出格行为上。必要时寻求适当的治疗。

—．_____

_____

—．_____

_____

—．_____

_____

—．_____

_____

—．_____

_____

—．_____

_____

诊断建议

使用 DSM- Ⅳ /ICD-9-CM：

轴Ⅰ：	312.81	儿童期初发型品行障碍
	312.82	青少年期初发型品行障碍
	313.81	对立违抗性障碍
	312.9	破坏性行为障碍 NOS
	314.01	多动 – 冲动型注意缺陷多动障碍
	312.34	间歇性暴发性障碍

	V71.02	儿童反社会行为
	V61.20	亲子关系问题
	————	————————
	————	————————
轴 Ⅱ：	V71.09	无诊断
	————	————————
	————	————————

使用 DSM-5/ICD-9-CM/ICD-10-CM：

ICD-9-CM	ICD-10-CM	DSM-5 障碍、状况或问题
312.81	F91.1	儿童期初发型品行障碍
313.81	F91.3	对立违抗性障碍
312.9	F91.9	未特指的破坏性、冲动控制和品行障碍
312.89	F91.8	其他特指的破坏性、冲动控制和品行障碍
314.01	F90.1	多动 – 冲动型注意缺陷多动障碍
314.01	F90.9	未特指的注意缺陷多动障碍
314.01	F90.8	其他特指的注意缺陷多动障碍
312.34	F63.81	间歇性暴发性障碍
V71.02	Z72.810	儿童或青少年的反社会行为
V61.20	Z62.820	亲子关系问题

　　注：美国在 2014 年 9 月 30 日以前使用 ICD-9-CM 编码，自 2014 年 10 月 1 日起，使用 ICD-10-CM 编码。有的 ICD-9-CM 编码与 ICD-10-CM 编码和"DSM-5 障碍、状况或问题"中的多条内容相关。另外，有的 ICD-9-CM 编码已经停用，导致多条 ICD-9-CM 编码被一条 ICD-10-CM 编码取代。一些已经停用的 ICD-9-CM 编码并未在本表列出。详见 2013 年的《心理障碍诊断与统计手册》。

超重 / 肥胖

行为界定

1. 身体脂肪比例过高［体重指数（body mass index,BMI）大于或等于 30］导致体重超标。

2. 暴饮暴食，在相对较短的时间内进食大量食物，并且对进食行为缺乏控制。

3. 通过吃东西来控制不良情绪。

4. 吃东西的速度比正常情况快得多。

5. 直到撑得很难受才停止进食。

6. 在不感到饥饿时也会大量进食。

7. 因为吃太多而感到尴尬，总是独自进食。

8. 在大量进食后感到沮丧、内疚和自我厌恶。

—. _____
   _____
   _____

—. _____
   _____
   _____

—. _____
   _____

长期目标

1. 停止暴饮暴食，改变生活方式（例如，多锻炼，多吃蔬菜和水果，多吃健康的零食），从而减轻体重，改善健康状况。

2. 培养健康的认知模式和自我信念，从而形成积极的自我认同，以防止再次出现不健康的饮食模式。

3. 制订有效的技能来管理个人和人际压力，以避免通过情绪化进食或过度进食来缓解压力。

4. 通过深入了解导致现在暴饮暴食行为的痛苦经历来强化自我管理。

——. _____
    _____
——. _____
    _____
——. _____
    _____

短期目标

1. 来访者如实描述饮食模式，包括所吃食物的类型、数量、进食频率，与食物有关的想法和感受，生活方式，以及与家庭成员和同伴之间的关系。（1、2）

2. 与来访者及其父母讨论存在的个人、婚姻或家庭问题。（3）

3. 来访者完成心理测试或客观问卷。（4）

治疗性干预措施

1. 与来访者及其父母建立融洽的关系以组建治疗联盟。

2. 全面评估可能影响肥胖的因素，包括来访者个人和家庭的饮食习惯及模式，与食物和饮食有关的想法、态度和信念，来访者的生活方式、体育锻炼情况以及与确定的改变目标的关系。

3. 评估来访者和（或）父母是否存在可能导致来访者暴饮暴食的现实问题或心理问题（例如，来访者是否存在抑郁和焦虑障碍，父母之间是否存在婚姻冲突）或其他需要关注的问题。如果证据明显，则应进行相应处理（参见本书相关章节）。

4. 进行心理测试，以进行整体评估（例如，证实或排除心理病理学问题）；向来访者反馈评估结果；根据需要，评估是否需要调整治疗方案。

4. 收集来访者行为、情感和态度
方面的信息，以便治疗师评估
与 DSM 诊断、治疗效果和关系
的性质相关的说明。（5 ~ 9）

5. 评估来访者对"呈现的问题"
的洞察力水平（精神和谐与张
力障碍）（例如，对"所描述
的行为"的问题本质表现出良
好的洞察力，认同他人的担忧，
并有动力做出改变；对"所描
述的问题"表现出矛盾心理，
不愿意将该问题作为一个关注
点来处理；不愿意承认或不关
心"所描述的问题"，也没有
动力来改变）。

6. 评估来访者是否有研究型相
关疾病的迹象（例如，伴随
ADHD 的对立违抗性行为、焦
虑障碍引发的抑郁），包括自
杀的可能性（例如，当共病抑
郁明显时，自杀风险增加）。

7. 评估和来访者"问题行为"相
关的因素，例如，年龄、性别
和文化背景，以更好地理解来
访者的行为原因。

8. 评估来访者障碍的严重程度
（例如，所述行为导致来访者
在社会、人际关系或职业发展
中表现出轻度、中度、重度或
非常严重的障碍），以确定适
当的护理程度；持续评估这种
障碍的严重程度及治疗的效果
（例如，来访者不再表现出严

重的障碍，但仍存在轻度或中度障碍）。

9. 评估来访者的家庭、学校和社区是否存在致病性护理（例如，持续忽视来访者的情感需求或身体需求、反复更换主要护理人员、很少有机会使来访者建立稳定的依附关系、持续施行严厉的惩罚或其他严重不称职的养育方式）。

5. 来访者配合地进行全面的医学评估。（10）

10. 把来访者转介给医师，进行医学评估，以评估肥胖可能对治疗计划产生的负面后果（例如，继发于肥胖的疾病，运动方式和运动量受限，为了健康需要避免进食某些食物）以及可能导致其他健康问题的胆固醇水平、血糖或激素失衡情况。

6. 来访者配合医师对精神药物治疗的评估。如有需要，则按处方服药。（11、12）

11. 如果有必要，让来访者进行药物治疗评估（例如，是否出现抑郁、焦虑）。

12. 监控来访者的精神药物治疗处方的合规性、有效性和副作用；根据需要，与开具处方的医师保持联系以便调整治疗方案。

7. 来访者用言语表达对肥胖的相对风险和益处的理解。（13）

13. 与来访者及其父母讨论短期暴食是如何让来访者获益的，以及长期暴食是如何提高更严重的健康问题（例如，高血压、心脏病等）的发生风险的；讨论良好的体重管理对健康的益处。

8. 来访者及其父母陈述参与体重管理的动机。（14）

14. 评估来访者及其父母参与体重管理的动机和准备情况，并进行相应的干预（例如，推迟治疗或对无动机者进行激励干预，获得有动机者的同意后进行治疗）。

▽9. 来访者在饮食日志中记录饮食情况以及影响进食的相关因素。（15）

15. 要求来访者和（或）父母监控和记录来访者的饮食情况，包括食物的种类和数量、进食时间以及进食的环境等相关因素（例如，进食时的情绪感受和想法）；根据需要，使用数据来强化对来访者的心理教育目标（例如，认识到分量的影响，识别高热量和低热量的食物，识别有营养的食物，识别可用于缓解压力的食物）。▽

▽10. 来访者用言语表达对影响饮食、健康、超重和肥胖的因素的理解。（16）

16. 从讨论肥胖及其影响因素开始，采取行为体重管理方法进行治疗；关注生活方式、体育锻炼、态度、认知 / 信念、人际关系和营养的作用。可参见 Brownell 所著的《体重管理学习计划》（*The LEARN Program for Weight Management*）。▽

▽11. 来访者及其父母阅读推荐的材

17. 安排来访者及其父母阅读治疗

料，扩充在治疗中涉及的相关知识。（17）

中涉及的有关肥胖、肥胖影响因素、肥胖治疗原理等治疗重点的心理学教育材料（例如，《体重管理学习计划》）。▽

▽12. 来访者用言语表达对治疗原理的理解。（18）

18. 回顾治疗方案的主要重点，确定来访者理解并认同治疗原理和治疗方案。▽

▽13. 来访者同意通过治疗达到合理的体重目标，并且对实现这个体重目标抱有现实的期望。（19～21）

19. 与来访者及其父母讨论对治疗的现实期望、治疗中面临的挑战和治疗的益处；强调坚持的重要性；向其传递成功的希望和对挑战的现实期望。▽

20. 制订短期（每周）、中期（每月）和长期（6～12个月）目标；定期评估和更新这些目标。▽

21. 商量并制订一种灵活的目标设定策略，在咨询效果回落时采取解决问题的方案（例如，原谅自己、找出触发因素、制订和评估解决风险的计划、实施计划、回归到既定的计划中）。▽

▽14. 在整个治疗过程中，跟踪体重变化，每隔一段时间就记录一次体重。（22）

22. 定期测量来访者的体重，并制作图表，以评估其在治疗期间（例如，每周）的体重变化。▽

▽15. 学习并实施健康的饮食模式。（23、24）

23. 教授来访者健康、营养的饮食观念，包括平衡和多样化的概念，以保证来访者获得必要的营养。可参见 Miller 所著的《怪物健康手册：给怪物和儿童的健康饮食、积极主动和美好感受指南》（*The Monster Health Book: A Guide to Eating Healthy, Being Active & Feeling Great for Monsters & Kids!*）、Rockwell 所著的《吃得足够好：儿童饮食和营养指南》（*Good Enough to Eat: A Kid's Guide to Food and Nutrition*）。概述符合良好营养原则的健康饮食，帮助来访者实现减重目标。▽

24. 把来访者转诊给营养科医师，以制订一份合理的适合来访者的饮食方案，从而实现来访者的减重目标。▽

▽16. 学习并实施食物选择和饮食方案方面的适度和多样化原则。（25）

25. 与来访者及其父母一起，制订个性化的饮食方案，包括从来访者喜欢的食物中选择健康的食物，同时鼓励食物多样化和允许来访者有一定选择权；教授来访者和（或）父母管理总热量摄入及部分控制原则；强调整个家庭都采取健康饮食的益处，不要求禁食某种食物，强调适量摄入是保持健康体重的关键。▽

▽17. 改变生活方式，尝试避免或管

26. 使用刺激控制技术，减少自发

理那些让来访者无意识地大量购买食物或进食的刺激性事件。（26）

18. 改变环境和饮食方式有助于坚持适度和定量饮食。（27）

19. 在日常活动中，找出有助于改善健康状况和良好体重管理的变化。（28～30）

20. 用积极、现实和赋权的自我对

购买/选择/食用食物和其他不良饮食习惯的触发因素（例如，放学后避免购买和食用高热量零食，在购买食物或去容易买到不健康食物的地方之前先吃饭，购买列表规定的食物，家中没有方便拿取的不健康零食，根据计划好的食谱制备食物）。

27. 使用刺激控制技术，例如，用较小的盘子盛菜，放慢进食速度，创造愉快的用餐环境，从而建立愉快的进食环境并形成节制的饮食习惯。

28. 与来访者及其父母一起，找出一些可实施性较强且难度较低的运动（例如，尽可能用走路替代使用交通工具，休息时不要坐着一动不动，避免久坐不动地玩电子游戏）；监控并记录体育锻炼情况。

29. 鼓励来访者及其父母玩需要身体活动的游戏（例如，跑步/投掷游戏、交互式电脑游戏）。

30. 鼓励来访者参加有组织的体育活动（例如，学校体育场/健身房组织的体育活动、游泳、青年俱乐部组织的体育活动）。

31. 探索影响来访者调节不良饮

话来识别、挑战并取代消极的自我对话。（31～33）

食习惯（例如，暴饮暴食、为了发泄情绪而进食、自我概念差）的自我对话和信念；教授来访者如何用更现实和更积极的态度去应对偏见（例如，为了健康而进食；在评价自己时，使用性格／价值而不是使用体重）。▽

32. 安排来访者完成一项家庭作业，让其识别消极的自我对话，并用基于现实的积极的自我对话取代（或者安排来访者完成《儿童心理治疗家庭作业指导计划》中的"用积极的自我对话取代消极的想法"）；回顾并巩固成功的实践，针对失败提供纠正性反馈。▽

33. 使用行为技术（例如，做出示范、纠正性反馈、想象演练、社交强化）教授来访者积极的自我对话和自我奖励，以促进来访者为新的行为改变做出努力（或者安排来访者完成《儿童心理治疗家庭作业指导计划》中的"积极的自我陈述"）。▽

▽21. 学习新的压力管理和问题解决技能，并有效解决以前通过进食来解决的日常问题。（34～38）

34. 使用行为能力构建技术（例如，做出示范、角色扮演、行为演练、纠正性反馈），教授来访者个体化且符合年龄的渐进式肌肉放松（可参考《儿童的放松和减压手册》；或者安排来访者完成《儿童心理治疗家庭作业指导计划》中的"深呼吸练习"）。▽

35. 使用行为技能训练技术（例如，做出示范、角色扮演、行为演练、纠正性反馈），教授来访者个体化且符合年龄的解决问题技能（例如，精确定位问题、生成选项、列出每个选项的优缺点、做出选择、实践和完善）；安排家庭作业练习这些技能（或者完成《儿童心理治疗家庭作业指导计划》中的"解决问题练习"）。▽

36. 使用行为技能训练技术（例如，做出示范、角色扮演、行为演练、纠正性反馈），教授来访者个体化且符合其年龄的解决问题技能，如共情、积极倾听和"我的信息"（或者安排来访者完成《儿童心理治疗家庭作业指导计划》中的"商定和平条约"）。▽

37. 使用行为技能训练技术（例如，做出示范、角色扮演、行为演练、纠正性反馈），教导来访者礼貌地与他人进行沟通，学会在沟通中温柔、坚定但不过分妥协，并且尝试处理同时发生的冲突事件。可参考《冷静、镇静和自信：帮助孩子学习决断技能的工作手册》。▽

38. 教授所有家庭成员压力管理技能（例如，冷静、解决问题、沟通、解决冲突），以管理压力并强化来访者在治疗中取得的进步。▽

▽22. 当来访者接受治疗时，家庭成员对其表示支持。（39 ~ 41）

39. 教导来访者的父母及其他家庭成员如何对来访者参与治疗的行为进行鼓励。例如，奖励来访者配合治疗的行为，忽略来访者过度的抱怨，并向来访者示范积极的行为。▽

40. 帮助家庭成员克服那些会强化来访者不良饮食习惯和（或）不当动机的倾向或行为（例如，情绪性进食）；教授家庭成员通过积极的方法来奖励来访者的进步。▽

41. 鼓励和支持来访者的父母长期为来访者的体重维持工作提供帮助，鼓励来访者通过发邮件、打电话和面对面交流的方式与其他重要的亲人或朋友建立联络。▽

▽23. 实施预防复发的策略。(42 ~ 45)

42. 与来访者讨论治疗效果减退和

复发之间的区别，明确指出治疗效果减退只是暂时性恢复了部分之前的饮食习惯，而复发则是指完全回到了过去的不良饮食模式。▽

43. 与来访者一起预演对未来可能导致复发的情境的应对方法。▽

44. 指导来访者经常使用在治疗中学到的策略（例如，冷静、认知重建、控制刺激源），并尽可能把这些策略融入生活中。▽

45. 制作一张"应对卡"，在上面写下应对策略和其他重要信息（例如，"每次只做一点""吃得健康一些""摆脱冲动""只吃小份""我可以管理我的饮食"），以供来访者日后使用。▽

▽24. 参加一个关于减重的团体项目或小组。（46）

46. 请来访者及其父母参加团体减肥计划（例如，强调改变生活方式、体育锻炼方式、饮食态度、人际关系和健康饮食的计划）。▽

25. 用言语表达过去关于进食或食物匮乏的痛苦经历。（47、48）

47. 通过询问、积极倾听和无条件关怀的方式，探究、讨论和解释可能存在的情感忽视、虐待和（或）通过饮食满足情感需求的行为。

48. 加强来访者对过去痛苦情绪及
其与现在的暴饮暴食的联系的
了解。

—— · ————————　　　　—— · ————————

　　————————　　　　　　————————

—— · ————————　　　　—— · ————————

　　————————　　　　　　————————

—— · ————————　　　　—— · ————————

　　————————　　　　　　————————

诊断建议

使用 DSM-Ⅳ/ICD-9-CM：

轴Ⅰ：　　307.50　　　　进食障碍 NOS

　　　　　316　　　　　　影响肥胖的个性特征或应对方式

　　　　　V61.20　　　　亲子关系问题

　　　　　————————　　　————————

　　　　　————————　　　————————

轴Ⅱ：　　V71.09　　　　无诊断

　　　　　————————　　　————————

　　　　　————————　　　————————

使用 DSM-5/ICD-9-CM/ICD-10-CM：

ICD-9-CM	ICD-10-CM	DSM-5 障碍、状况或问题
278.00	E66.9	超重或肥胖
309.0	F43.21	适应障碍，伴心境低落
307.59	F50.8	其他特指的进食障碍
307.50	F50.9	未特指的进食障碍
316	F54	导致其他健康问题的心理因素，肥胖症
V61.20	Z62.820	亲子关系问题

注：美国在 2014 年 9 月 30 日以前使用 ICD-9-CM 编码，自 2014 年 10 月 1 日起，使用 ICD-10-CM 编码。有的 ICD-9-CM 编码与 ICD-10-CM 编码和"DSM-5 障碍、状况或问题"中的多条内容相关。另外，有的 ICD-9-CM 编码已经停用，导致多条 ICD-9-CM 编码被一条 ICD-10-CM 编码取代。一些已经停用的 ICD-9-CM 编码并未在本表列出。详见 2013 年的《心理障碍诊断与统计手册》。

教养方式

行为界定

1. 在与孩子设定有效的规则和边界时表现出明显的不足。

2. 缺乏成熟、有效的教养方面的知识。

3. 面对孩子的不当行为，经常努力控制自己的情绪反应。

4. 夫妻之间在教养/管教孩子方面的冲突越来越多。

5. 存在监管不严和限制设置不当的教养模式。

6. 存在过度纵容孩子的教养模式。

7. 以严厉、刻板和贬低的态度对待孩子。

8. 存在躯体和情感虐待的教养模式。

9. 父母中的一方过度纵容，而另一方过于严厉。

10. 父母中的一方表达不满情绪，好像只有自己一个人负责对孩子的管理、养育和管教。

11. 缺乏对孩子在一定的发展水平上的行为给予合理期望的认识。

12. 父母曾被其他人（例如，学校管理人员、青少年法庭工作人员、朋友）告知需要控制孩子的消极行为。

13. 为了处理孩子的消极行为，已经用尽了办法和资源。

———. _____
_____
_____

———. _____
_____

———. _____
_____

长期目标

1. 理解并实施可行且有效的教养技巧。

2. 对教养孩子和孩子的发展水平持有现实的观点并采取合理的方式。

3. 终止无效的和（或）虐待的教养方式，并使用积极、有效的教养技巧。

4.建立并维持健康运作的教养模式。

5.解决妨碍有效教养的孩子问题。

6.家庭关系达到一个更高的水平。

___. _____
_____
___. _____
_____
___. _____
_____

短期目标

1. 父母提供关于婚姻关系、孩子行为期望和教养方式的信息。（1）

2. 父母找出具体的婚姻冲突，并努力解决。（2、3）

3. 安排相关的测评并收集结果。（4～6）

治疗性干预措施

1. 移情和正常化处理父母的教养困惑，并获得与他们的婚姻关系、孩子行为期望和教养方式有关的信息。

2. 分析从父母处获得的与婚姻关系和教养方式有关的信息，并确定在夫妻间是否存在婚姻问题和冲突。

3. 指导或引导父母进行婚姻疗法，以解决阻碍有效教养孩子的主要矛盾。

4. 安排父母完成测评（例如，"教养压力指数"和"亲子关系调查表"），以了解其教养方式的优缺点。

5. 与父母分享测评的结果，并确定需要处理的问题，以加强父母组成的教养团队。

6. 利用测评结果找出父母的资源

4. 收集来访者行为、情感和态度方面的信息，以便治疗师评估与 DSM 诊断、治疗效果和关系的性质相关的说明。（7～11）

和优势，并开始提高父母的自信和教养效能水平。

7. 评估来访者对"呈现的问题"的洞察力水平（精神和谐与张力障碍）（例如，对"所描述的行为"的问题本质表现出良好的洞察力，认同他人的担忧，并有动力做出改变；对"所描述的问题"表现出矛盾心理，不愿意将该问题作为一个关注点来处理；不愿意承认或不关心"所描述的问题"，也没有动力来改变）。

8. 评估来访者是否有研究型相关疾病的迹象（例如，伴随 ADHD 的对立违抗性行为、焦虑障碍引发的抑郁），包括自杀的可能性（例如，当共病抑郁明显时，自杀风险增加）。

9. 评估和来访者"问题行为"相关的因素，例如，年龄、性别和文化背景，以更好地理解来访者的行为原因。

10. 评估来访者障碍的严重程度（例如，所述行为导致来访者在社会、人际关系或职业发展中表现出轻度、中度、重度或非常严重的障碍），以确定适当的护理程度；持续评估这种

障碍的严重程度及治疗的效果（例如，来访者不再表现出严重的障碍，但仍存在轻度或中度障碍）。

11. 评估来访者的家庭、学校和社区是否存在致病性护理（例如，持续忽视来访者的情感需求或身体需求、反复更换主要护理人员、很少有机会使来访者建立稳定的依附关系、持续施行严厉的惩罚或其他严重不称职的养育方式）。

5. 父母表达在养育中经历的挫败、无助和无力的感觉。（12 ~ 14）

12. 创造一个舒适的氛围，让父母能够舒适、放松地表达在养育中经历的挫败感。

13. 用贴合现状和标准化的方式对父母进行全面的育儿教育。

14. 帮助父母降低对他们自己的不切实际的期望。

6. 指出影响父母教养模式的未解决的童年问题，并努力解决这些问题。（15、16）

15. 探索父母的童年经历，找出其目前存在的未解决的问题，并指出这些问题现在正如何影响他们对孩子的有效教养。

16. 帮助父母解决童年时期未解决的问题。

7. 明确他们的孩子具有挑战性的个性／气质类型，并制订具体的策略来更有效地应对这种个性／气质类型。（17 ~ 19）

17. 请父母阅读《挑战型儿童》，然后指出他们的孩子表现出的是哪种难以解决的行为模式；鼓励父母使用针对这类儿童的教养方法。

18. 让父母多阅读关于家庭教养的书籍或材料，以完善其在日常生活中的教养方式〔例如，《Kazdin养育叛逆孩子的方法》《高需求儿童养育》、Greene所著的《爆炸型儿童》(*The Explosive Child*)、Edwards所著的《如何对待难对付的孩子》(*How to Handle a Hard- to-Handle Kid*)〕。

19. 支持、授权、监督和鼓励父母实施新的教养策略，根据需要向父母提供反馈。

▽8. 减少父母对孩子轻微不当行为的过度反应。（20 ~ 22）

20. 评估父母对孩子行为的反应，帮助他们学会以更灵活的、有想法的、有计划的方式做出反应（或者安排来访者完成《儿童心理治疗家庭作业指导计划》中的"挑选你的战斗"）。▽

21. 帮助父母意识到孩子可以按下"热按钮"来获得快速的负面反应以及这种过度反应是如何削弱他们作为父母的权威的；鼓励父母忽视轻微的不当行为，同时表扬积极的行为。▽

22. 选取一些常见的教养失败的情境与父母进行角色扮演。帮助父母在被孩子的消极行为惹恼

时，于深思熟虑后做出反应，而不是用自己惯常的消极反应回应孩子。▽

▽9. 父母学习家长管理技巧，以识别和管理来访者的问题行为。（23～27）

23. 使用家长管理技巧，教授父母如何在与来访者的互动中鼓励积极行为、阻止消极行为，这些互动的关键要素（例如，促进和加强积极行为）可促进积极的变化。可参见《父母管理培训》《养育意志坚强的孩子》《和孩子一起生活》。▽

24. 请父母阅读与家长管理技巧中管理破坏行为的方法相关的资料。可参见《Kazdin 养育叛逆孩子的方法 》及《和孩子一起生活》。▽

25. 教授父母如何具体定义和识别问题行为，观察他们对问题行为的反应，确定他们的反应是鼓励了还是阻止了问题行为，以及找出问题行为的替代行为。▽

26. 教授父母始终保持一些关键性的教养方式，例如，针对可接受和不可接受的行为制订切合实际且适合来访者年龄的规则，鼓励父母做出一些积极的改变，正向强化积极行为（例如，表扬），采取明确的直接

指导，终止父母正在进行的消极育儿行为，以及其他一些针对问题行为的消极做法。▽

27. 安排父母在家做一些练习，并记录练习的结果，可参见使用《青少年心理治疗家庭作业指导计划》中的"明确规则、积极强化、适当惩罚"；对达成了纠正性反馈的亲子交流进行回顾总结，该纠正性反馈以技能使用改善化、合理化、持续化为目标。▽

▽10. 学习并实施管理不当行为的暂时隔离法。（28）

28. 教导父母使用暂时隔离法作为孩子不当行为的惩罚。如果可能，则使用"信号座椅"。该信号座椅有一个电池驱动的蜂鸣器，既可作为计时器，也可提示父母孩子没有待在座椅上，可参见 Hamilton 和 MacQuiddy 合著的《自我管理行为父母培训》（*Self-Administered Behavioral Parent Training*）；教授父母在实施暂时隔离法时保持冷静，并保持暂时隔离状态。▽

▽11. 父母和来访者参与游戏，在游戏中实践新规则。（29）

29. 进行亲子互动治疗，以来访者为导向和以父母为导向的课程分别侧重于教授来访者什么是适当的行为和培养父母的行为管理技巧（例如，命令明确、

结果一致、积极强化）。可参见《亲子互动治疗》。▽

▽12. 父母参加循证培训项目。（30）

30. 推荐父母参加基于循证的父母培训项目，如 Incredible Years，或参见《父母积极教养》。▽

▽13. 提高父母与孩子进行开放而有效的谈话的技能。（31、32）

31. 使用示范和角色扮演方式教导父母应先学会倾听，而不是只和孩子交谈，并使用开放式问题，用坦诚和分享的态度与孩子交流。▽

32. 让父母阅读有关亲子沟通的材料，例如，Faber 和 Mazlish 合著的《如何说话，让孩子倾听，让孩子说话》（*How to Talk So Kids Will Listen and Listen So Kids Will Talk*）、Gordon 所著的《父母效力培训》（*Parent Effectiveness Training*）；帮助父母在与孩子的日常对话中使用新的沟通方式，并观察孩子对这种沟通方式的积极反应。▽

▽14. 父母实施奖励制度，鼓励和强化孩子遵守家庭和学校规则的行为。（33）

33. 为孩子设计奖励制度和（或）偶联契约，并安排父母与学校相关人员会面，以强化孩子在家庭和学校中确定的积极行为并减少冲动或破坏行为。▽

▽15. 试着让父母描述对儿童发展阶段及其相关行为的理解。（34）

34. 教导父母，让他们了解男孩和女孩之间存在许多重要的发育差异，如发育速度、观念、冲动控制能力等，以及了解如何处理养育过程中的这些差异。可参考 Schaefer 和 DiGeronimo 合著的《年龄和阶段：给父母的正常儿童发育指导》（*Ages and Stages: A Parent's Guide to Normal Childhood Development*）。▽

16. 父母用言语表达自己对养育子女的技能、效力和自信的提高。（35、36）

35. 让孩子填写 Berg-Gross 编制的"父母报告卡"，然后将其反馈给父母；为父母的教养提供资源，并找出需要加强的地方。

36. 帮助父母找出教养的薄弱领域；帮助父母提高技能，并增强其自信和提高其跟进能力（或者安排父母完成《儿童心理治疗家庭作业指导计划》中的"做始终如一的父母"）。

17. 父母制订适当的管教界限，停止虐待行为。（37、38）

37. 探索来访者的家庭背景，了解可能导致其子女行为问题的忽视、躯体虐待或性虐待的家族史；面质父母，使其停止使用躯体虐待或过度惩罚的管教方法，并确保子女的安全。

38. 采取必要的措施保护来访者的子女免受虐待（例如，向相关机构举报虐待行为；将施暴者或其子女从家中带走）。

18. 在教养过程中，夫妻双方用言语相互表达支持。（39）

39. 帮助父母找出和实施可以相互提供支持的具体方式，并帮助他们认识到孩子会以多种方式离开父母、逃避合作，以实践自己的想法。

▽19. 父母的压力有所减轻，并表示孩子做出适当行为的次数有所增加。（40）

40. 鼓励父母使用体育锻炼、业余爱好、社交活动、娱乐和放松技巧来减轻压力，提高生活满意度（或者完成《成人心理治疗家庭作业指导计划》中的"找出和安排愉快的活动"）；推荐父母阅读 Palmiter 所著的《父母工作，家庭繁荣》（*Working Parents, Thriving Families*）。▽

20. 减少来自外部的容易消耗家庭精力和时间的事务。（41、42）

41. 叮嘱父母不要让孩子和自己参加太多的活动、组织或体育运动；建议留出时间与孩子进行一对一的家庭活动。

42. 让父母提供全家每周的活动时间表，然后和父母一起评估该时间表，找出哪些活动是有价值的，哪些活动是可以取消的，使活动更加集中和放松。

21. 父母用言语表达他们停止了对孩子不切实际的期望。（43、44）

43. 向父母指出他们抱有的对孩子不切实际的期望，并帮助他们修正这些期望。

44. 帮助父母认识到追求完美对孩子及亲子关系的负面影响 / 消极结果。

22. 父母和孩子报告他们之间的关系变得更加密切。（45）

45. 帮助父母消除或解决阻碍和限制家庭成员之间联系的障碍，并找出促进联系的活动，如玩游戏或单独相处的时间（或者完成《儿童心理治疗家庭作业指导计划》中的"家庭聚餐分享"）。

___. _____
　　_____

___. _____
　　_____

___. _____
　　_____

___. _____
　　_____

___. _____
　　_____

___. _____
　　_____

诊断建议

使用 DSM–Ⅳ /ICD–9–CM：

轴Ⅰ：

309.3	适应障碍，伴有行为干扰
309.4	适应障碍，伴有情绪和行为干扰
V61.21	忽视儿童
V61.20	亲子关系问题
V61.1	伙伴关系问题
V61.21	儿童躯体虐待
V61.21	儿童性虐待
_____	_____
_____	_____

轴Ⅱ：

301.7	反社会型人格障碍
301.6	依赖型人格障碍
301.81	自恋型人格障碍

	301.83	边缘型人格障碍
	799.9	诊断推迟
	V71.09	无诊断
	————	————————
	————	————————

使用 DSM-5/ICD-9-CM/ICD-10-CM：

ICD-9-CM	ICD-10-CM	DSM-5 障碍、状况或问题
309.3	F43.24	适应障碍，伴有行为干扰
309.4	F43.25	适应障碍，伴有情绪和行为干扰
V61.21	Z69.011	父母对儿童忽视施暴者的心理健康服务诊断
V61.20	Z62.820	亲子关系问题
V61.21	Z69.011	父母对儿童虐待施暴者的心理健康服务诊断
V61.22	Z69.011	父母对儿童性虐待施虐者的心理健康服务诊断
313.81	F91.3	对立违抗性障碍
312.9	F91.9	未特指的破坏性、冲动控制和品行障碍
312.89	F91.8	其他特指的破坏性、冲动控制和品行障碍
312.82	F91.2	青少年期初发型品行障碍
312.81	F91.1	儿童期初发型品行障碍（这是章节列表中的附加诊断）
314.01	F90.2	混合型注意缺陷多动障碍
301.7	F60.2	反社会型人格障碍
301.6	F60.7	依赖型人格障碍
301.81	F60.81	自恋型人格障碍
301.83	F60.3	边缘型人格障碍

注：美国在 2014 年 9 月 30 日以前使用 ICD-9-CM 编码，自 2014 年 10 月 1 日起，使用 ICD-10-CM 编码。有的 ICD-9-CM 编码与 ICD-10-CM 编码和"DSM-5 障碍、状况或问题"中的多条内容相关。另外，有的 ICD-9-CM 编码已经停用，导致多条 ICD-9-CM 编码被一条 ICD-10-CM 编码取代。一些已经停用的 ICD-9-CM 编码并未在本表列出。详见 2013 年的《心理障碍诊断与统计手册》。

同伴 / 兄弟姐妹冲突

行为界定

1. 经常与同伴和（或）兄弟姐妹发生公开的、激烈的言语和（或）肢体上的争斗。

2. 把冲突的责任推卸到他人身上。

3. 认为自己受到了不公平对待，并且认为父母更偏爱兄弟姐妹。

4. 在与同伴和（或）兄弟姐妹的相处中表现出欺凌、对抗、报复、谩骂。

5. 几乎没有朋友，或者仅有几个朋友，但表现出类似的不符合社会规范的行为。

6. 表现出冲动、恐吓或其他难以控制的行为模式。

7. 对同伴表现出攻击行为，对他人缺少明显的同情心。

8. 父母对来访者不友好，表现出拒绝、争吵和缺少尊重或情感的家庭模式。

—. _____
_____

—. _____
_____

—. _____
_____

长期目标

1. 与同伴和兄弟姐妹竞争、合作，并能恰当地解决冲突。

2. 形成健康的处理焦虑、紧张、挫败和愤怒的机制。

3. 终止攻击行为，并用坚定和同情心取代之。

4. 形成相互尊重、信任的同伴和兄弟姐妹关系。

5. 父母习得必要的教养技能，在尊重、有同理心和无攻击行为方面树立榜样。

6. 对所有的同伴和兄弟姐妹表现出一致的亲社会行为。

—· _____
     _____
     _____
—· _____
     _____
—· _____
     _____

短期目标

1. 来访者试着描述与兄弟姐妹和同伴的关系。（1、2）

2. 收集来访者行为、情感和态度方面的信息，以便治疗师评估与 DSM 诊断、治疗效果和关系的性质相关的说明。（3～7）

治疗性干预措施

1. 通过持续的眼神交流、积极倾听、无条件肯定性关注和热情接纳，积极地与来访者建立信任关系，帮助来访者提高识别和表达感情的能力。

2. 探索来访者对自己与同伴和兄弟姐妹的关系的看法；评估来访者否认冲突并把责任推卸给他人的程度。

3. 评估来访者对"呈现的问题"的洞察力水平（精神和谐与张力障碍）（例如，对"所描述的行为"的问题本质表现出良好的洞察力，认同他人的担忧，并有动力做出改变；对"所描述的问题"表现出矛盾心理，不愿意将该问题作为一个关注点来处理；不愿意承认或不关心"所描述的问题"，也没有动力来改变）。

4. 评估来访者是否有研究型相关疾病的迹象（例如，伴随

ADHD 的对立违抗性行为、焦虑障碍引发的抑郁），包括自杀的可能性（例如，当共病抑郁明显时，自杀风险增加）。

5. 评估和来访者"问题行为"相关的因素，例如，年龄、性别和文化背景，以更好地理解来访者的行为原因。

6. 评估来访者障碍的严重程度（例如，所述行为导致来访者在社会、人际关系或职业发展中表现出轻度、中度、重度或非常严重的障碍），以确定适当的护理程度；持续评估这种障碍的严重程度及治疗的效果（例如，来访者不再表现出严重的障碍，但仍存在轻度或中度障碍）。

7. 评估来访者的家庭、学校和社区是否存在致病性护理（例如，持续忽视来访者的情感需求或身体需求、反复更换主要护理人员、很少有机会使来访者建立稳定的依附关系、持续施行严厉的惩罚或其他严重不称职的养育方式）。

3. 来访者参加游戏治疗。(8 ~ 11)

8. 使用精神分析游戏治疗（例如，探索并了解无意识冲突、固执或抑制的原因；解释抗拒、移

情或核心焦虑），帮助来访者
认识并解决与同伴和（或）兄
弟姐妹之间的问题。

9. 在游戏治疗过程中应用 Landreth
的 ACT 模型来确认来访者的感
受,传达限制,并针对其与同伴和
（或）兄弟姐妹的持续冲突和攻
击行为寻找更合适的替代行为。

10. 解释来访者在游戏治疗中所表
达的感情，并将其与来访者对
同伴和（或）兄弟姐妹的愤怒
和攻击行为联系起来。

11. 用玩偶设置适当的情景，示范
如何用积极的方式来处理 / 管
理与同伴和（或）兄弟姐妹的
冲突。

4. 来访者降低对同伴和（或）兄
弟姐妹的攻击行为的频率和强
度。（12 ~ 15）

12. 指导父母使用 Schaefe 的 "婴
儿游戏"。在游戏中，每天给
来访者设定一段时间（例如，
30 分钟）做一个小婴儿，让母
亲 / 父亲满足来访者的每一个
需要。在设定的时间过后，来
访者重新成为家庭中的一般成
员，父母以符合来访者年龄的
方式对待他 / 她。

13. 利用 Daves 的 "撕纸" 练习。
在练习中，治疗师把一些废报
纸放在房间中央，指导家庭成
员将废报纸撕成碎片并扔到空

中。仅有的两个条件是，家庭成员必须清理这些碎纸片，并且不能互相扔纸。在清理过程中，治疗师用语言督促他们清理，并与家庭成员讨论以这种方式发泄情绪的感受，以及他们在家中时可以如何做。

14. 教授来访者 Wunderlich 的"跺脚和吹泡泡"方法，使其认识到释放愤怒和挫败的情绪是日常生活的一部分，并强调最重要的是如何处理这些情绪。然后，与来访者谈论"愤怒怎样通过自己的手指进入空气中"。

15. 教授来访者的父母和老师社会学习技巧，忽视来访者的攻击行为，除非有身体伤害的危险。请父母与老师合作，关注和赞扬来访者的所有非攻击的、合作性的友好行为。

5. 来访者试着用言语或书面的方式表达希望他人如何对待自己。（16 ~ 18）

16. 对来访者进行情感教育，重点关注他人成为攻击行为的焦点时的感受。然后，询问来访者希望别人如何对待他 / 她（可考虑使用《儿童心理治疗家庭作业指导计划》中的"建立同情心"或"鲑鱼与岩石的一课——战斗导致孤独"）。

17. 让来访者列出与兄弟姐妹之间存在的问题，并提出具体的解决方案（或者安排来访者及其父母完成《儿童心理治疗家庭作业指导计划》中的"商定和平条约"）。

18. 与来访者和（或）家庭成员一起玩 Gardner 的"帮助、分享和关怀"游戏，提高对自己和他人的尊重。

6. 来访者识别并描述他人和自己的感受。（19 ~ 21）

19. 使用治疗性故事，例如，《加德纳博士今日儿童童话》，来增加来访者对情感的认识以及找出其与他人合作的方式。

20. 推荐来访者加入同伴治疗小组，小组目标是通过小组练习（力量碰撞、信任、表达负面情绪等）来提高个体的社交敏感性和社交行为灵活性。

21. 使用 Gardner 的"谈话、感受、行动"游戏来提高来访者对自我和他人的感受的认知。

7. 来访者增加与同伴和兄弟姐妹的社交得体行为。（22 ~ 24）

22. 使用 Berg 的"愤怒控制"游戏或类似游戏，让来访者学习新的、积极的管理攻击情绪的方式。

23. 与来访者一起玩 Berg 的"社会冲突"游戏，帮助来访者发展行为技能，减少与他人的不良人际交往行为。

24. 指导或推荐来访者接受行为契约小组治疗。在此治疗中，每周制订一个积极的同伴交际契约，并在每周结束时进行回顾。用口头反馈和具体的小奖励给予正向强化。

8. 来访者参加集体合作活动。（25、26）

25. 指导父母让来访者参与合作活动(体育运动、夏令营等活动)。

26. 推荐来访者参加各种以建立自尊和与同伴合作为主题的夏令营。

9. 父母促进来访者建立社交网络。（27）

27. 让父母阅读 Sheridan 所著的《他们为什么不喜欢我 : 帮助你的孩子结交并维系朋友关系》（*Why Don't They Like Me? Helping Your Child Make and Keep Friends*），帮助来访者提高与他人交往的技能。

10. 来访者能够识别与"父母更偏爱兄弟姐妹"相关的情绪。（28）

28. 帮助来访者识别并改变"父母独宠某个兄弟姐妹" 这一偏见（或者安排来访者完成《儿童心理治疗家庭作业指导计划》中的"约瑟夫，他的神奇彩色外套及其他物品"）。

11. 来访者通过微笑和表达感谢来回应赞美和鼓励。（29）

29. 使用角色扮演、示范和行为演练的方式，教导来访者如何变得更开朗以及如何对赞美和鼓励做出反应。

12. 父母通过言语或行为表达对来访者的赞美。（30）

13. 来访者用言语表达对愤怒背后痛苦感受的理解。（31）

14. 家庭成员减少争吵的频率和表达拒绝的次数。（32~34）

15. 父母参加积极教养系列课程。（35）

16. 父母制订并实施行为修正计划以增加合作的社会行为的频

30. 在家庭治疗中，帮助父母培养向来访者用言语表达感情和恰当赞美的能力。

31. 探索来访者是否曾经有过忍受被家人和朋友拒绝的经历，这些经历有可能是导致来访者愤怒情绪的原因。

32. 让家庭成员阅读 Crist 和 Verdick 合著的《兄弟姐妹：因为你们都陷入困境，所以要团结起来》（*Siblings: You're Stuck With Each Other, So Stick Together*）。然后，指导他们实施其中的一些建议。根据需要，治疗师将及时监控、鼓励及修正方向。

33. 在家庭会谈中，与父母一起努力，减少父母彼此之间的攻击、排斥以及家庭内部的争吵。

34. 让父母阅读 Faber 和 Mazlish 合著的《无竞争的兄弟姐妹》（*Siblings Without Rivalry*），并与治疗师一起探讨其中的关键概念；让父母从阅读材料中选择两个建议，并与孩子一起实施这两个建议。

35. 推荐父母参加积极教养课程。

36. 帮助父母制订并实施行为修正计划。在该计划中，父母通过

率。（36、37）

奖励虚拟货币鼓励和加强来访者与同伴和兄弟姐妹之间的积极互动行为，来访者可以用虚拟货币换取预先设定的奖励；治疗师在需要修正方向时给予指导和反馈。

37. 与来访者及其父母每周进行 1 次回顾会谈。回顾上周的行为并适当调整计划，以便下周执行；在适当的时候，给予来访者反馈并示范如何对来访者做出积极鼓励。

17. 父母出面解散助长兄弟姐妹冲突的小联盟。（38）

38. 进行家庭治疗会谈，评估可能导致同伴和（或）兄弟姐妹冲突的家庭动力学因素和小联盟。

18. 家庭成员以互相尊重的方式解决冲突。（39）

39. 在家庭会谈中，面质家庭成员向彼此表达的不尊重的情绪，并通过示范、角色扮演和行为演练的方式教导家庭成员如何以合作、尊重以及和平的方式解决冲突（可安排家庭成员完成《儿童心理治疗家庭作业指导计划》中的"解决问题练习"）。

19. 来访者完成推荐的精神病学或心理学测试 / 评估。（40）

40. 评估并推荐来访者进行精神病学或心理学测试。

20. 来访者及其父母遵从心理学评估的建议。（41）

41. 协助并监督来访者及其父母遵守心理学评估的建议。

___ . _____   ___ . _____
    _____   _____
___ . _____   ___ . _____
    _____   _____
___ . _____   ___ . _____
    _____   _____

诊断建议

使用 DSM- Ⅳ /ICD-9-CM：

轴Ⅰ：   313.81   对立违抗性障碍

            312.xx   品行障碍

            312.9   破坏性行为障碍 NOS

            314.01   多动 – 冲动型注意缺陷多动障碍

            314.9   注意缺陷多动障碍 NOS

            V62.81   关系问题 NOS

            V71.02   儿童或青少年的反社会行为

            315.00   阅读障碍

            315.9   学习障碍 NOS

            _____   _____

            _____   _____

轴Ⅱ：   V71.09   无诊断

            _____   _____

            _____   _____

使用 DSM-5/ICD-9-CM/ICD-10-CM：

ICD-9-CM	ICD-10-CM	DSM-5 障碍、状况或问题
313.81	F91.3	对立违抗性障碍

312.xx	F91.1	儿童期初发型品行障碍
312.9	F91.9	未特指的破坏性、冲动控制和品行障碍
312.89	F91.8	其他特指的破坏性、冲动控制和品行障碍
314.01	F90.1	多动 – 冲动型注意缺陷多动障碍
314.01	F90.9	未特指的注意缺陷多动障碍
314.01	F90.8	其他特指的注意缺陷多动障碍
V62.81	Z62.891	同胞关系问题
315.00	F81.0	阅读障碍伴特殊学习障碍

注：美国在 2014 年 9 月 30 日以前使用 ICD–9–CM 编码，自 2014 年 10 月 1 日起，使用 ICD–10–CM 编码。有的 ICD–9–CM 编码与 ICD–10–CM 编码和 "DSM–5 障碍、状况或问题" 中的多条内容相关。另外，有的 ICD–9–CM 编码已经停用，导致多条 ICD–9–CM 编码被一条 ICD–10–CM 编码取代。一些已经停用的 ICD–9–CM 编码并未在本表列出。详见 2013 年的《心理障碍诊断与统计手册》。

躯体 / 情感虐待受害者

行为界定

1. 自述或被他人证明曾被年长者伤害过（例如，殴打、灼烧、脚踢、掌击、拷问）。
2. 有瘀伤或伤口作为受害的证据。
3. 自述受到了看护人员的伤害，伴有恐惧感和社交退缩。
4. 对同伴或成年人的攻击行为的频率和严重程度显著增高。
5. 受虐待时的记忆会反复、侵扰性地出现。
6. 与施暴者接触时，感到愤怒、情绪激动或恐惧。
7. 经常表现出抑郁、易怒、焦虑和（或）冷漠的回避行为。
8. 表现出倒退行为（例如，吮吸拇指、婴儿式说话、遗尿）。
9. 睡眠障碍（例如，难以入睡、拒绝独自睡觉、夜惊、反复做令人悲伤的噩梦）。
10. 离家出走以避免进一步的身体伤害。

___. _____
   _____
___. _____
   _____
___. _____
   _____

长期目标

1. 终止躯体虐待。
2. 离开正在发生虐待的环境，转移到更安全的地方。
3. 重建自我价值感，并克服难以抵抗的恐惧感、羞耻感和悲伤感。
4. 克服恐惧和抑郁的情绪，增进交流并提高家庭成员间尊重的界限。
5. 限制照料者对来访者的惩罚，禁止发生身体伤害，并保持对来访者权利的尊重。

6. 来访者及其家人减少对伤害事件持有的否认态度，让施暴者承担虐待的责任，让受害者感觉得到支持。

7. 减少由虐待引起的攻击行为，与他人保持情感距离。

8. 通过不断增加积极的自我陈述和更多地参与课外活动，树立自尊和形成自我力量感。

—. _____
   _____
—. _____
   _____
—. _____
   _____

短期目标

1. 来访者讲述最近发生的虐待事件的全部情况，以及确定虐待的性质、频率和持续时间。（1～5）

治疗性干预措施

1. 通过持续的眼神交流、积极倾听、无条件肯定性关注和接纳，积极地与来访者建立信任，帮助来访者提高其辨别和表达受虐经历及情绪的能力。

2. 探索、鼓励和支持来访者用言语表达和澄清与被虐待相关的事实。

3. 利用个人游戏治疗，为来访者提供机会，揭露与受虐待有关的事实和情感。

4. 将来访者遭受躯体虐待的情况报告给相关的儿童保护机构、刑事司法部门或医疗机构。

5. 与来访者的家人、医师、刑事司法部门相关人员或儿童保护机构相关负责人协商，评估躯体虐待指控的真实性。

2. 来访者的家庭同意采取行动保护来访者，并设立相应的界限，以防未来有可能发生的虐待或报复行为。（6 ~ 8）

6. 评估施暴者或来访者是否应当搬离来访者的家庭。

7. 必要时要采取相应措施（例如，将来访者从家中带走，将施暴者从家中带走），保护来访者和家中其他儿童免受进一步的躯体虐待。

8. 反复向来访者强调治疗师和其他人的关心及照顾，保护来访者免受任何进一步的虐待。

3. 来访者了解遭受虐待对他 / 她的情绪调节和行为的影响，包括情绪、日常活动、睡眠和自我感觉方面的显著变化。（9）

9. 评估来访者是否存在虐待导致的精神障碍（例如，创伤后应激障碍、焦虑障碍、抑郁），并告知其会采用循证方法对相关障碍进行治疗（参见本书中的相关章节）。

4. 来访者找出并表达与虐待有关的感受。（10）

10. 探索、鼓励并支持来访者表达对施暴者和自己受到虐待的感受；或者安排来访者完成《儿童心理治疗家庭作业指导计划》中的"我的想法和感受"。

5. 收集来访者行为、情感和态度方面的信息，以便治疗师评估与 DSM 诊断、治疗效果和关系性质相关的说明。（11 ~ 15）

11. 评估来访者对"呈现的问题"的洞察力水平（精神和谐与张力障碍）（例如，对"所描述行为"的问题本质表现出良好的洞察力，认同他人的担忧，并有动力做出改变；对"所描述问题"表现出矛盾心理，不

愿意将该问题作为一个关注点来处理；不愿意承认或不关心"所描述的问题"，也没有动力来改变）

12. 评估来访者是否有研究型相关疾病的迹象（例如，伴随 ADHD 的对立违抗性行为、焦虑障碍引发的抑郁），包括自杀的可能性（例如，当共病抑郁明显时，自杀风险增加）。

13. 评估和来访者"问题行为"相关的因素，例如，年龄、性别和文化背景，以更好地理解来访者的行为原因。

14. 评估对来访者功能损害的严重程度（例如，所述行为导致来访者在社会、人际关系或职业发展中表现出轻度、中度、重度或非常严重的障碍），以确定适当的护理程度；持续评估这种障碍的严重程度及治疗的效果（例如，来访者不再表现出严重的障碍，但仍存在轻度或中度障碍）。

15. 评估来访者的家庭、学校和社区是否存在致病性护理（例如，持续忽视来访者的情感需求或身体需求、主要护理人员的反复变化、很少有机会建立

6. 来访者及其家庭成员不再否认遭受虐待或为施暴者找借口。（16~19）

7. 施暴者对虐待行为负责。（20）

8. 施暴者道歉并请求原谅以及保证尊重惩罚的界限。（21）

9. 施暴者同意寻求治疗。（22~24）

稳定的依附关系、持续严厉的惩罚或其他严重不称职的养育方式）。

16. 面质并挑战施暴者及整个家庭的否认态度。

17. 面质来访者为施暴者的虐待行为寻找借口和承受责备的做法。

18. 使来访者明白自己不应该受到虐待，即使是在做错事的情况下，也应该得到尊重和克制的对待。

19. 重视来访者的所有陈述，明确追究施暴者实施虐待的责任，无论来访者是否有任何不当行为。

20. 进行家庭治疗，来访者和（或）治疗师就虐待事件面质施暴者。

21. 进行家庭治疗，让施暴者就虐待行为向来访者和（或）其他家庭成员道歉。

22. 要求施暴者参加儿童虐待者的心理治疗小组。

23. 介绍施暴者接受心理评估和治疗。

24. 评估施暴者或家庭成员药物滥用的可能性。如有与药物滥用相关的迹象，则让施暴者和（或）家庭成员接受药物滥用

10. 父母和看护人员建立恰当的惩罚界限，以保证对来访者的保护。（25、26）

11. 来访者及其家庭成员找出可能引发虐待的压力源或其他因素。（27、28）

12. 没有虐待倾向的父母和其他重要家庭成员表达对来访者的支持和接纳。（29）

13. 减少由于躯体虐待而引发的无助感所导致的愤怒和攻击行为。（30、31）

14. 来访者减少作为一个受害者的陈述，同时增加能体现个人力量的陈述。（32、33）

的戒断治疗。

25. 与来访者的家庭成员商讨建立恰当的惩罚界限。

26. 让父母／看护人员列出惩罚或矫正错误的恰当方式；基于对来访者的权利和情感的尊重，强化合理的行为和恰当的界限。

27. 画一幅包含整个家庭全部躯体虐待事件的多代家谱图，以帮助施暴者认识到这种虐待的循环。

28. 对来访者进行家庭动力学评估，探索导致虐待事件发生的压力因素或突发事件。

29. 提出并强调没有虐待倾向的父母和其他重要家庭成员对来访者表达支持和关怀的重要性。

30. 鼓励来访者向施暴者写一封信，在信中表达自己受伤、恐惧和愤怒的感受；分析这封信。

31. 向来访者解释其之所以出现攻击行为，是因为被唤醒了与施暴者有关的情绪。

32. 帮助来访者找出在受到虐待时可行的求助方式（例如，拨打求助电话、转移到安全的场所、寻找临时的保护场所），以增强来访者反抗虐待的信心。

33. 协助来访者写下其战胜虐待和

应对虐待的方法以及相关想法和感受；或者安排来访者完成《儿童心理治疗家庭作业指导计划》中的"授权信"）。

15. 提高积极地自我陈述的频率。（34、35）

34. 帮助来访者认识到自己的才能、自己对他人的重要性和内在精神价值，以使其确定自我价值。

35. 强化来访者对自己和未来的积极评价。

16. 来访者一方面表达对施暴者和其他与虐待有关的人的宽恕，另一方面坚持尊重自己未来安全的权利。（21、36、37）

21. 进行家庭治疗，让施暴者就虐待行为向来访者和（或）其他家庭成员道歉。

36. 安排来访者写一封宽恕信和（或）完成一项宽恕练习，在此练习中，来访者在维护自己安全权利的前提下，向施暴者和（或）重要家庭成员表达宽恕；分析这封信。

37. 安排来访者完成一个"随它去"练习，在此练习中，处理或销毁与虐待有关的象征；在咨询中回顾这段经历。

17. 来访者加强与同伴和家庭成员的社会联系。（38～40）

38. 鼓励来访者制订加强与同伴和家庭成员的相互联系的计划。

39. 鼓励来访者参与积极的同伴活动或课外活动。

40. 介绍来访者参加受害者支持小组，帮助来访者认识到自己不

是孤单的，并不是只有自己有
过这种经历。

18. 来访者尝试用言语表达父母的虐待行为导致自己对所有的人际关系都缺乏信任。（41）

19. 来访者增加社交行为并广交朋友，表现出对他人信任水平的提高。（42、43）

41. 帮助来访者表达其对成年人失去了信任，并将这种信任缺失与施暴者的虐待行为联系起来。

42. 教导来访者如何做出判断，让其信任一些人，而不是怀疑所有人。

43. 教授来访者关于建立信任的共享检查方法，在此方法中，其共享信息的程度与信任水平有关。

20. 来访者描述虐待是如何影响其自我感觉的。（44、45）

44. 安排来访者画一些图画来表达对自己的感觉。

45. 让来访者在纸上画出自己的脸，以表达其在受虐待之前、受虐待期间和受虐待之后对自己的感觉。

21. 来访者在游戏治疗中表达情感。（46）

46. 使用以来访者为中心的游戏治疗方法（例如，显示对来访者所述事物的兴趣、提供无条件肯定性关注、鼓励来访者表达情感、表达对来访者内在倾向的信任），帮助来访者消除恐惧、悲伤和愤怒情绪。

___ . _____
  _____

___ . _____
  _____

___ . _____
  _____

___ . _____
  _____

___ . _____
  _____

___ . _____
  _____

诊断建议

使用 DSM- Ⅳ /ICD-9-CM：

轴Ⅰ：	309.81	创伤后应激障碍
	308.3	急性应激障碍
	995.54	儿童躯体虐待（受害者）
	300.4	心境恶劣障碍
	296.xx	重型抑郁障碍
	300.02	广泛性焦虑症
	307.47	梦魇
	313.81	对立违抗性障碍
	312.81	儿童期初发型品行障碍
	300.6	人格解体障碍
	300.15	分离障碍 NOS
	——	——
	——	——
轴Ⅱ：	V71.09	无诊断
	——	——
	——	——

使用 DSM-5/ICD-9-CM/ICD-10-CM：

ICD-9-CM	ICD-10-CM	DSM-5 障碍、状况或问题
309.81	F43.10	创伤后应激障碍
308.3	F43.0	急性应激障碍
995.54	T74.12XA	儿童躯体虐待，确认，初诊
995.54	T74.12XD	儿童躯体虐待，确认，复诊
995.51	T743.2XA	儿童心理虐待，确认，初诊
995.51	T743.2XD	儿童心理虐待，确认，复诊

300.4	F34.1	持续性抑郁障碍
296.xx	F32.x	重型抑郁障碍，单次发作
296.xx	F33.x	重型抑郁障碍，反复发作
300.02	F41.1	广泛性焦虑症
307.47	F51.5	梦魇
313.81	F91.3	对立违抗性障碍
312.81	F91.1	儿童期初发型品行障碍
300.6	F48.1	人格解体障碍 / 现实解体障碍
300.15	F44.89	其他特指的分离性障碍
300.15	F44.9	未特指的分离性障碍

　　注：美国在 2014 年 9 月 30 日以前使用 ICD-9-CM 编码，自 2014 年 10 月 1 日起，使用 ICD-10-CM 编码。有的 ICD-9-CM 编码与 ICD-10-CM 编码和"DSM-5 障碍、状况或问题"中的多条内容相关。另外，有的 ICD-9-CM 编码已经停用，导致多条 ICD-9-CM 编码被一条 ICD-10-CM 编码取代。一些已经停用的 ICD-9-CM 编码并未在本表列出。详见 2013 年的《心理障碍诊断与统计手册》。

创伤后应激障碍

行为界定

1. 因面临死亡或严重伤害的威胁，或遭受了实际伤害，而产生了害怕、无助或恐惧等强烈的情绪反应。

2. 侵入性、痛苦的想法或画面能够引发对创伤事件的回忆。

3. 存在与创伤事件相关的令人不安的梦境。

4. 感觉事件会再次发生，如在幻觉或闪回中。

5. 当遇到与创伤事件有关的暗示时，会感到极度痛苦。

6. 当遇到象征创伤事件的内在或外在的暗示时，会有生理反应。

7. 回避与创伤事件有关的想法、情感或谈话。

8. 回避与创伤事件有关的活动、地点或人员。

9. 无法回忆起创伤事件的一些重要环节。

10. 对以前感觉有意义的活动缺乏兴趣或不再参与。

11. 出现疏离感或与他人疏远。

12. 无法体验各种情感，如爱情。

13. 对未来持悲观、认命的态度。

14. 睡眠障碍。

15. 容易爆发愤怒或被激怒。

16. 注意力不集中。

17. 过度警惕。

18. 表现出夸张的惊吓反应。

19. 症状持续超过 1 个月。

20. 表现出悲伤或内疚的情感和其他抑郁的迹象。

21. 表现出对他人言语上和（或）身体上的暴力威胁或行为。

——. _____

_____

一. _____
　　 _____
　　 _____
一. _____
　　 _____

长期目标

1. 回忆创伤事件时不会被负面情绪所淹没。

2. 与朋友和家人正常交往，行为不会被不合理的害怕或侵入性的想法所控制。

3. 恢复到创伤前的功能水平，不会回避与创伤事件相关的人物、地点、想法或情感。

4. 能够表现出丰富的情感，且不会因此失去控制。

5. 学习并应用有效的应对技能，能承担正常的责任，并参与各种人际交往和社会活动。

一. _____
　　 _____
　　 _____
一. _____
　　 _____
　　 _____
一. _____
　　 _____

短期目标

1. 来访者描述创伤后应激障碍（PTSD）的过往史以及对创伤事件的反应。（1、2）

治疗性干预措施

1. 与来访者及其父母建立融洽的关系，组成治疗联盟。

2. 进行一次全面的临床访谈，包括评估 PTSD 症状、其他精神病理学／行为问题及其对功能的影响；也可安排来访者完成《儿童心理治疗家庭作业指导计划》中的"PTSD 事件报告"和"描述你的 PTSD 症状"，或者参见 Silverman 和 Albano 合著的《儿童焦虑障碍访谈时间表——父母版或儿童版》(*The Anxiety Disorders Interview Schedule for Children—Parent Version*)。

2. 来访者完成各项心理测试，以评估和（或）跟踪 PTSD 症状的性质和严重程度。（3）

3. 推荐来访者进行心理测试或对 PTSD 及其他相关症状进行测试。例如，使用"儿童 PTSD 症状量表"、"儿童创伤后应激反应指数"及"临床医师专用 PTSD 量表"(儿童和青少年版)。

3. 来访者尽可能详细地描述创伤事件。（4）

4. 谨慎地探索来访者对创伤事件的回忆及其当时的情绪反应；从中性事件的描述开始，如果来访者的情绪尚可，则鼓励其继续描述创伤事件；或者安排来访者完成《青少年心理治疗家庭作业指导计划》中的"描述创伤和你的感受"。

4. 来访者讲述所有和抑郁有关的感受，如自杀的想法。（5）

5. 评估来访者的抑郁程度和自杀风险，并采取必要的安全预防措施进行适当治疗（参见本书中的"抑郁"一章）。

5. 收集来访者行为、情感和态度方面的信息，以便治疗师评估与 DSM 诊断、治疗效果和关系的性质相关的说明。（6 ~ 10）

6. 评估来访者对"呈现的问题"的洞察力水平（精神和谐与张力障碍）（例如，对"所描述的行为"的问题本质表现出良好的洞察力，认同他人的担忧，并有动力做出改变；对"所描述的问题"表现出矛盾心理，不愿意将该问题作为一个关注点来处理；不愿意承认或不关心"所描述的问题"，也没有动力来改变）。

7. 评估来访者是否有研究型相关疾病的迹象（例如，伴随ADHD的对立违抗性行为、焦虑障碍引发的抑郁），包括自杀的可能性（例如，当共病抑郁明显时，自杀风险增加）。

8. 评估和来访者"问题行为"相关的因素，例如，年龄、性别和文化背景，以更好地理解来访者的行为原因。

9. 评估来访者障碍的严重程度（例如，所述行为导致来访者在社会、人际关系或职业发展中表现出轻度、中度、重度或非常严重的障碍），以确定适当的护理程度；持续评估这种障碍的严重程度及治疗的效果（例如，来访者不再表现出严重的障碍，但仍存在轻度或中度障碍）。

10. 评估来访者的家庭、学校和社区是否存在致病性护理（例如，持续忽视来访者的情感需求或身体需求、反复更换主要护理人员、很少有机会使来访者建立稳定的依附关系、持续施行严厉的惩罚或其他严重不称职的养育方式）。

▽6. 配合医师评估是否需要使用精神药物治疗。（11、12）

11. 评估来访者是否需要药物治疗（例如，5-羟色胺选择性重摄取抑制剂），并酌情开具处方。▽

12. 监测并评估来访者对精神药物处方的依从性，以及药物治疗在其功能水平上的有效性。▽

▽7. 来访者在或不在父母的陪伴下，参加以 PTSD 为主题的个体或团体心理治疗。（13）

13. 采用创伤聚焦认知行为治疗开展个体或团体治疗——如有必要也可邀请父母一同参加。可参见 Cohen、Mannarino 和 Deblinger 合著的《儿童和青少年创伤重点 CBT》（*Trauma-Focused CBT for Children and Adolescents*）和《治疗儿童和青少年的创伤和创伤性悲伤》（*Treating Trauma and Traumatic Grief in Children and Adolescents*）。▽

▽8. 来访者及其父母试着用言语表达对 PTSD 的发生及发展过程的理解。（14、15）

14. 与来访者及其父母讨论创伤后应激障碍的生物心理社会模式，包括创伤后应激障碍导致的侵入性回忆，以及过度的恐惧、焦虑和羞耻、愤怒及内疚

等其他负面情绪；使来访者逐
渐接受这些经历。▽

15. 推荐来访者父母阅读与 PTSD
有关的书籍或治疗手册中解释
PTSD 特征和发展的心理教育
章节。▽

▽9. 来访者及其父母用言语表达对
PTSD 治疗的理论基础的理解。
（16、17）

16. 讨论如何应用应对技巧、认知
重建及暴露、脱敏来建立自信、
消除敏感和克服恐惧，并以一种
不那么可怕和（或）沮丧的方式
看待自己、他人和世界。▽

17. 安排来访者父母阅读与 PTSD
有关的书籍或治疗手册，了解
PTSD 的干预手段，包括焦虑管
理、情绪宣泄、认知重组和（或）
暴露。可参见 Chrestman、Gilboa-
Schechtman 和 Foa 合著的《PTSD
长期暴露疗法——青少年工作
手册》（*Prolonged Exposure Therapy
for PTSD—Teen Workbook*），
Stallard 编著的《思维良好——
感觉良好：儿童认知行为治疗
手册》（*Think Good—Feel Good:
A Cognitive Behaviour Therapy
Workbook for Children*）和《儿
童放松和减压手册》。▽

▽10. 父母学习 "家长管理训练"
技能，以应对来访者的问题
行为。（18 ~ 22）

18. 使用"家长管理培训"，教导
父母如何与来访者进行互动，
如何鼓励积极的行为、阻止消

极的行为，以及识别这些行为的关键要素（例如，鼓励和加强积极的行为），以促成积极的改变。可参见《家长管理培训》《养育意志坚强的孩子》《和孩子一起生活》。▽

19. 让父母阅读与管理来访者破坏行为的方法有关的资料。可参见《Kazdin 养育叛逆孩子的方法》及《和孩子一起生活》。▽

20. 教授父母如何具体定义和识别问题行为，评估他们对问题行为的反应起到了强化作用还是阻止作用，然后找出问题行为的替代行为。▽

21. 教授父母如何始终保持一些关键性的教育方式。例如，针对来访者的可接受和不可接受的行为制订切合实际且适龄的规则，鼓励在周围环境中做出一些积极的反馈以强化来访者的积极行为（例如，表扬），采取明确的直接干预（例如，限制时间等），以限制来访者在问题行为上所享有的特权。▽

22. 给父母布置一些在家做的练习，并让他们记录练习结果，或者让父母完成《青少年心理治疗家庭作业指导计划》中的"明确规则、积极强化、适当惩罚";在会谈中进行回顾，提供纠正性反馈，以技能使用改善化、合理化、持续化为目标。▽

▽11. 来访者学习并运用情绪冷却以及其他应对技巧，以管理与创伤和其他压力相关的情绪反应。（23）

23. 在建立融洽关系的同时，根据实际情况，教授来访者识别和管理焦虑、愤怒和羞耻等情绪的技巧；运用一些技巧（例如，应激免疫训练和焦虑控制训练）和方法，如放松、控制呼吸、应对自我陈述、隐匿示范（对成功地使用相关策略进行想象）和（或）角色扮演（与治疗师或受信任的其他人一起表演），来有效地应对相关情绪反应（参见本书中的"焦虑"和"愤怒控制问题"等相关章节）。▽

▽12. 来访者学习如何管理自己的人际关系（与家人、朋友或其他人的关系）。（24）

24. 教授来访者人际沟通技巧，如自信沟通、解决问题和解决冲突的技巧，以缓和和管理人际冲突；使用行为技能训练，例如，指导、模仿、演练，培养相关技能，鼓励来访者实践，与来访者一同回顾并给予纠正性反馈，以改进和巩固使用成效。▽

▽13. 来访者识别、质疑并用基于现

25. 与来访者一起识别并探究来访

实的积极的自我对话取代恐惧性的自我对话。（25、26）

者用于调节与创伤有关的恐惧的模式和自我对话；识别和面质对话里的偏见；帮助来访者构建用于纠正偏见和树立信心的自我评价体系。或者安排来访者完成《儿童心理治疗家庭作业指导计划》中的"用积极的自我对话取代消极的想法"。▽

26. 给来访者布置一项家庭作业，让来访者识别恐惧性的自我对话并创造出基于现实的对话方式；回顾并巩固成效，治疗师针对来访者自我对话失败的部分给出纠正性反馈。▽

▽14. 来访者进行针对创伤相关记忆的想象暴露训练以及情景暴露练习，直到谈到或想到创伤时，不会引发明显的苦恼。（27～29）

27. 指导并帮助来访者写下一份详细的与创伤有关的陈述，用于想象暴露，或者安排来访者完成《儿童心理治疗家庭作业指导计划》中的"找出我的触发因素"；针对引起恐惧和逃避的创伤相关刺激因素，制作一个恐惧和逃避等级表，用于情景暴露练习。▽

28. 和来访者一起根据创伤经历制作暴露等级表，从来访者可以接受的等级开始进行想象暴露；根据需要，采用叙事、绘画或其他使用想象力的方法；不断地进行暴露练习，直到相关的焦虑情绪降低并稳定下来，记录下这个过程用于认知重建会谈，并在会谈中和（或）会谈之间进行进一步的暴露练习，可参见《儿童和青少年创伤重点 CBT》及《治疗儿童和青少年的创伤和创伤性悲伤》；回顾并巩固治疗成果，解决相关问题 / 障碍。▽

29. 给来访者布置一项家庭作业，让其反复进行叙述性暴露练习，或情景暴露练习，根据治疗需要让其暴露于一些环境刺激因素中；让来访者在过程中记录相关的情绪反应；回顾并巩固练习成果。▽

▽15. 与来访者讨论和创伤有关的悲伤 / 失落情绪。（30）

30. 评估来访者的创伤经历对其创伤性悲伤情绪的影响，鼓励来访者将这种情绪表达出来并努力接受和解决。▽

▽16. 来访者学习并运用思维阻断来管理一些侵入性的、不想要的想法。（31）

31. 教授来访者思维阻断，让其在想到一些不愿想起的创伤事件或出现其他负面想法时，在内心对自己说出 STOP 这个单词和（或）想象一些代表停止概念的事物（例如，停止标志或红灯）。▽

▽17. 来访者能够运用一些复发预防策略，控制未来一些可能的创

32. 与来访者讨论治疗效果减弱与复发的区别，治疗效果减弱

伤相关症状。（32～35）

是暂时性地出现一些负面状态的反复，而复发则与重新表现出恐惧性和逃避性的行为模式有关。▽

33. 与来访者一起明确和演练如何管理未来可能发生行为过失的情况。▽

34. 指导来访者在建立社交互动和人际关系时，要经常使用治疗中所学到的一些策略（例如，认知重建、社交技能、暴露练习）。▽

35. 制作一张应对卡片或采用其他的提醒方式，记录一些应对策略和其他重要信息（例如，放缓呼吸速度、专注手上的任务、"你能行"、"它会消失"），以备来访者日后使用。▽

▽18. 来访者的家庭成员学习如何加强和支持来访者做出积极的行为改变。（36～38）

36. 让家庭成员参与对来访者的治疗，教授他们制订符合来访者成长阶段的治疗目标，以及如何在来访者面对恐惧时给予支持，如何防止来访者加强其恐惧和逃避行为；根据来访者的需要为其提供鼓励、支持和重新指导。▽

37. 帮助家庭成员认识和管理面对来访者遭遇创伤经历时，自身犯难的一些情绪反应。▽

38. 鼓励家庭成员示范他们已经学到的建设性技能，对来访者正在学习的一些治疗技能（例如，镇静、认知重建、避免不切实际的恐惧）进行示范和表扬。▽

▽19. 来访者与父母进行会谈，回顾并巩固治疗的成果。（39）

39. 鼓励来访者与父母进行会谈，回顾一起参与过的治疗活动；促进开放的沟通交流；对来访者的进步进行鼓励；根据来访者的需要为其提供心理教育。▽

20. 来访者配合"眼动脱敏与再加工"（EMDR）技术，降低对创伤事件的情绪反应。（40）

40. 利用EMDR降低来访者对创伤事件的情绪反应。可参见Tinker和Wilson合著的《透过孩子的眼睛：给孩子的EMDR》（*Through the Eyes of a Child: EMDR with Children*）。

21. 来访者进行规律的日常锻炼，将其作为一种释放压力的方式。（41）

41. 为来访者制订日常体育锻炼计划，并鼓励其参与。

22. 来访者通过游戏治疗和相互讲故事的方式来表达与创伤有关的事实和感受。（42～44）

42. 使用以来访者为中心的游戏治疗（例如，提供无条件肯定性关注，表现出对感情的非判断性反应，表现出对来访者成长能力的信任），帮助来访者明确和表达与创伤事件相关的感受。

43. 运用心理分析游戏治疗（例如，

让来访者带头，探索无意识冲突、异常依恋或发育抑制的病因学解释，对抗拒、移情或核心焦虑进行解释），帮助来访者表达并处理与创伤事件有关的情感。

44. 利用相互讲故事的方法，可参见 Gardner 主编的《与儿童的治疗性交流：相互讲故事的技术》（*Therapeutic Communication with Children: The Mutual Storytelling Technique*），来访者和治疗师通过使用玩偶轮流讲故事。首先，治疗师从保护自我，感觉自己被赋予能力的角度出发，给来访者示范一些建设性的步骤，然后，来访者用类似的角色或主题也讲述一个故事。

23. 来访者通过绘画来表达事实和感受。（45）

45. 向来访者提供材料，并请其通过绘画来表达创伤及与创伤有关的感受。

24. 来访者不再因与创伤相关的梦境惊醒。（46）

46. 监控来访者的睡眠模式，鼓励其采用放松和积极的想象来帮助睡眠（参见本书中的"睡眠障碍"章节）。

25. 来访者表达对未来充满希望和积极的看法。（47）

47. 强化来访者积极的、基于现实的认知，使其增强自信心及增加适应性行为。

___ · _____ ___ · _____

_____ _____

___ · _____ ___ · _____

_____ _____

___ · _____ ___ · _____

_____

诊断建议

使用 DSM- Ⅳ /ICD-9-CM：

轴Ⅰ：　　　309.81　　　　创伤后应激障碍

309.xx　　　　适应障碍

995.54　　　　儿童躯体虐待（受害者）

995.53　　　　儿童性虐待（受害者）

308.3　　　　急性应激障碍

296.xx　　　　重型抑郁障碍

_____

轴Ⅱ：　　　V71.09　　　　无诊断

_____

_____

使用 DSM-5/ICD-9-CM/ICD-10-CM：

ICD-9-CM	ICD-10-CM	DSM-5 障碍、状况或问题
309.81	F43.10	创伤后应激障碍
309.xx	F43.xx	适应障碍
995.54	T74.12XA	儿童躯体虐待，确认，初诊
995.54	T74.12XD	儿童躯体虐待，确认，复诊
995.53	T74.22XA	儿童性虐待，确认，初诊

995.53	T74.22XD	儿童性虐待，确认，复诊
308.3	F43.0	急性应激障碍
296.xx	F32.x	重型抑郁障碍，单次发作
296.xx	F33.x	重型抑郁障碍，反复发作

注：美国在 2014 年 9 月 30 日以前使用 ICD-9-CM 编码，自 2014 年 10 月 1 日起，使用 ICD-10-CM 编码。有的 ICD-9-CM 编码与 ICD-10-CM 编码和"DSM-5 障碍、状况或问题"中的多条内容相关。另外，有的 ICD-9-CM 编码已经停用，导致多条 ICD-9-CM 编码被一条 ICD-10-CM 编码取代。一些已经停用的 ICD-9-CM 编码并未在本表列出。详见 2013 年的《心理障碍诊断与统计手册》。

拒绝上学

行为界定

1. 因渴望待在家里或与父母在一起，持续一段时间不情愿或拒绝上学。

2. 一想到要离开家去上学或一到学校就表现出明显的悲伤情绪并不断地抱怨（例如，哭闹、发脾气、恳求父母同意其不去上学）。

3. 一想到要上学或一到学校就经常抱怨身体不适（例如，头痛、胃痛、恶心）。

4. 在想到要离开家去上学或在抵达学校时过分地纠缠父母。

5. 经常表达对学校负面的评价或不断质疑上学的必要性。

6. 持续不断地表达对未来不幸事件的不现实的恐惧，认为如果他/她去学校，就会发生不幸事件（例如，他/她或父母会失踪、被绑架、被杀害或遭遇意外事故），而这种不幸事件将会导致他/她与其父母分离。

7. 自述因为低自尊和缺乏自信害怕上学和与父母分开。

8. 自述害怕学习成绩不好或担心因成绩问题遭到嘲笑，伴有拒绝上学的行为表现。

9. 在相当长的一段时间里对陌生人表现出过度退缩或逃避与陌生人的接触。

___． _____
_____

___． _____
_____

___． _____
_____

长期目标

1. 按时上学，不早退。

2. 消除由上学导致的在离家前和到校后产生的焦虑和恐惧情绪。

3. 停止与上学相关的发怒、攻击、抱怨及恳求行为。

4. 处理和上学相关的身体不适。

5. 提高独立性。

6. 父母建立并维持恰当的亲子界限。当来访者出现与上学相关的发怒和被动攻击行为时，该界限可对这些行为起到坚定、持续的限制作用。

——．＿＿＿＿＿＿＿＿＿＿＿＿＿＿＿＿＿＿＿＿＿＿＿＿
　　＿＿＿＿＿＿＿＿＿＿＿＿＿＿＿＿＿＿＿＿＿＿＿＿
——．＿＿＿＿＿＿＿＿＿＿＿＿＿＿＿＿＿＿＿＿＿＿＿＿
　　＿＿＿＿＿＿＿＿＿＿＿＿＿＿＿＿＿＿＿＿＿＿＿＿
——．＿＿＿＿＿＿＿＿＿＿＿＿＿＿＿＿＿＿＿＿＿＿＿＿
　　＿＿＿＿＿＿＿＿＿＿＿＿＿＿＿＿＿＿＿＿＿＿＿＿

短期目标

1. 来访者及其父母讲述关于来访者拒绝上学的情况。（1、2）

2. 来访者完成心理测验与评估会谈。（3）

3. 来访者完成心理教育测试。（4）

治疗性干预措施

1. 通过持续地目光接触、积极倾听、无条件肯定性关注和热情地接纳，积极地与来访者建立信任关系，提高来访者识别和表达情感的能力。

2. 了解来访者对上学的相关感受和行为以及拒绝上学的原因；和父母谈话，了解父母对来访者上学与拒绝上学的看法，以及导致来访者拒绝上学的可能原因。

3. 给来访者安排心理测试，评估来访者的焦虑、抑郁或可能存在的精神病理问题及其严重性，并深入了解导致来访者拒绝上学的相关潜在因素；向父母和来访者提供反馈。

4. 给来访者安排心理教育测试，排除可能影响其上学意愿的学

4. 收集来访者行为、情感和态度方面的信息，以便治疗师评估与 DSM 诊断、治疗效果和关系的性质相关的说明。（5 ~ 9）

习障碍；向来访者、父母和学校相关人员提供反馈。

5. 评估来访者对"呈现的问题"的洞察力水平（精神和谐与张力障碍）（例如，对"所描述的行为"的问题本质表现出良好的洞察力，认同他人的担忧，并有动力做出改变；对"所描述的问题"表现出矛盾心理，不愿意将该问题作为一个关注点来处理；不愿意承认或不关心"所描述的问题"，也没有动力来改变）。

6. 评估来访者是否有研究型相关疾病的迹象（例如，伴随 ADHD 的对立违抗性行为、焦虑障碍引发的抑郁），包括自杀的可能性（例如，当共病抑郁明显时，自杀风险增加）。

7. 评估和来访者"问题行为"相关的因素，例如，年龄、性别和文化背景，以更好地理解来访者的行为原因。

8. 评估来访者障碍的严重程度（例如，所述行为导致来访者在社会、人际关系或职业发展中表现出轻度、中度、重度或非常严重的障碍），以确定适当的护理程度；持续评估这种

障碍的严重程度及治疗的效果（例如，来访者不再表现出严重的障碍，但仍存在轻度或中度障碍）。

9. 评估来访者的家庭、学校和社区是否存在致病性护理（例如，持续忽视来访者的情感需求或身体需求、反复更换主要护理人员、很少有机会使来访者建立稳定的依附关系、持续施行严厉的惩罚或其他严重不称职的养育方式）。

▽5. 来访者配合医学评估，按照医师的处方服药。（10、11）

10. 请来访者进行体格检查，以排除可能导致其拒绝上学和身体不适的躯体疾病。▽

11. 安排来访者进行精神药物治疗的评估；监测其服药依从性以及药物的副作用和疗效。▽

▽6. 父母叙述其对管理来访者行为的理解，并运用相关技巧来管理来访者的行为以及帮助来访者重返学校。（12）

12. 开展家长 / 老师培训，如与家长和学校相关人员进行面谈；教授家长行为管理策略，如减少不去上课的时间，规划如何送来访者上学，鼓励来访者提高在学校的出勤率等；做好回顾总结和改进，确保来访者按时上学。▽

▽7. 和父母及学校相关人员共同计划和实施一个方案，以促进来访者返回学校上课，同时可以应对来访者由上学导致的发

13. 在来访者返校前与学校相关人员取得联系，随后与后者通过电话保持沟通，讨论来访者返校的相关准备工作；帮助来访

怒、哭闹或过度纠缠父母的情况。（13～16）

者在到达学校后安顿下来；采用正向强化与计划性忽略相结合的方式，让来访者在学习、社交和情感方面逐渐适应。▽

14. 和父母及学校相关人员共同商讨一个方案，管理来访者到校后负面情绪的爆发（例如，父母停止长时间的告别，让来访者到教师办公室平静心情）。▽

15. 在治疗的最初阶段与老师商讨，计划即刻的任务，为来访者提供更多的成功的机会。▽

16. 利用老师的帮助或同伴的积极榜样作用，对来访者进行一对一的关注，减少来访者对上学的害怕和焦虑情绪。▽

▽8. 来访者了解与上学有关的恐惧是不合理和不现实的。（17、18）

17. 了解让来访者产生焦虑或恐惧情绪的不合理的、消极的认知信息，帮助来访者认识到这类恐惧的不合理性或不现实性。▽

18. 帮助来访者建立以现实为基础的积极的认知模式，增强来访者应对焦虑或恐惧的信心；教授来访者父母如何支持此类认知的改善。建议父母阅读Kearney 和 Albano 合著的《当孩子拒绝上学时：认知行为疗法家长手册》（*When chidren*

Refuse School: A Cognitive-Behavioral Therapy Approach—Parent Workbook）。▽

▽9. 来访者运用放松技术和指导性想象来减轻焦虑。（19）

19. 当来访者因上学而感到焦虑时（例如，恐惧踏入校园或被同学提问），教授来访者运用放松技术或指导性想象来应对焦虑，以减轻其焦虑和恐惧的情绪；建议阅读 Shapiro 和 Sprague 合著的《儿童放松和减压手册：帮助儿童应对压力、焦虑和过渡阶段》（*The Relaxation and Stress Reduction Workbook for Kids: Help for Children to Cope With Stress, Anxiety, and Transitions*）；给来访者布置家庭作业帮助其放松，例如，完成《儿童心理治疗家庭作业指导计划》中的"深呼吸练习"。▽

▽10. 来访者学习如何参与社交。（20）

20. 教授来访者社交技巧（例如，常见的社交话术、谈话技巧、发表肯定性言论的技巧以及解决冲突的技巧），以应对一些在学校中可预测的社交情境（例如，回答同伴关于来访者不在校期间的问题），并以其他方式提高来访者的一般社交能力；给来访者布置家

11. 来访者学会如何在社交中坚定地维护自己的合法权益。（21、22）

12. 来访者接受系统性的脱敏干预，并在一段较长的时期内坚持上学。（23）▽

13. 父母对来访者实施针对学校出勤率的奖励制度、偶联契约和

庭作业练习这些技巧，或者安排其完成《儿童心理治疗家庭作业指导计划》中的"欢迎同伴"或"展示你的优势"。▽

21. 在治疗环节中，利用 Shapiro 设计的"为自己挺身而出"游戏，教授来访者如何变得更坚定和自信。或者完成《儿童心理治疗家庭作业指导计划》中的"学会坚定自信"。

22. 给来访者布置阅读任务，教授来访者如何有效地应对学校里咄咄逼人的同伴。推荐来访者阅读 Webster-Doyle 主编的《为什么受欺负的总是我：青少年欺凌认识指南》（*Why Is Everybody Always Picking on Me? A Guide to Understanding Bullies for Young People*）。

23. 设计并实施一个系统性的脱敏干预计划，包括想象暴露练习、情境暴露，以帮助来访者管理其焦虑情绪，并在一段较长的时期内坚持上学。或者安排其完成《青少年心理治疗家庭作业指导计划》中的"逐渐暴露于恐惧"。▽

24. 制订奖励制度或偶联契约，增强来访者在较长一段时期内坚

代币制度。（24、25）

持上学的动力。或者安排来访
者完成《儿童心理治疗家庭作
业指导计划》中的"减少学校
恐惧"。▽

25. 设计并实施一项代币制度，增
强来访者上学的动力。▽

▽14. 来访者找到积极的应对策略，
减轻焦虑、恐惧和情绪低落。
（26、27）

26. 对来访者能够上学且未表现出
明显负面情绪的某些天或某些
时段进行观察分析。找出并强
化能够使来访者愿意上学且不
表现出过度恐惧或焦虑的有效
策略。▽

27. 预测可能导致来访者对上学
表现出恐惧和焦虑的压力源
或者事件（例如，疾病）。找
出来访者及其家庭成员可用
以帮助来访者克服恐惧或焦
虑的应对策略（例如，放松技
术，积极的自我对话，由关
系更为疏远的家庭成员送来
访者上学）。▽

15. 来访者增加对在学校的经历和
成就的积极描述。（28）

28. 协助来访者找出他／她在学校
取得的成就和一些积极的经
历，并给予肯定。

16. 来访者降低描述身体不适的频
率。（29～31）

29. 和父母及学校相关人员商谈，
制订一个应对方案来处理来访
者的身体不适（例如，采取忽
视的态度，测量来访者的体温，
给来访者布置任务转移其注意

力，把来访者送到医务室）。

30. 将来访者讨论的重点从身体不适转移到情绪冲突和情感表达上。

31. 进行家庭治疗，评估可能引起来访者身体不适（与拒绝上学有关）的相关动机，例如，讨论来访者可以通过这样的行为获得什么好处。

17. 来访者与不够投入的父母增加一起参加游戏、学校活动或工作活动的时间。（32、33）

32. 让来访者画一幢房子，然后引导来访者想象其住在这幢房子里，并描述住在里面的情景；分析来访者的反应以进行家庭动力学评估，注意不够投入的父母所扮演的角色。

33. 让不够投入的父母早上送来访者上学，或者完成《儿童心理治疗家庭作业指导计划》中的"一段愉快的旅程"；如果有必要，联系父母的雇主以获得允许。

18. 父母强化来访者的自主行为，并为来访者过度依赖的行为设定界限。（34～36）

34. 鼓励父母强化来访者的自主行为（例如，自己去上学，独立完成学校作业），鼓励父母为来访者过度依赖的行为（例如，来访者坚持要父母一起进到上课的教室里去）设定界限。

35. 向父母强调保持平静的重要性，不要把焦虑的情绪传递给来访者。

36. 赞扬并强化父母所采取的积极措施，帮助来访者克服对上学的恐惧和焦虑。

19. 父母停止向来访者传递一些与上学有关的前后矛盾的信息，并能够对来访者过度的依赖、恳求、哭闹和发怒设定坚定、一致的界限。（37、38）

37. 和父母协商，对来访者的乱发脾气、操纵行为和过度依赖行为设定坚定、一致的界限。

38. 指导父母给来访者写一封信，信中明确地表达上学的重要性，并提出可以减轻恐惧或焦虑的策略。把这封信夹在一个笔记本中，并让来访者在学校中开始感到恐惧或焦虑时，选择一个合适的时机阅读这封信。或者安排父母完成《儿童心理治疗家庭作业指导计划》中的"鼓励信"。

20. 父母认识到过度保护来访者会让来访者对其产生过度的依赖。（39、40）

39. 明确父母的过度保护和过度溺爱怎样增强了来访者的依赖心理和一些不合理的恐惧。

40. 采取反常干预（例如，让过度溺爱来访者的父母每天早上对来访者进行填鸭式教育），以解决家庭动力学中的抵抗，在来访者与溺爱的父母之间建立合理的界限。

21. 来访者识别并表达出对过去未被解决的分离、丧失或创伤的感受。（41～43）

41. 评估来访者对上学的恐惧和焦虑是否与先前未解决的分离、丧失、创伤或一些不切实际的危险有关。

42. 探索、鼓励并支持来访者用言语表达和澄清他/她对过去的一些分离、丧失、创伤或现实危险的感受。

43. 可让年龄大一点的来访者写一封信，表达对过去的分离、丧失、创伤或危险的感受；与治疗师一起阅读这封信并处理相关情绪。

22. 来访者增加离开父母或离开家后独自玩耍和参加活动的频率和时间。（44～46）

44. 鼓励来访者积极参加课外活动和一些积极的同伴团体活动。

45. 明确让来访者在放学后或周末花一些时间与同伴共处。

46. 明确让来访者与不熟悉的人或者在新的社交环境中进行社交接触，每周3次。

23. 来访者通过游戏、相互讲故事和制作艺术作品的方式表达对上学的感受。（47～50）

47. 采用精神分析游戏治疗（例如，让来访者带头探索无意识冲突、异常依恋或发育抑制的病因学解释，解释抵抗、移情或核心焦虑），帮助来访者解决导致其拒绝上学的因素。

48. 采用相互讲故事的方法：来访者与治疗师使用玩偶轮流讲故事。治疗师首先示范如何克服分离或学业带来的恐惧或焦虑；然后由来访者用类似的人物或主题来讲述一个故事。可参见《与儿童的治疗性交流：相互讲故事的技术》。

49. 指导来访者通过画画或制作泥塑来说明他／她所担心的可能在学校发生的事情；与来访者一起讨论他／她的担心是现实的还是不现实的。

50. 使用 Saxe 设计的"愤怒塔"技术帮助来访者处理潜在的愤怒情绪：用塑料容器建造一座塔；在塔的顶部放置一个小物体（代表愤怒的对象）；引导来访者一边向塔投掷小织物，一边用言语表达出自己的愤怒情绪。

24. 来访者的父母进行相关的医学和心理评估，如有必要谨遵医嘱。（51）

51. 评估父母是否有焦虑或抑郁倾向，因为父母的这种情绪也可能导致来访者拒绝上学。如发现父母确实存在焦虑或抑郁倾向，则让父母进行医学评估和（或）进行个体治疗。

—　.　_____
　　　_____
—　.　_____
　　　_____
—　.　_____
　　　_____

—　.　_____
　　　_____
—　.　_____
　　　_____
—　.　_____
　　　_____

诊断建议

使用 DSM- IV /ICD-9-CM：

轴 I ：	309.21	分离焦虑障碍
	300.02	广泛性焦虑症
	300.23	社交焦虑障碍（社交恐惧症）
	296.xx	重型抑郁障碍
	300.4	心境恶劣障碍
	300.81	躯体化障碍
	300.81	未分化躯体形式障碍
	309.81	创伤后应激障碍
	————	————————
	————	————————
轴 II ：	V71.09	无诊断
	————	————————
	————	————————

使用 DSM-5/ICD-9-CM/ICD-10-CM：

ICD-9-CM	ICD-10-CM	DSM-5 障碍、状况或问题
309.21	F93.0	分离焦虑障碍
300.02	F41.1	广泛性焦虑症
300.23	F40.10	社交焦虑障碍（社交恐惧症）
296.xx	F32.x	重型抑郁障碍，单次发作
296.xx	F33.x	重型抑郁障碍，反复发作
300.4	F34.1	持续性抑郁障碍
300.81	F45.1	躯体症状障碍
309.81	F43.10	创伤后应激障碍

注：美国在 2014 年 9 月 30 日以前使用 ICD-9-CM 编码，自 2014 年

10月1日起，使用ICD-10-CM编码。有的ICD-9-CM编码与ICD-10-CM编码和"DSM-5障碍、状况或问题"中的多条内容相关。另外，有的ICD-9-CM编码已经停用，导致多条ICD-9-CM编码被一条ICD-10-CM编码取代。一些已经停用的ICD-9-CM编码并未在本表列出。详见2013年的《心理障碍诊断与统计手册》。

分离性焦虑

行为界定

1. 一想到离开家或者与依恋对象分开，就会表现出过度的情绪低落或不断地抱怨（例如，哭闹、攻击行为、恳求和父母待在一起、发怒）。
2. 持续且不切实际地担心亲近且依恋的对象可能受到伤害，或者过度担心他们将要离开且不再回来。
3. 持续且不切实际地表达对某个不幸事件（会导致他/她与亲近且依恋的对象分离）的恐惧（例如，他/她或父母可能失踪、被绑架、被杀害或者遭遇意外事故）。
4. 离开家或者与依恋对象分开后不断地抱怨和过度悲伤（例如，恳求回家，要求见父母或者给父母打电话）。
5. 持续一段时间表现出害怕和逃避独处，以及对依恋对象过度纠缠和跟随。
6. 没有依恋对象的陪伴就拒绝睡觉或拒绝在家以外的其他地方睡觉。
7. 经常做以分离为主题的噩梦。
8. 当预见到或者已经离开家或依恋对象时，经常出现身体不适（例如，头痛、胃痛、恶心）。
9. 对可能的伤害或危险情况过度要求被保护。
10. 低自尊且缺乏自信，恐惧独处，不愿参加社交活动。

—. _____
_____

—. _____
_____

—. _____
_____

长期目标

1. 能忍受和依恋对象分离，而不表现出过度的悲伤情绪、攻击行为、发怒或恳求行为。

2. 消除与分离有关的身体不适。

3. 夜间时段能够保持冷静、独自睡觉、不试图进入依恋对象的房间，可以有效地管理夜间的恐惧。

4. 解决导致分离性焦虑出现的核心冲突或创伤。

5. 参加一些课外活动或同伴群体活动，并坚持定期花一些时间独自玩耍。

6. 父母保持恰当的亲子界限，当来访者因分离而表现出发怒或操纵行为时，设置一些始终如一的限制。

—. _____
_____

—. _____
_____

—. _____
_____

短期目标

1. 来访者描述当前和过去的与分离问题相关的带有明显恐惧、担忧和焦虑症状的经历，包括对他/她功能的影响及为解决该问题所做出的尝试。（1、2）

治疗性干预措施

1. 积极地与来访者建立信任关系，促进其吐露心声，尤其是与分离相关的恐惧。或者完成《儿童心理治疗家庭作业指导计划》中的"通过艺术表达恐惧"。

2. 对来访者害怕与看护者分离的情况进行评估，包括回避的方式（例如，分心、逃跑、依赖他人）、发育情况及是否有残疾。推荐使用儿童焦虑障碍会谈量表——父母版或儿童版。

2. 来访者和（或）父母填写问卷，以评估一般性焦虑和（或）分离性焦虑。（3）

3. 收集来访者行为、情感和态度方面的信息，以便治疗师评估与 DSM 诊断、治疗效果和关系的性质相关的说明。（4 ~ 8）

3. 请来访者和（或）父母使用评估工具，以评估来访者的恐惧、担忧和焦虑症状的性质和程度，可使用"儿童明显焦虑量表（修订版）"及"儿童多维焦虑量表儿童版［（或）父母版］"进行焦虑相关情绪障碍筛查。根据需要再次评估以获得治疗进展。

4. 评估来访者对"呈现的问题"的洞察力水平（精神和谐与张力障碍）（例如，对"所描述的行为"的问题本质表现出良好的洞察力，认同他人的担忧，并有动力做出改变；对"所描述的问题"表现出矛盾心理，不愿意将该问题作为一个关注点来处理；不愿意承认或不关心"所描述的问题"，也没有动力来改变）。

5. 评估来访者是否有研究型相关疾病的迹象（例如，伴随 ADHD 的对立违抗性行为、焦虑障碍引发的抑郁），包括自杀的可能性（例如，当共病抑郁明显时，自杀风险增加）。

6. 评估和来访者"问题行为"相关的因素，例如，年龄、性别和文化背景，以更好地理解来访者的行为原因。

7. 评估来访者障碍的严重程度（例如，所述行为导致来访者在社会、人际关系或职业发展中表现出轻度、中度、重度或非常严重的障碍），以确定适当的护理程度；持续评估这种障碍的严重程度及治疗的效果（例如，来访者不再表现出严重的障碍，但仍存在轻度或中度障碍）。

8. 评估来访者的家庭、学校和社区是否存在致病性护理（例如，持续忽视来访者的情感需求或身体需求、反复更换主要护理人员、很少有机会使来访者建立稳定的依附关系、持续施行严厉的惩罚或其他严重不称职的养育方式）。

▽4. 来访者接受是否需要进行抗焦虑药物治疗的医学评估。（9、10）

9. 评估是否需要将来访者介绍给医师进行精神药物治疗。▽

10. 监测来访者服用精神药物的依从性、药物的副作用和疗效；来访者定期复诊。▽

▽5. 来访者尝试理解自己的想法、身体感觉及行为是怎样引发焦虑的。（11、12）

11. 与来访者讨论想象中的威胁、应对分离的方法、感受恐惧和避免威胁之间存在怎样的联系，以及这些因素是如何导致分离性焦虑并使其一直

▽6. 来访者学习并运用冷静技巧，以减轻和控制焦虑症状。（13～15）

7. 来访者能够用积极、现实和赋权的自我对话来认清、挑战并取代恐惧性的自我对话。（16～18）

存在的。▽

12. 讨论如何通过暴露法和成功应对一次分离，来减少恐惧、树立信心和安全感。可参考"C.A.T. 应对系列丛书"。▽

13. 教授来访者焦虑控制技巧（例如，专注于行为目标、肌肉放松法、腹式呼吸、积极的自我对话），以应对在遇到其恐惧的事物或情况时可能出现的焦虑症状。可参见《儿童放松和减压手册》。▽

14. 给来访者布置家庭作业练习（例如，《儿童心理治疗家庭作业指导计划》中的"深呼吸练习"，让他／她练习日常冷静技巧；回顾并巩固练习成效，针对失败提供纠正性反馈。▽

15. 运用生物反馈技术帮助来访者学习冷静技巧。▽

16. 探索来访者应对其恐惧反应的模式和自我对话；质疑相关的偏见；帮助他／她用基于现实的积极的自我对话来取代一些不恰当的想法。▽

17. 使用一些行为技巧（例如，示范、纠正性反馈、想象演练、社交强化）训练来访者进行积极的自我对话，让他／她做好

承受焦虑的准备，切身体验焦虑并不会带来灾难性后果。▽

18. 给来访者布置一项家庭作业练习，让他／她识别恐惧性的自我对话，并建立基于现实的对话方式；或者安排来访者完成《儿童心理治疗家庭作业指导计划》中的"用积极的自我对话取代消极的想法"；回顾并巩固练习成效，针对失败提供纠正性反馈。▽

▽8. 来访者反复参与恐惧分离或回避分离的暴露练习。（19～23）

19. 指导并帮助来访者按严重程度构建一个关于分离焦虑的分级表。▽

20. 在初级的暴露练习中，选择一些和来访者经历相似且容易成功的场景；制订一个控制相关症状的计划并进行演练；或者安排来访者完成《青少年心理治疗家庭作业指导计划》中的"逐步面对恐惧"。▽

21. 安排父母阅读相关书籍或治疗手册中与分离性焦虑暴露练习有关的部分。例如，"C.A.T.应对系列丛书"和《帮助你焦虑的孩子》。▽

22. 鼓励来访者面对恐惧，而不是回避恐惧，或者按照《儿童心理治疗家庭作业指导计划》中的"莫里斯面对他的恐惧"进行练习；采用分级任务、示范和强化的方式巩固来访者的练习成效，在与来访者及其依恋对象的会谈中进行暴露练习。▽

23. 给来访者布置一个作业练习，让他/她进行情境性的暴露练习并记录相关的反应；回顾和巩固练习成效，并针对如何改进和完善给出纠正性反馈。▽

▽9. 来访者参与针对焦虑的认知行为团体治疗以了解焦虑，培养管理焦虑的技能，并在日常生活中有效地运用这类技能。（24）

24. 进行认知行为团体治疗（可参见《焦虑儿童的认知行为治疗：团体治疗治疗师手册》），让来访者学习有关焦虑的认知、行为和情感之间的关系，了解并运用应对焦虑的相关技能，在几个可引发焦虑的情境中练习这些新技能，以便能够持续有效地使用这类技能。▽

▽10. 来访者与父母一起参加认知行为团体治疗，以了解焦虑并培养焦虑管理技能。（25～27）

25. 与父母一起进行认知行为团体治疗（参见《焦虑儿童的认知行为治疗：团体治疗治疗师手册》），让父母了解焦虑的认知成分、行为成分和情感成分，了解并运用应对焦虑的相关技能，在几个可引发焦虑的情境中练习这些新技能，以便能够持续有效地使用这类技能。▽

26. 教授父母一些管理来访者的焦虑行为的关键技巧，包括如何鼓励和奖励来访者的勇敢行为，如何假装忽略来访者的过度抱怨行为和逃避行为，以及如何管理父母自身的焦虑，并巩固在咨询中所学的内容。可参见《帮助你焦虑的孩子》、Eison 和 Engler 合著的《帮孩子克服分离性焦虑或拒绝上学：给父母的分步指南》（*Helping Your Child Overcome Separation Anxiety or School Refusal: A Step-by-Step Guide for Parents*）或者 Pantley 主编的《告别眼泪的分离性焦虑解决方案：6 个月到 6 岁儿童轻松告别的温和方式》（*The No-Cry Separation Anxiety Solution: Gentle Ways to Make Good-bye Easy From Six Months to Six Years*）。▽

27. 教授家庭成员焦虑管理、解决问题和沟通的技巧，以减少家庭冲突，帮助来访者取得治疗成效；回顾并巩固练习成效，针对改进和改善给出纠正性反馈。▽

▽11. 来访者降低与依恋对象分离时哭闹、执拗、发怒和恐惧的频

28. 教授父母如何对来访者的发怒、过分执拗和抱怨的行为

率和程度。（28～30）

设置一些坚定且始终如一的限制。▽

29. 设计一个奖励制度和（或）偶联契约，提高来访者的情绪管理能力，使其在与父母分离时不表现出过度的情绪低落。▽

30. 探究来访者在与父母分开的日子里没有表现出过分的纠缠、恳求、哭闹或抗议的原因，来访者具体做了什么不一样的事情，或有什么不一样的行为；分析来访者的反应，并强化任何用于管理分离的积极应对机制（或安排来访者完成《儿童心理治疗家庭作业指导计划》中的"父母不在身边的日子"）。▽

▽12. 来访者增加参加课外活动或积极的同伴团体活动的次数。（31、32）

31. 鼓励来访者参加课外活动或同伴团体活动（或安排来访者完成《儿童心理治疗家庭作业指导计划》中的"展示你的优势"。▽

32. 运用一些行为方法（例如，指导、行为排练、同伴团体互动的角色扮演、强化）来教授来访者一些社交技能并减少社交焦虑，或者安排来访者完成《儿童心理治疗家庭作业指导计划》中的"欢迎同伴"。▽

▽13. 来访者增加离开主要依恋对象独自玩耍的频率和持续时

33. 鼓励来访者邀请朋友到家里过夜和（或）去朋友家里过夜；

间。（33 ~ 36）

来访者处理任何出现的恐惧情绪并增强独立性。▽

34. 指导来访者逐渐延长独自玩耍的时间或放学后与朋友一起玩耍的时间。▽

35. 鼓励来访者安全地接触邻居，以培养独立性；或者安排来访者完成《儿童心理治疗家庭作业指导计划》中的"探索你的世界"。▽

36. 指导父母每周外出一次，但不要带上来访者。外出最开始的持续时间为 30 ~ 45 分钟，然后逐渐增加；教授来访者一些有效的应对策略（例如，放松技术、深呼吸、打电话给朋友、和兄弟姐妹一起玩耍），帮助他/她减少父母外出时的分离性焦虑。▽

▽14. 来访者运用一些复发预防策略，控制未来可能出现的焦虑症状。（37 ~ 40）

37. 与来访者讨论行为过失和行为过失复发之间的区别，行为过失与相关症状、恐惧或逃避冲动的临时可逆性重现有关，而行为过失复发则与恢复恐惧性和逃避性的行为模式有关。▽

38. 与来访者一起对未来可能发生行为过失的情景或情况的管理进行识别和演练。▽

39. 指导来访者经常使用治疗中学到的一些策略（例如，认知重建、社交技巧、暴露练习），并尽可能将这些策略融入生活。▽

40. 请来访者制作一张"应对卡片"，在卡片上记录一些应对策略和其他重要信息（例如，"放缓呼吸速度""专注手上的任务""你能行""它会消失"），以备日后使用。▽

15. 父母跟进治疗和（或）接受药物评估。（41、42）

41. 评估过分亲密的父母患焦虑症或抑郁症的可能性；如父母确实表现出焦虑或情感障碍的症状，则让父母进行医学评估和（或）进行个体治疗。

42. 评估父母之间是否存在冲突，或来访者与其父母的三人关系是否存在不和谐的因素；如果存在不和谐因素，请父母进行婚姻咨询。

16. 来访者能够识别并表达出对过去的分离、丧失、虐待或创伤的感受。（43 ~ 45）

43. 评估来访者对上学的恐惧和焦虑是否与分离、丧失、虐待、创伤或一些不切实际的危险有关。

44. 探索、鼓励并支持来访者用言语表达其对分离、丧失、创伤或不切实际的危险的感受。

45. 让来访者写一封信表达他/她

17. 来访者通过游戏治疗、相互讲故事和制作艺术作品的方式表达相关的情绪和恐惧感。（46～48）

18. 来访者学会并运用一些自我决断的技巧，以便更加有效和直接地应对压力、冲突或承担责任。（49、50）

对过去的一些分离、丧失、创伤或危险的感受；治疗师与来访者共同阅读并分析这封信。

46. 利用以来访者为中心的游戏治疗的方法（例如，表现出真正的兴趣和无条件的积极态度，以非评判的方式表达情感，表现出对来访者成长能力的信任）来增强来访者的自我意识，并增强来访者克服分离恐惧的动力。

47. 使用相互讲故事的方法，来访者和治疗师使用玩偶交替讲故事；首先，治疗师示范用适当方式战胜恐惧或焦虑；然后，来访者用类似角色或主题讲述一个故事。

48. 指导来访者画一幅画或做一个泥塑来描述他/她离开主要依恋对象时所恐惧的一些事情；评估来访者的恐惧是现实的还是不现实的。

49. 在治疗环节中，和来访者玩Shapiro设计的"为自己挺身而出"游戏，教授来访者一些自我决断技巧；或者安排来访者完成《儿童心理治疗家庭作业指导计划》中的"学会坚定自信"。

50. 让来访者接受团体疗法，帮助

他 / 她培养积极的社交技巧，
克服社交焦虑，变得更加自信。

—— · ———————————— —— · ————————————

———————————— ————————————

—— · ———————————— —— · ————————————

———————————— ————————————

—— · ———————————— —— · ————————————

———————————— ————————————

诊断建议

使用 DSM- Ⅳ /ICD-9-CM：

轴 Ⅰ：　　　309.21　　　　分离焦虑障碍

　　　　　　　300.02　　　　广泛性焦虑症

　　　　　　　300.23　　　　社交焦虑障碍（社交恐惧症）

　　　　　　　296.xx　　　　重型抑郁障碍

　　　　　　　300.81　　　　躯体化障碍

　　　　　　　301.47　　　　梦魇

　　　　　　　307.46　　　　睡惊症

　　　　　　　309.81　　　　创伤后应激障碍

　　　　　　　————————　　　————————

　　　　　　　————————　　　————————

轴 Ⅱ：　　　V71.09　　　　无诊断

　　　　　　　————————　　　————————

　　　　　　　————————　　　————————

使用 DSM-5/ICD-9-CM/ICD-10-CM：

<u>ICD-9-CM</u>	<u>ICD-10-CM</u>	<u>DSM-5 障碍、状况或问题</u>
309.21	F93.0	分离焦虑障碍

300.02	F41.1	广泛性焦虑症
300.23	F40.10	社交焦虑障碍（社交恐惧症）
296.xx	F32.x	重型抑郁障碍，单次发作
296.xx	F33.x	重型抑郁障碍，反复发作
300.81	F45.1	躯体症状障碍
307.47	F51.5	梦魇
307.46	F51.4	非快速眼动睡眠觉醒障碍，睡惊型
309.81	F43.10	创伤后应激障碍

注：美国在 2014 年 9 月 30 日以前使用 ICD-9-CM 编码，自 2014 年 10 月 1 日起，使用 ICD-10-CM 编码。有的 ICD-9-CM 编码与 ICD-10-CM 编码和"DSM-5 障碍、状况或问题"中的多条内容相关。另外，有的 ICD-9-CM 编码已经停用，导致多条 ICD-9-CM 编码被一条 ICD-10-CM 编码取代。一些已经停用的 ICD-9-CM 编码并未在本表列出。详见 2013 年的《心理障碍诊断与统计手册》。

性虐待受害者

行为界定

1. 自述遭受性虐待。

2. 身体上有遭受性虐待的痕迹（例如，生殖器红肿、内衣裤上有血迹、持续出皮疹、阴道或直肠撕裂、性病、身体上有吻痕）。

3. 对深入了解性知识有强烈的兴趣或好奇心。

4. 在游戏中表现出有性特征的行为或者在艺术作品中表达与性有关的主题。

5. 反复出现与性虐待有关的侵入性的痛苦回忆或噩梦。

6. 在行为或情感方面表现出性虐待再次发生时的样子（包括错觉、幻觉或解离性闪回现象）。

7. 接触施虐者或谈及与性有关的话题后，出现莫名的愤怒或恐惧。

8. 表现出明显的心境和情感紊乱（例如，长期的抑郁、易怒、焦虑、恐惧）。

9. 出现倒退行为（例如，吮吸拇指、婴儿式说话、尿床）。

10. 明显不信任他人，表现为社会退缩及在建立并保持亲密关系方面存在困难。

11. 存在内疚感、羞耻感和低自尊感。

—. _____
_____

—. _____
_____

—. _____
_____

长期目标

1. 获得保护，以免受到进一步的性虐待。

2. 成功地从性虐待事件造成的伤害中恢复，能够理解性虐待造成的后果并控制情感及行为。

3. 解决与性虐待有关的问题，培养建立并保持亲密人际关系的能力。

4. 在家庭中建立起恰当的边界和代际界限，以最大限度地降低今后再次发生性虐待的风险。

5. 用言语表达宽恕，并表示愿意让事情从此过去，让生活继续，在家庭系统内达到治愈。

6. 消除对自我和家庭的否定态度，让施虐者承担性虐待的责任，并让自己感受到支持。

7. 消除所有不恰当的性行为。

8. 通过不断增加积极的自我描述和更多地参与课外活动，培养自尊感和自我力量感

—. _____
   _____

—. _____
   _____

—. _____
   _____

短期目标

1. 来访者讲述性虐待事件的全部经过。（1 ~ 5）

治疗性干预措施

1. 通过持续地目光接触、积极地倾听、无条件肯定性关注和热情地接纳，积极地与来访者建立信任关系，帮助来访者提高识别和表达与性虐待有关的情感的能力。

2. 探索、鼓励和支持来访者讲述与性虐待有关的事实，并表达相关的情感（或者安排来访者完成《儿童心理治疗家庭作业指导计划》中的"我的故事"）。

3. 借用结构类似人体的玩偶，让

来访者诉说并展示他／她是怎样被虐待的。时刻提醒自己切勿发表与性虐待的细节相关的引导性言论。

4. 将来访者的性虐待事件报告给相关的儿童保护机构、刑事部门或医疗机构。

5. 与医疗机构相关人员、刑事部门相关人员或儿童保护机构负责人共同商讨性虐待指控的真实性。

2. 收集来访者行为、情感和态度方面的信息，以便治疗师评估与 DSM 诊断、治疗效果和关系的性质相关的说明。（6～10）

6. 评估来访者对"呈现的问题"的洞察力水平（精神和谐与张力障碍）（例如，对"所描述的行为"的问题本质表现出良好的洞察力，认同他人的担忧，并有动力做出改变；对"所描述的问题"表现出矛盾心理，不愿意将该问题作为一个关注点来处理；不愿意承认或不关心"所描述的问题"，也没有动力来改变）。

7. 评估来访者是否有研究型相关疾病的迹象（例如，伴随 ADHD 的对立违抗性行为、焦虑障碍引发的抑郁），包括自杀的可能性（例如，当共病抑郁明显时，自杀风险增加）。

8. 评估和来访者"问题行为"相

关的因素，例如，年龄、性别和文化背景，以更好地理解来访者的行为原因。

9. 评估来访者障碍的严重程度（例如，所述行为导致来访者在社会、人际关系或职业发展中表现出轻度、中度、重度或非常严重的障碍），以确定适当的护理程度；持续评估这种障碍的严重程度及治疗的效果（例如，来访者不再表现出严重的障碍，但仍存在轻度或中度障碍）。

10. 评估来访者的家庭、学校和社区是否存在致病性护理（例如，持续忽视来访者的情感需求或身体需求、反复更换主要护理人员、很少有机会使来访者建立稳定的依附关系、持续施行严厉的惩罚或其他严重不称职的养育方式）。

3. 告知主要家庭成员与性虐待有关的事实。（11、12）

11. 安排一次联合会谈，向主要家庭成员或看护人揭露来访者受到的性虐待。

12. 积极地面对及质疑家庭内部对来访者受到性虐待的否认言论。

4. 采取保护措施，防止来访者进一步遭受性虐待。（13 ~ 16）

13. 评估施虐者是否应当搬离家庭。

14. 采取相关必要措施，保护来访

者和家庭中的其他未成年人免受进一步的性虐待。

15. 评估来访者继续待在家中是否安全，是否应该搬离家庭。

16. 强化必要的保护措施，使来访者增强保护自己的能力。

5. 父母在家庭内部建立并保持恰当的亲密界限。（17）

17. 与来访者的家庭成员商讨亲密和隐私的恰当界限。

6. 向来访者及其父母用言语描述性虐待对情绪调节和行为的影响，包括情绪、日常活动、睡眠和自我感觉方面的显著变化。（18）

18. 评估来访者是否存在由性虐待导致的精神疾病（例如，创伤后应激障碍、焦虑、抑郁），并请来访者接受对相关障碍的治疗（参见本书中的相关章节）。

7. 找出导致性虐待出现的家庭动力学因素或压力源。（19～22）

19. 评估家庭动力学因素，并确认导致来访者遭受性虐待的压力源或突发事件。

20. 来访者画一幅性虐待发生时的房间的画，指出每个人睡的位置，并将画分享给治疗师。

21. 让来访者画一幢房子，然后引导他／她想象自己住在这幢房子里，让来访者描述出他／她住在里面的情景；分析来访者的反应，对家庭动力学因素进行分析，并允许来访者表达其与性虐待有关的感受。

22. 制作一幅包含大家庭内全部性虐待事件的多代家谱图，帮助来访者意识到他／她并非唯一

8. 来访者能够识别并表达与性虐待有关的情感。（23 ~ 26）

9. 来访者减少内疚感和羞耻感的表达，确信遭受性虐待不是自己的责任。（27）

10. 来访者表达性虐待影响生活和自我情感的途径。（28、29）

的性虐待受害者，也让施虐者认识到界限违反行为的循环。

23. 可让年龄比较大的来访者给施虐者写一封信，描述他/她对于遭受性虐待的感受；分析这封信。

24. 使用艺术治疗（例如，绘画、雕塑）来帮助来访者识别并表达他/她对施虐者的相关感受。

25. 使用 Saxe 设计的"愤怒塔"游戏，帮助来访者表达对性虐待的愤怒情感：用塑料容器建造一座塔；在塔的顶端放置玩具（玩具代表愤怒的对象）；引导来访者一边向塔投掷毛绒小球，一边用言语表达自己对遭受性虐待的愤怒情感。

26. 运用引导性幻想和想象技术，帮助来访者表达与性虐待有关的被压抑的想法、情感及一些未被满足的需求。

27. 探索并解决来访者与性虐待有关的内疚和羞耻情感（或者安排来访者完成《儿童心理治疗家庭作业指导计划》中的"你并不孤独"）。

28. 指导来访者画一幅画或者制作一个雕塑，以反映性虐待是如何对他/她的生活和自我情感产生影响的。

29. 评估来访者是否存在创伤后应激障碍症状，如果存在，则进行适当治疗（参见本书中的"创伤后应激障碍"章节）。

11. 来访者提高在家庭中谈论性虐待的意愿。（11、30）

11. 安排一次联合会谈，向主要家庭成员或看护人揭露来访者受到的性虐待。

30. 给父母和家庭成员布置阅读材料，增加他们对性成瘾行为的了解，并教授他们帮助来访者从性虐待造成的伤害中恢复过来的方法。可参见 Hoke 主编的《我的身体是我的，我的情感也是我的：幼儿身体安全故事书和成人指南》（*My Body Is Mine, My Feelings Are Mine: A Storybook About Body Safety for Young Children With an Adult Guidebook*），Brohl 和 Potter 合著的《当你的孩子被骚扰时：在治愈和康复方面给父母的指南》（*When Your Child Has Been Molested: A Parent's Guide to Healing and Recovery*），以及 Adams 和 Fay 合著的《帮助你的孩子从性虐待中恢复》（*Helping Your Child Recover From Sexual Abuse*）。

12. 父母（非施虐者）遵从建议，花更多的时间与来访者共处。（31、32）

31. 指导过分疏离的、非施暴的父母花更多的时间和来访者一起参加娱乐活动、学校活动或家庭活动。

32. 指导来访者与过分疏离的、非施暴的父母在亲子游戏治疗中使用玩偶来共同编造一个互动故事，回到家后重复这样的活动，以此促进亲密亲子关系的形成。

13. 施虐者认同自己应承担性虐待的责任。（33、34）

33. 进行一次治疗会谈，来访者和（或）治疗师在会谈中让施虐者正视自己的性虐待行为。

34. 进行一次会谈，施虐者在会谈中同意承担性虐待的全部责任并向来访者和（或）家庭成员道歉。

14. 施虐者同意寻求治疗。（35）

35. 要求施虐者参加一个性犯罪小组。

15. 来访者表达原谅施虐者及其他与性虐待有关人员的意愿。（36）

36. 安排来访者写一封宽恕信和（或）完成一次宽恕练习，向施虐者和（或）重要家庭成员表达宽恕；对这封信进行再加工。

16. 来访者通过游戏治疗和相互讲述故事的方法识别并表达与性虐待有关的情感。（32、37、38）

32. 指导来访者与过分疏离的、非施虐者的父母在亲子游戏治疗中使用玩偶来共同编造一个互动故事，回到家后重复这样的活动，以此促进亲密亲子关系的形成。

37. 使用以来访者为中心的游戏治疗（例如，提供无条件的正面评价和对感情的非判断性反馈，对来访者的成长能力表示信任），帮助来访者识别和表达与性虐待有关的情感。

38. 使用相互讲故事的方法，来访者和治疗师使用玩偶交替讲述故事；首先，治疗师用适当方式示范如何战胜恐惧或焦虑感；然后，来访者用类似角色或主题也编造一个故事。

17. 来访者通过艺术治疗和治疗性游戏来识别和表达情感。（39~41）

39. 让来访者用画画来表达出与性虐待有关的不同情感，然后指导他/她计算出经历这些不同情感的次数（或安排来访者完成《儿童心理治疗家庭作业指导计划》中的"情感与表情游戏"）。

40. 使用 O'Connor 的"彩绘你的生活"技术，以提高来访者识别和表达与性虐待有关的情感的能力：让来访者给不同的情绪配上一种特定的颜色（例如，红——愤怒，蓝——悲伤，黑——悲痛，黄——高兴），然后让其在一张白纸上涂颜色以反映出他/她对性虐待的相关情感。

41. 和来访者玩幸存者的旅行游戏
（其玩法见电影），该游戏是
一种治疗性虐待受害者的游
戏，可帮助来访者获得自我掌
控的能力。

18. 来访者能够陈述自己是性虐待
的幸存者。（42、43）

42. 给来访者提供一些阅读材料，
帮助他/她表达和处理与性虐待
有关的情感（可参见 Hindman
主编的《一本给小人物和大人
物触动的书》（*A Very Touching
Book…For Little People and for Big
People*）、Sanford 主编的《我不
能谈论它》（*I Can't Talk About*)或
Jance 主编的《这不是你的错》
（*It's Not Your Fault*)。

43. 让来访者参加一个受害者小组，
和其他未成年受害者一起接受
帮助，使来访者认识到，并不
是只有自己经历过性虐待。

19. 来访者增强家庭外部的联系和
社交网络。（44）

44. 详细列出家庭以外能提供帮助
的人，来访者可以向他们寻求
支持和关怀。

20. 来访者降低与他人交往中具有
性特征的行为或者诱惑性行为
的出现频率。（45、46）

45. 帮助来访者将潜在的痛苦情绪
（例如，恐惧、伤痛、悲伤、
焦虑）与具有性特征的行为或
诱惑性行为相联系。

46. 帮助来访者找出更加恰当的方式
来满足他/她的需要，而不是通

21. 来访者降低与出庭做证有关的焦虑。（47）

22. 来访者按照医师的处方服药。（48）

过具有性特征或诱惑性的行为。

47. 在会谈中运用角色扮演和模拟的方法，帮助来访者为出庭做好准备，降低对出庭做证的焦虑。

48. 请来访者接受精神病药物的评估；监督来访者的服药依从性以及药物效果和副作用。

—— · ————————

————————

—— · ————————

————————

—— · ————————

—— · ————————

————————

—— · ————————

————————

—— · ————————

诊断建议

使用 DSM- Ⅳ /ICD–9–CM：

轴Ⅰ：

	309.81	创伤后应激障碍
	308.3	急性应激障碍
	296.xx	重型抑郁障碍
	309.21	分离焦虑障碍
	995.53	儿童性虐待（受害者）
	307.47	梦魇
	300.15	分离性障碍 NOS

————　　————————

————　　————————

轴Ⅱ：　V71.09　无诊断

————　　————————

————　　————————

使用 DSM-5/ICD-9-CM/ICD-10-CM：

ICD-9-CM	ICD-10-CM	DSM-5 障碍、状况或问题
309.81	F43.10	创伤后应激障碍
308.3	F43.0	急性应激障碍
296.xx	F32.x	重型抑郁障碍，单次发作
296.xx	F33.x	重型抑郁障碍，反复发作
309.21	F93.0	分离焦虑障碍
995.53	T74.22XA	儿童性虐待，确认，初诊
995.53	T74.22XD	儿童性虐待，确认，复诊
307.47	F51.5	梦魇
300.15	F44.89	其他特指的分离性障碍
300.15	F44.9	未特指的分离性障碍

　　注：美国在 2014 年 9 月 30 日以前使用 ICD-9-CM 编码，自 2014 年 10 月 1 日起，使用 ICD-10-CM 编码。有的 ICD-9-CM 编码与 ICD-10-CM 编码和"DSM-5 障碍、状况或问题"中的多条内容相关。另外，有的 ICD-9-CM 编码已经停用，导致多条 ICD-9-CM 编码被一条 ICD-10-CM 编码取代。一些已经停用的 ICD-9-CM 编码并未在本表列出。详见 2013 年的《心理障碍诊断与统计手册》。

睡眠障碍

行为界定

1. 难以入睡或难以维持睡眠状态，并伴有情绪困扰和需求（例如，哭闹、唤醒父母、要求与父母同睡）。

2. 如果不向父母提一些重要要求，就难以入睡或难以维持睡眠状态。

3. 反复觉醒并造成一些困扰（例如，哭闹、呼唤父母、心跳加速、害怕再次入睡），伴有对噩梦（涉及自己或对自己重要的人）细节的回忆。

4. 在明显的睡眠状态中不断地下床走动，且睁着眼睛、脸色苍白，但对沟通交流没有反应，醒来之后不记得所发生的事情。

5. 在令人恐慌的尖叫声中突然醒来，紧接着是极度的焦虑，没有对梦境细节的回忆，在这期间对他人给予的安慰没有反应。

6. 睡眠时间延长和（或）白天嗜睡，而且感觉没有休息好或精神不济，表现出持续的疲倦感。经常因自己的错误或不当行为而责怪他人。

—. _____
_____

—. _____
_____

—. _____
_____

长期目标

1. 能够平静地入睡并维持睡眠状态，而不需要父母的过度陪伴。

2. 在清醒的时候神清气爽、精力充沛。

3. 不再出现会引起焦虑且让自己惊醒的梦。

4. 不出现从恐惧中惊醒的情况，回到安宁、平静的睡眠模式。

5. 恢复平静的睡眠模式并减少梦游情况的出现。

—. _____

　_____

　_____

—. _____

　_____

　_____

—. _____

　_____

短期目标

1. 来访者描述睡眠障碍的历史和当前的情况。（1 ~ 3）

治疗性干预措施

1. 进行全面的睡眠评估，包括了解工作日和周末的睡眠唤醒时间表（例如，入睡时间、夜间行为、夜间醒来的次数和持续时间）、夜间活动、睡前恐惧、睡前行为困难、卧室环境以及睡眠期间的异常事件（例如，夜惊、精神错乱、梦游、癫痫发作）。

2. 评估白天的生活方式和功能情况，包括饮食、药物治疗、活动水平、学校适应情况，心理、社会和家庭方面的情况，以及一些紧张的生活事件（例如，搬家、兄弟姐妹的出生、家庭成员的死亡）。

3. 让来访者和（或）父母对来访者睡眠活动、睡眠时间、惊醒事件及父母对其反应进行书面记录，提供数据记录表格（或完成《儿童心理治疗家庭作业指导计划》中的"儿童睡眠问题"；对该记录进行审查，评估导致睡眠问题的可能原因，例如，过度刺激、父母强化、应激源）。

2. 来访者接受夜间睡眠检查。（4）

4. 请来访者接受睡眠检查，包括多导睡眠脑电图（polysomnogrerphy，PSG），以评估睡眠结构和生理性睡眠干扰因素（例如，阻塞性睡眠呼吸暂停综合征、肢体运动障碍）。

3. 来访者用言语表达抑郁、焦虑或其他与个人问题有关的情感，并分享可能的原因。（5）

5. 评估可能存在的精神障碍（例如，抑郁、焦虑）对睡眠障碍的影响，如有必要，对其进行治疗（参见本书中的"抑郁""焦虑"或其他相关章节）。

4. 来访者描述持续干扰睡眠的一些与压力相关的经历和情感创伤。（6～8）

6. 探索近期造成来访者睡眠障碍的创伤事件。

7. 探索来访者遭受性虐待的可能性（参见本书中"性虐待受害者"一章）。

8. 探究导致来访者出现噩梦的原因，以及这些噩梦与当前或过去的生活压力之间的联系。

5. 收集来访者行为、情感和态度方面的信息，以便治疗师评估与 DSM 诊断、治疗效果和关系的性质相关的说明。（9～13）

9. 评估来访者对"呈现的问题"的洞察力水平（精神和谐与张力障碍）（例如，对"所描述的行为"的问题本质表现出良好的洞察力，认同他人的担忧，并有动力做出改变；对"所描述的问题"表现出矛盾心理，不愿意将该问题作为一个关注点来处理；不愿意承认或不关心"所描述的问题"，也没有动力来改变）。

10. 评估来访者是否有研究型相关疾病的迹象（例如，伴随ADHD的对立违抗性行为、焦虑障碍引发的抑郁），包括自杀的可能性（例如，当共病抑郁明显时，自杀风险增加）。

11. 评估和来访者"问题行为"相关的因素，例如，年龄、性别和文化背景，以更好地理解来访者的行为原因。

12. 评估来访者障碍的严重程度（例如，所述行为导致来访者在社会、人际关系或职业发展中表现出轻度、中度、重度或非常严重的障碍），以确定适当的护理程度；持续评估这种障碍的严重程度及治疗的效果（例如，来访者不再表现出严重的障碍，但仍存在轻度或中度障碍）。

13. 评估来访者的家庭、学校和社区是否存在致病性护理（例如，持续忽视来访者的情感需求或身体需求、反复更换主要护理人员、很少有机会使来访者建立稳定的依附关系、持续施行严厉的惩罚或其他严重不称职的养育方式）。

6. 来访者按照处方服用精神药物，评估药物对睡眠的作用。（14、15）

14. 安排来访者接受用药评估，评估服药对提高睡眠质量的效果。

15. 监控来访者的服药依从性以及药物的疗效和副作用；根据需要，向开具处方的医师报告情况。

7. 父母和家庭成员确定家庭内部冲突或压力的来源。（16、17）

16. 举行家庭会议，以评估冲突的程度及其对来访者睡眠的影响；协助家庭成员找出有效的应对策略。

17. 单独接触父母，评估他们夫妻关系中的压力情况及其对来访者睡眠行为可能的影响；如有必要，建议父母与来访者一起进行联合治疗。

▽8. 父母培养良好的睡眠卫生习惯，并让来访者建立持续的睡眠—觉醒周期。（18、19）

18. 实施一种基于行为的治疗方法，参见 Mindell 主编的《一夜安睡》（*Sleeping Through the Night*），可从对来访者进行良好的睡眠卫生心理教育开始，例如，持续的睡眠—觉醒周期、按时入睡、创造有助于睡眠的卧室环境、减少可能影响入睡和（或）维持睡眠的

刺激因素，也可以向来访者解释有助于其学会自主入睡的一些主要治疗干预手段的基本原理。▽

19. 与父母一道为来访者建立持续一致的睡眠—觉醒周期，包括适合其年龄段的入睡时间、常规午睡时间，工作日和周末的入睡时间和唤醒时间相差不超过 2 小时。▽

▽9. 父母学习并实施有助于来访者减少醒来次数的方法，以减少可能干扰来访者入睡和维持睡眠的刺激因素。（20 ~ 22）

20. 与父母一起确定积极的刺激因素控制方法，包括持续的、愉快的、平静的夜间活动，该活动的持续时间短（20 ~ 30 分钟），每晚可进行 3 ~ 4 次。▽

21. 指导父母保持良好的睡眠卫生，并建议父母给来访者创造有助于睡眠的卧室环境，舒适、凉爽、安静、无刺眼的灯光；移除所有可能导致来访者兴奋的事物（例如，电视、电脑和手机）。▽

22. 检查来访者摄入的所有可能含咖啡因的产品，不允许来访者在下午和晚间摄入。▽

▽10. 来访者能够独自待在卧室里，但不表现出恐惧情绪。（23 ~ 25）

23. 从恐惧的性质、严重程度和来源方面评估来访者对独自待在卧室的恐惧。▽

24. 帮助来访者及其父母确定晚间

就寝仪式，以减轻来访者的睡前恐惧，并诱导其在睡前平静下来。例如，喝一点水，父母讲睡前故事，在来访者的床上堆一个由毛绒玩具构成的堡垒，让母亲在女儿手腕上喷一点常用的香水以提醒她父母就在她身边（或者安排来访者完成《儿童心理治疗家庭作业指导计划》中的"减少夜间恐惧"）；随着来访者恐惧的消除，逐渐停止 / 移除此类"安全暗示"。▽

25. 鼓励父母允许家庭宠物晚上与来访者在同一个房间睡觉，以减少来访者夜间的恐惧和焦虑；随着来访者恐惧的消除，逐渐停止 / 移除此类"安全暗示"。▽

▽11. 父母运用一些约定一致的方法来设定限制，以管理来访者睡前的破坏行为和（或）操纵行为。（26 ~ 28）

26. 与父母面谈，帮助他们识别来访者睡前的破坏或操纵行为并实施一致的限制措施进行回应（例如，如果来访者抗议或发怒，则中止愉快的活动，对来访者的请求以商定的口吻进行回应，将来访者送上床睡觉）。▽

27. 设计一个奖励制度和（或）偶联契约，加强来访者所期望

的与治疗目标相一致的行为（例如，按时睡觉，在自己的床上入睡，晚上不再跑进父母的卧室）。▽

28. 和父母一起进行头脑风暴，列出来访者利用操纵行为来逃避按时睡觉时会得到的一些消极后果（例如，减少来访者看电视或玩游戏的时间）。如果来访者采取错误的行为，鼓励父母选择一个具体的后果并严格一致地执行。▽

▽12. 父母实施一系列在来访者上床后对来访者的睡眠情况进行检查的程序和（或）对来访者的抗议做出回应的程序。（29 ~ 32）

29. 与父母商定一系列检查程序，在该程序中，父母按照约定的时间间隔检查来访者的睡眠情况，直到来访者睡着；开始时，可根据父母的忍耐度和来访者的性格调整检查的频率。▽

30. 建议父母在检查过程中给予来访者冷静、一致的回应，以促进来访者自我安慰技能的发展，且不采取其他干预措施（例如，喂食、摇晃）来诱导来访者入睡。▽

31. 教授父母实施一个渐进性的消除程序，包括在回应来访者的抗议或拒绝睡觉的行为时安慰间隔的渐进性延长。推荐阅读

Ferber 主编的《解决孩子的睡眠问题》（*Solve Your Child's Sleep Problems*）。▽

32. 教授父母实施一种非渐进性的消除程序，在该程序中，父母在指定的时间将来访者送到床上，同时无视来访者的抗议，直到第二天早上某个指定的时间点。▽

▽13. 父母对来访者在治疗过程中养成的就寝规律的遵守情况进行监控。（33）

33. 让父母就来访者对相关治疗干预措施（例如，入睡时间、上床时间）的遵守情况进行书面记录；在以后的治疗中回顾这个记录，并强化其落实情况，消除相关障碍。▽

▽14. 对有持续睡眠困难的或持续存在睡眠恐惧情况的来访者，父母可按时将其唤醒。（34）

34. 教授父母实施一个计划好的唤醒程序，在来访者夜间经常醒来的时间点前约 15 分钟唤醒来访者；持续 7 天，然后停止治疗并评估程序的有效性；随着来访者持续睡眠时间的延长，逐渐减少对来访者的唤醒次数。参见 Durand 主编的《当孩子睡不好时：给父母的儿童睡眠障碍干预手册》（*When Children Don't Sleep Well:Interventions for Pediatric Sleep Disorders— Parent Workbook*）。▽

15. 来访者用合理的、积极的自我对话和信念取代会导致睡眠障碍的不合理的想法和信念。（35）

35. 使用认知治疗技术来识别、质疑并改变来访者的不合理想法和恐惧；教授来访者一些睡前使用的认知策略（例如，积极、放松性的想象，转移注意力）。

16. 来访者学会进行深层肌肉放松练习。（36 ~ 38）

36. 指导来访者进行深层肌肉放松练习，可采用（或不采用）音频说明（参见《儿童放松和减压手册》）。

37. 利用一些舒缓音频训练来访者如何让自己镇静下来，为睡眠做好准备。推荐使用 Weinstock 谱曲的《儿童放松性想象》（*Relaxation Imagery for Children*）以及 Mehling、Highstein 和 Delamarter 共同谱曲的《梦幻岛：让孩子放松 》（*Magic Island:Relaxation for Kids*），来自电影《勇于改变》（Courage to Change）。

38. 教授来访者如何减轻被噩梦惊醒后的焦虑和恐惧，请来访者想象梦如何以一种积极的方式结束。例如，想象母亲或父亲前来救援；想象打电话给警察，警察逮捕了梦中的入侵者、强盗或施暴者。

17. 来访者接受生物反馈训练以提高放松技巧。（39）

39. 运用肌电流（EMG） 生物反馈技术来监控、训练和强化来

18. 来访者通过游戏治疗表达可能干扰睡眠的情感。（40、41）

访者的放松技巧。

40. 运用游戏治疗评估和解决来访者的情感冲突。

41. 将来访者在游戏中的行为解释为他/她对家人情感的投射。

___ . _____

_____

___ . _____

_____

___ . _____

_____

___ . _____

_____

___ . _____

_____

___ . _____

_____

诊断建议

使用 DSM-Ⅳ/ICD-9-CM：

轴 I：

309.21	分离焦虑障碍
307.42	原发性失眠
307.44	原发性睡眠过度
307.45	昼夜节律性睡眠障碍
307.47	梦魇
307.46	睡惊症
307.46	睡行症
309.81	创伤后应激障碍
296.xx	重型抑郁障碍
300.4	心境恶劣障碍
296.xx	双相 I 型障碍
296.89	双相 II 型障碍
296.80	双相障碍 NOS
301.13	循环型情感障碍

轴Ⅱ： V71.09 无诊断

使用 DSM–5/ICD–9–CM/ICD–10–CM：

ICD–9–CM	ICD–10–CM	DSM–5 障碍、状况或问题
309.21	F93.0	分离焦虑障碍
312.9	F91.9	未特指的破坏性、冲动控制和品行障碍
312.89	F91.8	其他特指的破坏性、冲动控制和品行障碍
307.42	G47.00	失眠症
307.45	G47.xx	昼夜节律性睡眠–觉醒障碍
307.47	F51.5	梦魇
307.46	F51.4	非快速眼动睡眠觉醒障碍，睡惊症型
307.46	F51.3	非快速眼动睡眠觉醒障碍，睡行症型
309.81	F43.10	创伤后应激障碍
296.xx	F32.x	重型抑郁障碍，单次发作
296.xx	F33.x	重型抑郁障碍，反复发作
300.4	F34.1	持续性抑郁障碍
296.xx	F31.xx	双相Ⅰ型障碍
296.89	F31.81	双相Ⅱ型障碍
296.80	F31.9	未特指的双相障碍及相关障碍
301.13	F34.0	循环型情感障碍

　　注：美国在 2014 年 9 月 30 日以前使用 ICD–9–CM 编码，自 2014 年 10 月 1 日起，使用 ICD–10–CM 编码。有的 ICD–9–CM 编码与 ICD–10–CM 编码和"DSM–5 障碍、状况或问题"中的多条内容相关。另外，有的

ICD-9-CM 编码已经停用，导致多条 ICD-9-CM 编码被一条 ICD-10-CM 编码取代。一些已经停用的 ICD-9-CM 编码并未在本表列出。详见 2013 年的《心理障碍诊断与统计手册》。

社交焦虑

行为界定

1. 很少或不与他人进行眼神交流，并对他人的社交暗示表示拒绝或以沉默回应。

2. 在相当长的一段时间（如 6 个月或者更长）内，对接触陌生人表现出过度的退缩或者逃避。

3. 表现出社交隔绝或者过度地进行一些孤立性的活动（例如，读书、打游戏、在他 / 她的房间听音乐）。

4. 有很少的或没有除直系亲属以外的亲密朋友。

5. 对别人的批评、反对或自认为被拒绝的情境非常敏感。

6. 在表现出愿意与他人交往的意愿之前，过度地需要得到被人喜欢的保证。

7. 担心出现尴尬或羞怯，明显地不愿意参加新的活动或者承担个人风险。

8. 表现出消极的自我形象，具体表现为经常说贬损自我的话，不喜欢和他人进行比较，感觉自己在社交中没有吸引力。

9. 因为害怕被批评、反对或拒绝而缺乏自信。

10. 在社交情境下出现一些显著的生理方面的症状（例如，心跳加速、大量出汗、口干、颤抖和肌肉紧张）。

—. _____

—. _____

—. _____

长期目标

1. 消除社交情境下的焦虑和羞怯。

2. 碰到陌生人或者在新的社交情境下，能够主动开始或回应社会交往。

3. 持续一致地与同伴进行社交，没有过度的恐惧或焦虑。

4. 在个人单独活动的时间和与他人社交的时间之间达到一种健康的平衡状态。

5. 培养必要的社交技巧，提高人际关系的质量。

6. 提升自己在人际关系、同伴关系和与成人之间的关系中的自尊感和安全感。

—. _____
   _____

—. _____
   _____

—. _____
   _____

短期目标

1. 来访者描述社交恐惧和回避行为的历史和性质。（1 ~ 3）

2. 来访者完成各项心理测试，接受对社交焦虑和社交回避的性

治疗性干预措施

1. 与来访者建立融洽的关系并组成治疗联盟。

2. 评估来访者的社交恐惧和社交回避，包括恐惧的焦点、回避的类型（例如，注意力分散、逃避、依赖他人）、恐惧的发展情况及恐惧对日常功能的负面影响；考虑使用结构化谈话。参见"儿童焦虑障碍会谈时间表——父母版或儿童版"。

3. 评估导致来访者产生社交恐惧和（或）社交回避的外部刺激因素、个人的想法或情况的性质。

4. 对来访者的社交焦虑进行评估，并进一步评估社交恐惧和

质及严重程度的评估。（4）

3. 收集来访者行为、情感和态度方面的信息，以便治疗师评估与 DSM 诊断、治疗效果和关系的性质相关的说明。（5～9）

社交回避的程度和范围。可参见 Beidel、Turner 和 Morris 合著的"儿童社交恐惧和焦虑量表"。

5. 评估来访者对"呈现的问题"的洞察力水平（精神和谐与张力障碍）（例如，对"所描述的行为"的问题本质表现出良好的洞察力，认同他人的担忧，并有动力做出改变；对"所描述的问题"表现出矛盾心理，不愿意将该问题作为一个关注点来处理；不愿意承认或不关心"所描述的问题"，也没有动力来改变）。

6. 评估来访者是否有研究型相关疾病的迹象（例如，伴随 ADHD 的对立违抗性行为、焦虑障碍引发的抑郁），包括自杀的可能性（例如，当共病抑郁明显时，自杀风险增加）。

7. 评估和来访者"问题行为"相关的因素，例如，年龄、性别和文化背景，以更好地理解来访者的行为原因。

8. 评估来访者障碍的严重程度（例如，所述行为导致来访者在社会、人际关系或职业发展中表现出轻度、中度、重度或非常严重的障碍），以确定适当的护理程度；持续评估这种障碍的严重程度及治疗的效果（例如，来访者不再表现出严重的障碍，但仍存在轻度或中度障碍）。

9. 评估来访者的家庭、学校和社区是否存在致病性护理（例如，持续忽视来访者的情感需求或身体需求、反复更换主要护理人员、很少有机会使来访者建立稳定的依附关系、持续施行严厉的惩罚或其他严重不称职的养育方式）。

▽4. 来访者接受精神药物治疗评估，遵医嘱服药。（10、11）

10. 安排来访者接受精神药物治疗的评估。▽

11. 监测来访者的服药依从性以及药物的副作用和整体疗效；定期咨询医师。▽

▽5. 来访者参加社交焦虑的团体治疗，可与（或不与）父母一起参加；如果没有团体治疗，则进行个体治疗。（12）

12. 让来访者加入（封闭式）社交焦虑小团体。如果有需要，来访者可以和父母一起加入。如果不能成立小团体，则进行个体治疗。可参见《帮助你焦虑的孩子》以及 Beidel、Turner 和 Morris 合著的《儿童和青少年的社会效能治疗》（*Social Effectiveness Therapy for Children and Adolescents*）。▽

▽6. 来访者能够用言语表达对社交焦虑及其治疗原理的准确理解。（13、14）

▽7. 来访者阅读符合治疗目标的推荐资料，增加对社交焦虑及其治疗的理解。（15）

▽8. 来访者学习并实施相关镇静技巧和应对策略，以管理焦虑症状，并在社交焦虑出现时能够有效地集中注意力。（16）

13. 向来访者讲解社交焦虑的认知行为模型，该模型为治疗提供原理支撑（例如，社交焦虑源于认知偏见，并导致出现不必要的回避行为，从而使恐惧持续存在）。▽

14. 与来访者讨论如何通过认知重建和暴露法，来消除恐惧，培养社交技能并树立信心，对造成焦虑的想法和信念进行现实性检验。▽

15. 安排来访者和（或）父母阅读关于社交焦虑及其治疗的心理教育资料，如《帮助你焦虑的孩子》、Antony 和 Swinson 合著的《害羞和社交焦虑练习册》（*The Shyness and Social Anxyety Workbook*）及 Brozovich 和 Chase 合著的《告别害羞》（*Say Goodbye to Being Shy*）。▽

16. 教授来访者放松的技巧。可参见 Bernstein、Borkovec 和 Hazlett-Steven 合著的《渐进式放松训练的新方向》（*New Directions in Progressive Relaxation Training*）和集中注意力的技巧（例如，将注意力集中在行为目标上，进行肌

肉放松、均匀而有节奏的膈肌呼吸），以管理社交焦虑症状（推荐父母和来访者阅读《儿童放松和减压手册》）。▽

▽9. 来访者能够利用基于现实的积极的自我对话和信念来识别、质疑并取代恐惧的自我对话和信念。（17、18）

17. 探究来访者调节其社交焦虑的反应模式和自我对话；质疑相关的偏见；帮助来访者纠正偏见和树立信心（或者安排来访者完成《儿童心理治疗家庭作业指导计划》中的"用积极的自我对话取代消极的想法"）。▽

18. 给来访者布置一项家庭作业练习，让他／她识别恐惧性的自我对话，并创造出基于现实的对话方式；回顾并巩固练习成效，针对失败给出纠正性反馈。可参见《帮助你焦虑的孩子》或《害羞和社交焦虑练习册》（*The Shyness and Social Anxiety Workbook*）。▽

▽10. 来访者学习并运用社交技巧，以减少焦虑，在社交互动中建立信心。（19）

19. 通过指导、示范和角色扮演来培养孩子的一般社交和（或）沟通技巧。可参见《儿童和青少年社会效能治疗》或《告别害羞》。▽

▽11. 来访者学习并运用解决社交问题的技巧，以有效地管理社交压力、解决日常问题和

20. 教授来访者符合自身情况且与年龄段相适应的解决社交问题的技巧，包括镇静技巧（例如，

冲突。（20~22）

认知方面和身体方面的镇静技巧）和解决问题的技巧（例如，指出问题、给出选项、列出每个选项的利弊、选择选项、实施和改进选项）。▽

21. 教授来访者解决冲突的技巧（例如，移情、积极倾听、发讯息、以尊重的方式交流、没有攻击性地表达立场、妥协），以帮助来访者避免或管理社交问题，改善人际交往。

22. 使用行为技巧培养技术（例如，示范、角色扮演、行为演练、纠正性反馈）来培养来访者的相关技巧，并解决当前的一些冲突。可参见《帮助你焦虑的孩子》。▽

▽12. 来访者能在多个让自己畏惧的社交环境中培养和提高新技能。（23~25）

23. 指导并帮助来访者构建一个与社交焦虑有关的焦虑情境的层次结构。▽

24. 选择来访者最有可能克服社交焦虑的初级的活体暴露练习或角色扮演暴露练习；在暴露练习中及完成后进行认知重建，并使用一些行为策略（例如，示范、演练、社交强化）来促进暴露练习。可参见《儿童和青少年的社会效能治疗》及《帮助你焦虑的孩子》。▽

25. 给来访者布置一个作业练习，让他 / 她在日常生活中进行暴露练习并记录应对情况；回顾并巩固练习成效，给予纠正性反馈。▽

▽13. 来访者增加参与人际交往活动或同伴群体活动的次数。（26、27）

26. 鼓励来访者参加课外活动，如积极的同伴群体活动（或安排来访者完成《儿童心理治疗家庭作业指导计划》中的"欢迎同伴"），培养和巩固新的个人技巧和人际交往技能。▽

27. 鼓励来访者邀请同伴来家里做客并过夜，培养来访者一对一互动的技巧（例如，让来访者去朋友家里过夜）；从疗效和问题解决的障碍方面进行回顾总结。▽

▽14. 来访者增加参与学校相关活动的次数。（28）

28. 向学校相关人员咨询如何提高来访者的社会化程度（例如，安排来访者与同伴们组织活动、对一个更受欢迎的同伴进行辅导、与受欢迎的同伴合作完成课堂任务）。▽

▽15. 来访者学习并实施一些策略，以治疗和预防复发。（29 ~ 32）

29. 与来访者讨论行为过失和行为过失复发之间的区别，行为过失与相关症状、恐惧或逃避冲动出现临时可逆性重现有关，而行为过失复发则是重新回到恐惧性和逃避性的行为

模式。▽

30. 与来访者一起对未来可能发生行为过失的情景或情况进行识别和演练。▽

31. 指导来访者在建立社交互动和人际关系时，要经常使用治疗中所学到的策略（例如，认知重建、社交技巧、暴露练习）。▽

32. 制作一张"应对卡"或采用其他的记录形式（例如，音频），记录一些应对策略和其他重要信息（例如，"放缓呼吸速度""专注手上的任务""你能行""它会消失"），以备来访者日后使用。▽

▽16. 家庭成员学习如何加强和支持来访者做出积极的行为改变。（33～35）

33. 与父母进行会谈，教授父母如何对来访者勇敢的行为进行鼓励和嘉奖，以同理心忽略过度的抱怨行为和其他一些逃避行为，管理自己的焦虑；然后，示范会谈中教授的相关行为。▽

34. 教授家庭成员一些解决问题和冲突的技巧，以帮助家庭成员管理自身的问题及他们与来访者之间的问题。▽

35. 鼓励家庭成员示范他们已经学到的技能，对来访者正在学习

的一些治疗技能（例如，镇静技巧、认知重建、忽视不合理的恐惧）进行示范并对来访者的进步进行表扬。▽

17. 来访者找到自己可以用来建立社交关系和发展同伴友谊的优势和兴趣爱好。（36、37）

36. 让来访者列举出他/她及其同伴之间的共同点；利用这些共同点来鼓励来访者与有相同的兴趣和才能的同伴进行接触（或者安排来访者完成《儿童心理治疗家庭作业指导计划》中的"欢迎同伴"）。

37. 帮助来访者确定他/她的5~10个优势或兴趣爱好，然后指导来访者在接下来的一周时间内利用其中3个优势或兴趣爱好来开始社交接触或发展同伴友谊（或者安排来访者完成《儿童心理治疗家庭作业指导计划》中的"展示你的优势"）。

18. 来访者用言语描述当前的社交焦虑和不安全感与过去被拒绝的经历及重要人物的批评有着怎样的联系。（38、39）

38. 探索来访者被拒绝的经历、受到的严厉批评、遭受的抛弃或创伤促使来访者产生低自尊和社交焦虑的过程。

39. 鼓励并支持来访者用言语表达与过去的拒绝、严厉批评、被抛弃或伤害的经历相关的感受。

19. 来访者在个体游戏治疗或相互

40. 使用以来访者为中心的游戏

讲故事的过程中表达恐惧和焦虑。（40 ~ 42）

治疗原则（例如，提供无条件肯定性关注、表现出感兴趣、对来访者的自我成长能力表现出信任），帮助来访者克服他 / 她的社交焦虑，使其在社交中更加自信。

41. 运用埃里克森的游戏治疗技术，治疗师通过用一个"有智慧的玩具"（或木偶）与观众或其他玩具（或木偶）进行交谈，向来访者教授一些可以用来克服羞怯感的积极的社交技巧。

42. 使用玩偶来向来访者示范一些积极的社交技能（例如，问候他人、介绍自己、表达关于自己和他人的积极陈述），帮助来访者在社交互动中更加自信。

20. 来访者能够通过艺术作品识别和表达相关的情感。（43、44）

43. 指导来访者画一幅画或者制作一个雕塑来反映他 / 她在新的社交环境中面对陌生人时的感受。

44. 指导来访者在一张大的纸上画一些事物或者符号，这些事物或符号象征着他 / 她积极的一些品质；然后，与来访者讨论如何运用其优势来建立同伴友谊。

———·———————   ———·———————
　　　———————   　　　———————
———·———————   ———·———————
　　　———————   　　　———————
———·———————   ———·———————
　　　———————   　　　———————

诊断建议

使用 DSM- Ⅳ /ICD-9-CM：

轴 I ：　　　300.23　　　　　　社交焦虑障碍（社交恐惧症）

　　　　　　　300.02　　　　　　广泛性焦虑症

　　　　　　　309.21　　　　　　分离焦虑障碍

　　　　　　　300.4　　　　　　　心境恶劣障碍

　　　　　　　296.xx　　　　　　重型抑郁障碍

　　　　　　　300.7　　　　　　　躯体变形障碍

　　　　　　　—————　　　　　—————————

　　　　　　　—————　　　　　—————————

轴 II ：　　　V71.09　　　　　　无诊断

　　　　　　　—————　　　　　—————————

　　　　　　　—————　　　　　—————————

使用 DSM-5/ICD-9-CM/ICD-10-CM：

ICD-9-CM	ICD-10-CM	DSM-5 障碍、状况或问题
300.23	F40.10	社交焦虑障碍（社交恐惧症）
300.02	F41.1	广泛性焦虑症
309.21	F93.0	分离焦虑障碍

300.4	F34.1	持续性抑郁障碍
296.xx	F32.x	重型抑郁障碍，单次发作
296.xx	F33.x	重型抑郁障碍，反复发作
300.7	F45.22	躯体变形障碍

注：美国在 2014 年 9 月 30 日以前使用 ICD-9-CM 编码，自 2014 年 10 月 1 日起，使用 ICD-10-CM 编码。有的 ICD-9-CM 编码与 ICD-10-CM 编码和"DSM-5 障碍、状况或问题"中的多条内容相关。另外，有的 ICD-9-CM 编码已经停用，导致多条 ICD-9-CM 编码被一条 ICD-10-CM 编码取代。一些已经停用的 ICD-9-CM 编码并未在本表列出。详见 2013 年的《心理障碍诊断与统计手册》。

特定恐惧症

行为界定

1. 遭遇导致恐惧的刺激因素时引发了即刻的焦虑反应，所以对特定物体或情景表现出持续和不合理的恐惧，进而产生回避行为。

2. 回避导致恐惧的刺激因素，或者带有痛苦情绪地忍受此类因素，结果扰乱了正常的日常生活。

3. 尽管知道这种恐惧是不合理的，但仍然持续存在恐惧感。

4. 梦到导致恐惧的刺激因素，影响了正常睡眠。

5. 面对恐惧刺激因素时表现出过度强烈的恐惧反应。

6. 父母迎合了来访者的恐惧，使恐惧反应得到了强化。

——. _____

——. _____

——. _____

长期目标

1. 降低对先前能引发即刻焦虑反应的特定刺激因素的恐惧。

2. 减少对特定事物或情景的恐惧、回避，可以在公共环境中舒适自在、独立地走动。

3. 消除恐惧对日常生活的干扰，并消除恐惧刺激因素带来的痛苦情绪。

4. 不受恐惧症干扰，对生活中的恐惧做出恰当的反应。

5. 解决特定恐惧症背后可能的冲突。

6. 学习克服对噪声、黑暗、他人、野生动物和人群的恐惧。

——. _____

——. _____

————.——————————————————————————
————————————————————————————————
————————————————————————————————

短期目标

1. 来访者描述特定恐惧症的历史和性质，包括对生活的影响，并尝试克服特定恐惧症。（1、2）

2. 来访者完成各项心理测试，接受对恐惧症的各项特征的评估。（3）

3. 收集来访者行为、情感和态度方面的信息，以便治疗师评估与 DSM 诊断、治疗效果和关系的性质相关的说明。（4～8）

治疗性干预措施

1. 积极地与来访者建立一定程度的信任，促使其吐露心声，尤其是恐惧的想法和感受（或者安排来访者完成《儿童心理治疗家庭作业指导计划》中的"通过艺术表达恐惧"）。

2. 评估与来访者的特定恐惧症有关的恐惧和回避情况，包括恐惧的焦点、回避的类型（例如，注意力分散、逃避、依赖他人），以及特定恐惧症的发展情况和对日常生活的负面影响；考虑使用结构化访谈，参见《儿童焦虑障碍会谈时间表——家长版或儿童版》。

3. 向来访者和（或）父母提供评估工具［例如，Antony 主编的《特定恐惧症的评测》(*Measures for Specific Phobia*)］，以进一步评估来访者恐惧反应的深度和广度。

4. 评估来访者对"呈现的问题"的洞察力水平（精神和谐与张力障碍）（例如，对"所描述的行为"的问题本质表现出良好的洞察力，认同他人的担忧，并有动力做出改变；对"所描述的问题"表现出矛盾心理，不愿意将该问题作为一个关注点来处理；不愿意承认或不关心"所描述的问题"，也没有动力来改变）。

5. 评估来访者是否有研究型相关疾病的迹象（例如，伴随ADHD 的对立违抗性行为、焦虑障碍引发的抑郁），包括自杀的可能性（例如，当共病抑郁明显时，自杀风险增加）。

6. 评估和来访者"问题行为"相关的因素，例如，年龄、性别和文化背景，以更好地理解来访者的行为原因。

7. 评估来访者障碍的严重程度（例如，所述行为导致来访者在社会、人际关系或职业发展中表现出轻度、中度、重度或非常严重的障碍），以确定适当的护理程度；持续评估这种障碍的严重程度及治疗的效果（例如，来访者不再表现出严重的障碍，但仍存在轻度或中度障碍）。

8. 评估来访者的家庭、学校和社区是否存在致病性护理（例如，持续忽视来访者的情感需求或身体需求、反复更换主要护理人员、很少有机会使来访者建立稳定的依附关系、持续施行严厉的惩罚或其他严重不称职的养育方式）。

▽4. 来访者接受精神药物治疗评估并遵从医嘱。（9、10）

9. 如果来访者要求药物治疗，或者来访者可能拒绝进行渐进式暴露练习，可安排对其进行精神药物治疗的评估。▽

10. 监测来访者的服药依从性以及药物的副作用和整体疗效；定期咨询开具处方的医师。▽

▽5. 来访者用言语表达对特定恐惧症及其治疗方式的理解。（11～13）

11. 与来访者讨论，恐惧是一种非常普遍的情况，这是人们选择战斗还是逃跑的一种自然但不理性的回应方式，恐惧并非软弱的表现，但会造成不必要的痛苦。▽

12. 与来访者和父母讨论对认知行为的认识，即与恐惧症有关的恐惧是如何通过"恐惧循环"维持不合理的恐惧感和回避行为的。这种恐惧循环排除了对恐惧对象或情境的积极的、纠正性的体验；与来访者的父母讨论如何通过鼓励纠正性体验来打破该循环进行治疗。可参见《帮助你焦虑的孩子》。▽

13. 通过讲故事帮助来访者识别他 / 她的恐惧、恐惧的根源和解决方法（或者安排来访者完成《儿童心理治疗家庭作业指导计划》中的"莫里斯面对他的恐惧"。▽

▽6. 来访者用言语表达对思想、身体感觉和行为如何影响焦虑及对其治疗的理解。（14、15）

14. 与来访者讨论特定恐惧症是如何使来访者不切实际地评估威胁情况、出现恐惧的身体表现以及回避威胁的，这些威胁在恐惧感和回避行为的循环中相互作用，让特定恐惧症持续存在。▽

15. 与来访者讨论如何将暴露于恐惧的刺激因素作为一场演练，通过一段成功克服恐惧的经历来降低恐惧，建立信心和安全感。可参见《帮助你焦虑的孩子》及 Chansky 所著的《让你的孩子从焦虑中解脱出来 》（Freeing Your Child from Anxiety）。▽

▽7. 来访者学习并运用平静技巧减轻和管理焦虑症状。（16 ~ 18）

16. 教授来访者焦虑管理技能（例如，专注于行为目标、肌肉放松、均匀地腹式呼吸、积极的自我对话），以帮助其解决在遇到其所恐惧的事物或情况时可能出现的焦虑症状。▽

17. 给来访者布置一项家庭作业练

习，让他 / 她练习一些日常平静技巧；回顾并巩固疗效，给出纠正性反馈。可参见《儿童放松和减压手册》。▽

18. 运用生物反馈技术帮助来访者成功学习平静技巧。▽

▽8. 来访者学习并运用一些镇静技巧，以防止晕血、注射恐惧造成的晕厥情况的发生。（19、20）

19. 教授来访者镇静技巧，让其绷紧颈部和上身肌肉，从而防止在遇到与血液、注射或受伤相关的恐惧事物或恐惧情景时出现晕倒的情况。可参见 Ost、Fellenius 和 Sterner 合著的《血液恐惧症治疗中的紧张与压力》（*Applied Tension, Exposure in vivo, and Tension-Only in the Treatment of Blood Phobia*）。▽

20. 给来访者布置一项家庭作业练习，让其进行日常的绷紧技能的练习；回顾、巩固练习成效，给出纠正性反馈。▽

▽9. 来访者能够用积极、现实和赋权的自我对话来认清、质疑并取代恐惧性的自我对话。（21 ~ 23）

21. 探索来访者调节恐惧反应的焦虑的自我对话和信念；教授来访者如何质疑相关的偏见；帮助他 / 她用基于现实的积极的信息取代带有偏见的信息。▽

22. 给来访者布置一项家庭作业练习，让他 / 她识别恐惧性的自我对话，并创造出基于现实的对话方式（或者安排来访者完成《儿童心理治疗家庭作业指导计划》中的"用积极的自我对话取代消极的想法"）；回顾并巩固练习成效，提供纠正性反馈。

23. 使用一些行为技巧（例如，模仿、纠正性反馈、想象演练、社交强化）来教授来访者积极的自我对话和自我奖励，以提高来访者接触害怕的事物和情景的勇气，并帮助他/她在暴露过程中对焦虑进行管理。▽

▽10. 让来访者参与暴露疗法，首先确定产生焦虑的情景，然后列出治疗成功后可获得的奖励。（24）

24. 指导并帮助来访者和父母构建一个与恐惧反应相关的焦虑情境的层次结构，并列出治疗成功后来访者能够获得的奖励。▽

▽11. 来访者与父母约定，明确暴露疗法的治疗目标及目标完成后来访者能够获得的各种奖励。（25）

25. 帮助来访者与父母达成一个偶联契约，详细说明暴露疗法的目标（例如，按层次结构的步骤）以及成功达成目标后的奖励细节。▽

▽12. 父母学习并实施一些策略，促进来访者能够成功完成暴露疗法。（26、27）

26. 教授父母一些策略，以促进来访者直面恐惧或在面对恐惧的对象或情景时能够表现出恰当的行为，包括积极地强化、塑造、消除、跟进和持续一致。▽

27. 安排父母阅读与特定恐惧症有关的书籍或治疗手册中的情境暴露部分。可参见《帮助你焦虑的孩子》。▽

▽13. 来访者逐级地、反复地暴露在其所恐惧或回避的事物或情景中。（28～30）

28. 选用一些来访者很有可能成功完成的初级暴露练习；制订一个管理相关症状的计划，并进行演练（或者安排来访者完成《青少年心理治疗家庭作业指导计划》中的"逐步面对恐惧"）。▽

29. 采用分级任务、示范，帮助来访者找到并强化成功应对恐惧的方法，在会谈中对来访者施以暴露疗法，直到他／她能够自行实施暴露疗法。▽

30. 给来访者布置一个家庭作业练习，让他／她进行情境暴露练习并记录相关反应，可参见Antony、Craske 和 Barlow 合著的《恐惧掌控手册》（*Mastering Your Fears and Phobias——Workbook*）或者 Marks 主编的《生活与恐惧相伴》（*Living with Fear*）；回顾并巩固练习成效，给出纠正性反馈。▽

▽14. 来访者学习和运用与暴露疗法相结合的意象来克服对黑暗的恐惧。（31）

31. 运用情感意象法来克服对黑暗的恐惧，在这种方法中，系统脱敏治疗是通过一个自我赋能的故事来进行的，其中涉及的英雄形象被用作竞争性的表达，而代替依赖。可参见Cornwall、Spence 和 Schotte 合著的《情感意象法在治疗儿童黑暗恐惧症时的疗效》（*The Effectiveness of Emotive Imagery in the Treatment of Darkness Phobia in Children*）。▽

▽15. 家庭成员对来访者接受暴露疗法持支持态度。（32 ~ 35）

32. 举行以家庭焦虑管理为主题的会谈（可参见《儿童之友方案》），教授父母如何对来访者的勇敢行为进行鼓励和嘉奖，如何假装忽略来访者过度的抱怨行为和其他一些回避行为，如何管理父母自身的焦虑；然后，示范会谈中教授的相关行为。▽

33. 帮助家庭成员改变会加重来访者特定恐惧症的行为；随着特定恐惧症的逐渐减轻，教授家庭成员一些可行的方法以奖励来访者的进步。▽

34. 教授家庭成员解决问题和沟通的技巧，以帮助来访者取得治疗成效。▽

35. 安排父母阅读相关书籍或治疗手册中的与心理教育有关的部分并与来访者讨论。可阅读《帮

▽16. 来访者能够运用一些复发预防策略，控制未来可能出现的焦虑症状。（36～39）

助你焦虑的孩子》。▽

36. 与来访者讨论行为过失和行为过失复发之间的区别，行为过失与相关症状、恐惧或逃避冲动出现临时可逆性返回有关，而行为过失复发则是决定重新回到恐惧性和逃避性的行为模式。▽

37. 与来访者一起对未来可能发生行为过失的情景或情况进行识别和演练。▽

38. 指导来访者经常使用治疗中所学的策略（例如，认知重建、暴露练习），尽可能将这些策略融入生活。▽

39. 制作一张应对卡，卡片上记录一些应对策略和其他重要信息（例如，"放缓呼吸""专注手上的任务""你能行""它会消失"），以备来访者日后使用。▽

17. 来访者收集与恐惧的刺激因素有关的但令人愉快的图片或者故事，并在治疗过程中进行分享。（40、41）

40. 利用与恐惧的对象或情景有关的令人愉悦的图片、阅读材料，或者通过讲述故事的方式，使来访者对恐惧的刺激因素逐渐脱敏。

41. 使用笑话、谜语和故事，让来访者认识到令其恐惧的情境或自己的恐惧并不像他/她所认

为的那样可怕或严重，并给来
访者灌输希望，而不是不尊重
或低估其恐惧感。

18. 来访者找出恐惧的刺激因素
所象征的意义作为恐惧的基
础。（42）

42. 探究、讨论和解释恐惧的刺激
因素可能的象征意义。

19. 来访者用言语表达不合理的恐
惧事物或情景不同于过去的痛
苦情绪。（43）

43. 澄清和区分来访者当前非理性
的恐惧和过去的情感痛苦经历
是由恐惧刺激引起的。

20. 来访者用言语表达对过去与特
定恐惧症有关的痛苦情绪的感
觉。（44、45）

44. 通过积极倾听、无条件肯定性
关注和提问鼓励来访者分享过
去的一些情感经历。

45. 增强来访者对过去的痛苦情绪
及其与当前焦虑的联系的洞
察力。

___ . _____
　　 _____
___ . _____
　　 _____
___ . _____
　　 _____

___ . _____
　　 _____
___ . _____
　　 _____

诊断建议

使用 DSM- Ⅳ /ICD-9-CM：

轴 I：　　　300.00　　　　焦虑性障碍 NOS

　　　　　　　300.29　　　　特定恐惧症

　　　　_____　_____
　　　　_____　_____

轴Ⅱ: V71.09   无诊断

_____   _____

_____   _____

使用 DSM-5/ICD-9-CM/ICD-10-CM:

ICD-9-CM	ICD-10-CM	DSM-5 障碍、状况或问题
300.09	F41.8	其他特指的焦虑性障碍
300.00	F41.9	未特指的焦虑性障碍
300.29	F40.xxx	特定恐惧症

注:美国在 2014 年 9 月 30 日以前使用 ICD-9-CM 编码,自 2014 年 10 月 1 日起,使用 ICD-10-CM 编码。有的 ICD-9-CM 编码与 ICD-10-CM 编码和"DSM-5 障碍、状况或问题"中的多条内容相关。另外,有的 ICD-9-CM 编码已经停用,导致多条 ICD-9-CM 编码被一条 ICD-10-CM 编码取代。一些已经停用的 ICD-9-CM 编码并未在本表列出。详见 2013 年的《心理障碍诊断与统计手册》。

言语／语言障碍

行为界定

1. 标准测验表明，来访者的语言表达能力显著低于预期水平。

2. 存在语言表达障碍，主要体现在词汇量非常有限，经常出现语法错误，回忆词语有困难，或难以说出与其发育水平相当的长句或复杂句。

3. 标准测验表明，对语言的感受性与表达能力显著低于预期水平。

4. 表现出感受性语言障碍，主要体现在难以理解简单的词汇或句子、特定类型的词语（例如，与空间有关的词语）以及更长或更复杂的陈述。

5. 语言表达障碍和（或）感受性语言障碍严重影响学业成绩或社交。

6. 无法表现出与发育水平相当的语言能力，学业成绩或社交受到严重影响。

7. 经常出现口吃，表现为缺乏正常的言语流畅性及存在言语节奏缺陷。

8. 表现出选择性缄默症，其特点为在特定的社交情境（如学校）中无法说话，但在其他情境中可以说话。

9. 在需要讲话的场合，如同伴小组、学校或者社交场合中表现出社交退缩和社交隔离。

10. 当遭遇与语言有关的挫败时，就会不断出现出格行为、攻击行为或消极的注意寻求行为。

—. _____
   _____

—. _____
   _____

—. _____
   _____

长期目标

1. 接受并积极配合言语治疗。

2. 达到个性化教育规划（Individualized Education Planning，IEP）所确定

的语言表达目标。

3. 提高语言表达和感受语言的能力。

4. 表现出与自己的年龄及方言相符的语言表达能力。

5. 消除口吃，能经常流利地说话。

6. 正确面对言语 / 语言障碍，能够经常在同伴小组、学校或社交场合中参与讨论。

7. 父母对来访者的言语 / 语言表达能力形成合理的期望。

8. 解决导致选择性缄默症出现的核心冲突，使来访者在各种社交情境中能够持续正常说话。

—. _____

_____

—. _____

_____

—. _____

_____

短期目标

1. 进行言语 / 语言评估以决定是否需要为来访者安排特殊教育。（1）

2. 来访者配合进行听力检查或体格检查。（2）

3. 来访者完成神经心理学测试。（3）

4. 来访者完成心理教育评估。（4）

治疗性干预措施

1. 转介来访者接受言语 / 语言评估，评估目前的障碍，并决定他/她是否适合接受特殊教育。

2. 转介来访者接受听力和（或）体格检查，排除可能影响其言语/语言能力发展的健康问题。

3. 安排来访者接受神经学检查或神经心理学评估，排除可能导致来访者语言 / 言语障碍的器质性因素。

4. 安排来访者接受心理教育评估，评估来访者的智力水平，并排除其他可能的学习障碍。

5. 来访者完成心理测试。（5）

6. 来访者接受药物使用评估并遵从医嘱。（6）

7. 收集来访者行为、情感和态度方面的信息，以便治疗师评估与 DSM 诊断、治疗效果和关系的性质相关的说明。（7~11）

5. 给来访者安排心理测试，确定情绪因素或注意缺陷多动障碍是否正在影响来访者言语 / 语言能力的发展。

6. 如果已确定情绪问题和（或）注意缺陷多动障碍正在影响来访者言语 / 语言能力的发展，则安排来访者接受药物使用评估。

7. 评估来访者对"呈现的问题"的洞察力水平（精神和谐与张力障碍）（例如，对"所描述的行为"的问题本质表现出良好的洞察力，认同他人的担忧，并有动力做出改变；对"所描述的问题"表现出矛盾心理，不愿意将该问题作为一个关注点来处理；不愿意承认或不关心"所描述的问题"，也没有动力来改变）。

8. 评估来访者是否有研究型相关疾病的迹象（例如，伴随ADHD 的对立违抗性行为、焦虑障碍引发的抑郁），包括自杀的可能性（例如，当共病抑郁明显时，自杀风险增加）。

9. 评估和来访者"问题行为"相关的因素，例如，年龄、性别和文化背景，以更好地理解来访者的行为原因。

10. 评估来访者障碍的严重程度（例如，所述行为导致来访者在社会、人际关系或职业发展中表现出轻度、中度、重度或非常严重的障碍），以确定适当的护理程度；持续评估这种障碍的严重程度及治疗的效果（例如，来访者不再表现出严重的障碍，但仍存在轻度或中度障碍）。

11. 评估来访者的家庭、学校和社区是否存在致病性护理（例如，持续忽视来访者的情感需求或身体需求、反复更换主要护理人员、很少有机会使来访者建立稳定的依附关系、持续施行严厉的惩罚或其他严重不称职的养育方式）。

8. 学校按照相关的综合评估意见，进行言语/语言或教育干预。（12、13）

12. 与来访者父母、教师和语言病理学家一起参加 IEP 委员会的会议，确定来访者是否适合接受特殊教育；设计基于来访者优势并弥补其不足的干预策略。

13. 与来访者父母、教师及语言病理学家一起商讨基于来访者优势并弥补其不足设计的干预策略是否有效，利用来访者的优势，对其不足进行弥补。

9. 来访者接受语言病理学家提出的建议或干预措施。（14）

10. 父母与教师及语言病理学家保持定期沟通。（15）

11. 父母不再在家庭中否认来访者的言语 / 语言问题。（16、17）

12. 父母设计并执行奖励制度，强化来访者在言语 / 语言能力发展中的进步。（18、19）

13. 父母增加与来访者一起活动的时间，培养并促进其言语 / 语言能力的发展。（20 ~ 22）

14. 将来访者转介给语言病理学家，让其接受额外的帮助，以提高言语 / 语言能力。

15. 鼓励家长与来访者的教师及语言病理学家保持定期沟通，以帮助促进来访者的言语 / 语言能力的发展。

16. 教授父母如何辨别来访者言语 / 语言障碍的迹象和症状。

17. 质疑父母对来访者言语 / 语言问题的否认，让父母配合对来访者的有关安排和干预的建议。

18. 和言语 / 语言病理学家商讨并设计一个奖励制度，当来访者达到言语治疗目标时，强化其进步，并鼓励其掌握新的言语行为。

19. 鼓励父母经常对来访者的言语 / 语言能力发展进行积极的强化。

20. 建议父母给来访者安排阅读任务，每周 4 次，每次 15 分钟。每次阅读后让来访者复述阅读的故事，以丰富他 / 她的词汇量，同时运用奖励制度维持来访者的兴趣和动力（或者安排来访者完成《儿童心理治疗家庭作业指导计划》中的"家庭阅读和语言计划"。

21. 指导来访者及其家人每周外出旅行 1 次；然后，要求来访者分享与外出旅行有关的情感，以提高他 / 她的言语表达和言语感知能力（或者安排来访者完成《儿童心理治疗家庭作业指导计划》中的"讲出一切"）。

22. 指导父母与来访者一起唱歌（例如，童谣、摇篮曲、流行歌曲或来访者感兴趣的歌曲），帮助他 / 她在家里说话时感到更加舒服自在。

14. 父母认识到并在言语上承认他们在来访者言语 / 语言能力的发展上抱有不现实期望或者给予了来访者过多的压力。（23 ~ 25）

23. 观察亲子互动，评估家庭的沟通模式对来访者言语 / 语言能力的发展有着怎样的影响。

24. 帮助来访者及其父母理解并正视言语 / 语言障碍的局限。

25. 要直面和质疑父母在来访者语言表达方面，压力过大或不切实际的期望行为。

15. 父母认识到并停止其在社交情境中代替来访者说话的倾向。（26、27）

26. 探索亲子互动模式，确定父母是否经常代替来访者说话或对来访者停顿的地方进行补充，请父母停止这种行为，以防来访者对他 / 她的言语表达感到焦虑或不安。

27. 请父母鼓励来访者经常带头发

16. 来访家庭改善家庭成员间的沟通渠道。（28）

17. 来访者增加在社交中主动发起或在维持对话中占据主导地位的频率。（29 ~ 32）

18. 来访者降低与言语 / 语言问题相关的焦虑水平。（33 ~ 35）

起并维持对话。

28. 教授来访者及其父母有效的沟通技巧（例如，积极倾听，反映情感，"我"的陈述），促进来访者的言语 / 语言能力的发展。

29. 温和地让来访者正视自己在社交情境中采用退缩模式以免来访者对言语问题感到焦虑。

30. 让来访者每天在课堂讨论中给出一个观点，增强其在他人面前讲话的自信。

31. 让来访者在"演和说"的游戏中派发玩具或其他东西，以提高他 / 她的语言表达能力。

32. 和语言病理学家及教师商讨、制订一个计划，让来访者在课堂上朗读文章段落，并逐渐增加段落的长度和难度。赞扬并强化来访者的努力和进步。

33. 教授来访者积极应对的策略，以应对在言语 / 语言问题上的挫败（例如，深呼吸和肌肉放松技术、积极的自我对话、认知重建）。

34. 鼓励来访者用言语表达他 / 她对言语 / 语言问题的不安（或者安排来访者完成《儿童心理治疗家庭作业指导计划》中的

"莎娜之歌")。

35. 使用互相讲故事的方法，来访者和治疗师使用玩具轮流讲故事，治疗师首先针对言语 / 语言问题产生的焦虑或挫败示范一些建设性的处理方式，接着，来访者用类似的人物或主题来讲述一个故事。

19. 来访者降低由言语 / 语言挫败引发出格行为与消极的注意寻求行为的频率和严重程度。（36）

36. 教授来访者自我控制的策略（例如，认知重建、积极的自我对话、"停一停、看一看、听一听、想一想"），抑制来访者遇到言语 / 语言挫败时的出格行为和冲动。

20. 来访者降低说话不流利的频率和严重程度。（37 ~ 39）

37. 教授来访者有效降低焦虑的策略（例如，放松技术、积极的自我对话、认知重建），以降低社交情境中预期的焦虑，并帮助控制口吃。可参见《儿童放松和减压手册》。

38. 让来访者每天与同伴进行社交接触 3 次，帮助他 / 她面对并克服在同伴面前的与口吃有关的焦虑和不安，安排来访者完成《儿童心理治疗家庭作业指导计划》中的"欢迎同伴"）。

39. 通过角色扮演和积极的应对策略（例如，积极的自我对话、认知重建）消除引发来访者在各种社交情境（例如，在通话、向不熟悉的同伴做自我介绍，在课堂上朗读课文）中出现口吃情况的焦虑。

21. 来访者按照系统的脱敏计划降低说话的速度并控制口吃。(40)

40. 和语言病理学家商讨、设计一个脱敏计划（例如，运用深度肌肉放松技术，让来访者逐渐增加自己暴露于产生焦虑的情境的程度），帮助来访者克服与口吃有关的焦虑。

22. 来访者通过个人游戏治疗和艺术作品的方式表达相关情感。（41、42）

41. 采用精神分析游戏治疗的方法（例如，允许来访者占主导地位；探索无意识冲突、异常依恋或发育抑制的病因学解释；对抵抗、移情或核心焦虑进行解释），帮助来访者处理过去导致选择性缄默的丧失、创伤或受伤害的经历。

42. 在治疗初期阶段，运用艺术治疗的方法（例如，绘画、雕塑）建立融洽的关系，帮助存在选择性缄默的来访者通过艺术作品表达他 / 她的情感。

23. 来访者用言语表达自己的选择性缄默与过去丧失、创伤或受伤害之间的联系。（43、44）

43. 评估导致来访者在某些情境下拒绝说话的家庭动力学因素。

44. 探索来访者与丧失、创伤或受伤害相关的经历诱发选择性缄默的历史。

_____ · _____   _____ · _____
        _____   _____
_____ · _____   _____ · _____
        _____   _____
_____ · _____   _____ · _____
        _____   _____

诊断建议

使用 DSM- Ⅳ /ICD-9-CM：

轴Ⅰ：

315.31	语言表达障碍
315.32	语言表达与接收混合型障碍
315.39	语音障碍
307.0	口吃
307.9	言语沟通障碍 NOS
313.23	选择性缄默症
309.21	分离焦虑障碍
300.23	社交恐惧症

_____   _____

_____   _____

轴Ⅱ：

317	轻度精神发育迟缓
V62.89	边缘智力
V71.09	无诊断

_____   _____

_____   _____

使用 DSM-5/ICD-9-CM/ICD-10-CM：

ICD-9-CM	ICD-10-CM	DSM-5 障碍、状况或问题
315.31	F80.9	语言障碍
315.39	F80.0	语音障碍

307.0	F80.81	儿童期发病的流畅性障碍（口吃）
307.9	F80.9	未特指的沟通障碍
313.23	F94.0	选择性缄默症
309.21	F93.0	分离焦虑障碍
300.23	F40.10	社交焦虑障碍（社交恐惧症）
317	F70	轻度智力残疾
V62.89	R41.83	边缘智力

注：美国在 2014 年 9 月 30 日以前使用 ICD-9-CM 编码，自 2014 年 10 月 1 日起，使用 ICD-10-CM 编码。有的 ICD-9-CM 编码与 ICD-10-CM 编码和"DSM-5 障碍、状况或问题"中的多条内容相关。另外，有的 ICD-9-CM 编码已经停用，导致多条 ICD-9-CM 编码被一条 ICD-10-CM 编码取代。一些已经停用的 ICD-9-CM 编码并未在本表列出。详见 2013 年的《心理障碍诊断与统计手册》。

附录 A　阅读疗法建议

　　本书中多次引用了作者开发的治疗性家庭作业资源，作为儿童心理治疗计划的必然环节（Jongsma、Peterson、McInnis 和 Bruce）。经常被引用的家庭作业资源书包括：

Jongsma, A. E., Peterson, L. M., & McInnis, W. P. (2014). *Child psychotherapy homework planner* (5th ed.). Hoboken, NJ: Wiley.

　　以下是部分关于家庭作业计划的参考资料，是实践指导方案的一部分：

Jongsma, A. E., Peterson, L. M., & McInnis, W. P. (2014). *Adolescent psychotherapy homework planner* (5th ed.). Hoboken, NJ: Wiley.

Jongsma, A. E. (2014). *Adult psychotherapy homework planner* (5th ed.). Hoboken, NJ: Wiley.

Knapp, S. (2005). *Parenting skills homework planner*. Hoboken, NJ: Wiley.

学业成绩不佳

Bloom, J. (1991). *Help me to help my child: A sourcebook for parents of learning disabled children*. Boston, MA: Little, Brown.

Lavoie, R. (2008). *The motivation breakthrough: 6 secrets to turning on the tuned-out child*. New York, NY: Touchstone.

Martin, M., & Greenwood-Waltman, C. (Eds.). (1995). *Solve your child's school-related problems*. New York, NY: HarperCollins.

Peters, R. (2000). *Overcoming underachieving: A simple plan to boost your kids' grades and end the homework hassles*. New York, NY: Broadway.

Romain, T. (2005). *How to do homework without throwing up*. Minneapolis, MN: Free Spirit.

Schumm, J. (2005). *How to help your child with homework*. Minneapolis, MN: Free Spirit.

Silverman, S. (2001). *13 steps to better grades*. Plainview, NY: Childswork/

Childsplay.

Smith, S. (1995). *No easy answers: The learning disabled child at home and at school.* New York, NY: Bantam Books.

收养

Burlingham-Brown, B. (1998). *Why didn't she keep me?: Answers to the question every adopted child asks.* Lanham, MD: Taylor Trade.

Covey, S. (1999). *The 7 habits of highly feefetive families: Building a beautiful family culture in a turbulent world.* New York, NY: Simon & Schuster.

Eldridge, S. (1999). *Twenty things adopted kids wish their adoptive parents knew.* Brooklyn, NY: Delta.

Forehand, R., & Long, N. (2010). *Parenting the strong-willed child: The clinically proven five-week program for parents of two- to six-year-olds.* New York, NY: McGraw-Hill.

Girard, L. W.(1986). *Adoption is for always.* Niles, IL: Albert Whitmore.

Jarrett, C. (1994). *Helping children cope with separation and loss.* Boston, MA: Harvard Common Press.

Kazdin, A. (2009). *The Kazdin method for parenting the defiant child.* New York, NY: Mariner.

Krementz, J. (1996). *How it feels to be adopted.* New York, NY: Alfred Knopf.

Markman, H., Stanley, S., & Blumberg, S. (2010). *Fighting for your marriage.* San Francisco, CA: Jossey-Bass.

Medina, L. (1984). *Making sense of adoption.* New York, NY: Alfred Knopf.

Moser, A. (1994). *Don't rant and rave on Wednesdays! The children's anger-control book.* Kansas City, MO: Landmark Editions.

Parr, T. (2007). *We belong together: A book about adoption and families.* New Yrok, NY: Little, Brown.

Russell, M. (2010). *Adoption wisdom: A guide to the issues and feelings of adoption.* Lavelette, WV: Broken Branch Productions.

Schooler, J., & Atwood, T. (2008). *The whole life adoption book: Realistic advice for building a healthy adoptive family.* Colorado Springs, CO: NavPress.

Watkins, M. & Fisher, S. (1995). *Talking with young children about adoption.* New Haven, CT: Yale University Press.

Whitehouse, E., & Pudney, W. (1998). *A volcano in my tummy: Helping children to handle anger: A resource book for parents, caregivers and teachers.* Gabriola Island, British Columbia, Canada: New Society.

愤怒控制问题

Canter, L., & Canter, P. (1993). *Assertive discipline for parents.* New York, NY:

Morrow.

Forehand, R., & Long, N. (2010). *Parenting the strong-willed child: The clinically proven five week program for parents of two- to six-year-olds.* New York, NY: McGraw-Hill.

Green, R. (2010). *The explosive child: A new approach for understanding and parenting easily frustrated, chronically inflexible children.* New York, NY: Harper.

Harvey, P., & Penzo, J. K. (2009), *Parenting a child who has intense emotions: Dialectiacl behavior therapy skills to help your child regulate emotional outbursts and aggressive bhaviors.* Oakland, CA: New Harbinger.

Huebner, P. (2007). *What to do when your temper flares: A kid's guide to overcoming problems with anger.* New York, NY: Magination Press.

Kapalka, G. (2007). *Parenting your out-of-control child: An effective, easy-to-use program for teaching self-control.* Oakland, CA: New Harbinger.

Maag, J. W. (1996). *Parenting without punishment: Making problem behavior work for you.* Philadelphia, PA: Charles Press.

Moser, A. (1994). *Don't rant and rave on Wednesdays! The children's anger-control book.* Kansas City, MO: Landmark Editions.

Nemeth, D., Ray, K., & Schexnayder, M. (2003). *Helping your angry child: A workbook for you and your family.* Oakland, CA: New Harbinger.

Patterson, G. R. (1976). *Living with children: New methods for parents and teachers.* Champaign, IL: Research Rress.

Phelan, T. (2010). *1-2-3 magic: Effective discipline for children 2-12.* Glen Ellyn, IL: ParentMagic.

Plummer, D. (2008). *Anger management games for children.* Philadelphia, PA: Jessica Kingsley.

Shapiro, L. E. (1994a). *Anger control tool kit: All the information you need to help the angry child in school and at home* [video and book]. King of Prussia, PA: Center for Applied Psychology.

Shapiro, L. E. (1994b). *The very angry day that Amy didn't have.* Plainview, NY: Childswork/Childsplay.

Shapiro, L. E. (1995). *Sometimes I like to fight, but I don't do it much anymore: A self-esteem book for children with difficulty in controlling their anger.* Plainview, NY: Childswork/Childsplay.

Shapiro, L., Pelta-Heller, Z., & Greenwald, A. (2008). *I'm not bad, I'm just mad: A workbook to help kids control their anger.* Oakland, CA: New Harbinger.

Shore, H. (1995). *The angry monster workbook.* Plainview, NY: Childswork/Childsplay.

焦虑

Allen, J., & Klein, R. (1997). *Ready... Set ... R.E.L.A.X.* Watertown, WI: Inner Coaching.

Barrett, P. M., Lowry-Webster, H., & Turner. C. (2000), *Friends for children participant workbook* (2nd ed.). Brisbane: Australian Academic Press.

Block, D. (2003). *The power of positive talk: Words to help every child succeed.* Minneapolis, MN: Free Spirit.

Chansky, T. (2004). *Freeing your child from anxiety: Powerful, Practical solutions to overcome your child's fears, worries, and phobias.* New York, NY: Three Rivers Press.

Crist, J. J. (2004). *What to do when you're scared and worried: A guide for kids.* Minneapolis, MN: Free Spirit.

Dacey, J. S., & Fiore, L. B. (2001). *Your anxious child: How parents and teachers can relieve anxiety in children.* San Francisco, CA: Jossey-Bass.

Deaton, W. (2003). *My own thoughts and feelings (for boys): A young boy's workbook about exploring problems.* Alameda, CA: Hunter House.

Deaton, W. (2003). *My own thoughts and feelings (for girls): A young girl's workbook about exploring problems.* Alameda, CA: Hunter House.

Huebner, D. (2005). *What to do when you worry too much: A kid's guide to overcoming anxiety.* Washington, DC: Magination Press.

Kendall, P., & Hedtke, K. (2006). *Coping C.A.T. workbook. Ardmore*, PA: Workbook.

Manassis, K. (2008). *Keys to parenting your anxious child.* Hauppauge, NY: Barron's.

McCurry, C. (2009). *Parenting your anxious child with mindfulness and acceptance: A powerful new approach to overcoming fear, panic, and worry using acceptance and commitment therapy.* Oakland, CA: New Harbinger.

Moser, A. (1988). *Don't pop your cork on Mondays! The children's anti-stress book.* Kansas City, MO: Landmark Editions.

Rapee, R., Wignall, A., Spense, S., Cobham, V., & Lyneham, H. (2008). *Helping your anxious child: A step-by-step guide for parents.* Oakland, CA: New Harbinger.

Schachter, R., & McCauley, C. S. (1989). *When your child is afraid.* New York, NY: Touchstone.

Shapiro, L., & Sprague, R. (2009). *The relaxation and stress reduction workbook for kids: Help for children to cope with stress, anxiety, and transitions.* Oakland, CA: New Harbinger.

Sisemor, T. (2008). I bet I won't fret: *A workbook to help children with generalized anxiety disorder.* Oakland, CA: New Harbinger.

Spencer, E., DuPont, R., & DuPont, C. (2003). *The anxiety cure for kids: A guide for parents.* Hoboken, NJ: Wiley.

Stallard, P. (2002). *Think good-feel good: A cognitive behaviour therapy workbook for children.* Hoboken, NJ: Wiley.

Wagner, A. P. (2005). *Worried no more: Help and hope for anxious children.* Rochester, NY: Lighthouse Press.

反应性依恋/脱抑制性社会参与障碍

Ayres, A. J. (2005). *Sensory integration and the child.* Los Angeles, CA: Western Psychological Services.

Chara, K., & Chara, P. (2005). *A safe place for Caleb: An interactive book for kids, teens and adults with issues of attachment, grief, loss or early trauma.* Philadelphia, PA: Jessica Kingsley.

Forbes, H., & Post, B. (2006). *Beyond consequences, logic, and control: A love-based approach to helping attachment-challenged children with severe behaviors.* Boulder, CO: Beyond Consequences Institute.

Gil, E. (1995). *Outgrowing the pain.* New York, NY: Dell Publishing.

Green, R. (2009). *The explosive child: A new approach for understanding and parenting easily frustrated, chronically inflexible children.* New York, NY: Harper.

Greenspan, S. (1996). *The challenging child.* New York, NY: De Capo Press.

Jewett, C. (1994). *Helping children cope with separation and loss.* Harvard, MA: Harvard Common Press.

Kazdin, A. (2009). *The Kazdin method for parenting the defiant child.* New York, NY: Mariner.

Kranowitz, C., & Miller, C. (2006). *The out-of-sync child.* New York, NY: Perigree Trade.

Markman, H., Stanley, S., & Blumberg, S. (2010). *Fighting for your marriage.* San Francisco, CA: Jossey-Bass.

Moser, A. (1994). *Don't rant and rave on Wednesdays! The children's anger-control book.* Kansas City, MO: Landmark Editions.

Moser, A. (1996). *Don't despair on Thursdays! The children's grief-management book.* Kansas City, MO: Landmark Editions.

Shapiro, L., & Sprague, R. (2009). *The relaxation and stress reduction workbook for kids: Help for children to cope with stress, anxiety, and transitions.* Oakland, CA: New Harbinger.

Mercer, J. (2005). *Understanding attachment: Parenting, child care, and emotional development.* Westport, CT: Praeger.

Turecki, S., & Tonner, L. (2000). *The difficult child.* New York, NY: Bantam Books.

注意缺陷多动障碍

Barkley, R. A. (2000). *Taking charge of ADHD: The complete authoritative guide for parents.* New York, NY: Guilford Press.

Bertin, M. (2011). *The family ADHD solution: A scientific approach to maximizing your child's attention and minimizing parental seress.* New York, NY: Palgrave Macmillan.

Flick, G. L. (1996). *Power parenting for ADD/ADHD children: A practical parent's guide for managing difficult behaviors.* Englewood Cliffs, NJ: Prentice Hall.

Flick, G. L. (2002). *ADD/ADHD behavior.* Hoboken, NJ: Wiley.

Forehand, R., & Long, N. (2002). *Parenting the strong-willed child: The clinically proven five-week program for parents of two- to six-year-olds.* New York, NY: McGraw-Hill.

Frank, K. (2001). *ADHD: 102 practical strategies for "reducing the deficit."* Chapin, SC: Youthlight.

Kazdin, A. (2009). *The Kazdin method for parenting the defiant child.* New York, NY: Mariner.

Monastra, V. (2005). *Parenting children with ADHD: 10 lessons that medicine cannot teach.* Washington, DC: American Psychological Association.

Nadeau, K., & Dixon, E. (2004). *Learning to slow down & pay attention: A book for kids about ADHD.* New York, NY: Magination Press.

Patterson, G. R. (1976). *Living with children: New methods for parents and teachers.* Champaign, IL: Research Press.

Phelan, T. (2010). *1-2-3 magic: Effective discipline for children 2-12.* Glen Ellyn, IL: ParentMagic.

Power, T. G., Karustis, J. L., & Habboushe, D. F. (2001). *Homework success for children with ADHD: A family-school intervention program.* New York, NY: Guilford Press.

Quinn, P., & Stern, J. (2009). *Putting on the brakes: Acivity book for kids with ADD or ADHD.* New York, NY: Magination Press.

Rief, S. (2008). *The ADD/ADHD checklist: A practical reference for parents and teachers.* Hoboken, NJ: Wiley.

Shapiro, L. E. (1993). *Sometimes I drive my mom crazy, but I know she's crazy about me.* Plainview, NY: Childswork/Childsplay.

Shapiro, L. E. (1994). *The very angry day that Amy didn't have.* Plainview, NY: Childswork/Childsplay.

Shapiro, L. E. (2010). *The ADHD workbook for kids: Helping children gain self-confidence, social skills, and self-control.* Oakland, CA: New Harbinger.

Silverman, S. (2001). *13 steps to better grades.* Plainview, NY: Childswork/Childsplay.

孤独症谱系障碍

Etlinger, R., & Tomassi, M. (2005). *To be me.* Los Angeles, CA: Creative Therapy Store.

Faherty, C. (2010), *Asperger's: That does it mean to me?* Arlington, TX: Future Horizons.

Koegel, R. L., & Koegel, L. K. (2006). *Pivotal response treatments for autism communication, social, and academic development.* Baltimore, MD: Brookes.

Kogel, R. L., & Koegel, L. K. (2012). *The PRT pocket guide: Pivotal response treatment for autism spectrum disorders.* Baltimore, MD: Brookers.

Lockshin, S., Gillis, J., & Romanczyk, R. (2005). *Helping your child with autism spectrum disorder: A step-by-step workbook for families.* Oakland. CA: New Harbinger Publications.

Marcus, L. M., & Schopler, E. (1997). Parents as Co-therapists with Autistic Children. In J. Briesmeister & C. Schaeffer (Eds.) *Handbook of parent training:Parents as co-therapists for children's behavior problems.* New York, NY: Wiley.

Notbohm, E., & Zysk, V. (2010). *1001 great ideas for teaching and raising children with autism or Asperger's.* Arlington, TX: Future Horizons.

Notbohm, E. (2012). *Ten things every child with autism wishes you knew.* Arlington, TX: Future Horizons.

Sastry, A., & Aguirre, B. (2012). *Parenting your child wth autism: Practical solutions, strategies, and advice for helping your family.* Oakland, CA: New Harbinger.

Stillman, W. (2010). *The everything parent's guide to children with Asperger's syndrome: The sound advice and reliable answers you need to help your child succeed.* Cincinnati, OH: Adams Media.

Tillon-Jameson, A. (2010). *The everything parents' guide to children with autism.* Cincinnati, OH: Adams Media.

Welton, J. (2010). *Can I tell you about Asperger syndrome?: A guide for friends and family.* Philadelphia, PA: Jessica Kingsley.

Wine, A. (2005). *What it is to be me!: An Asperger kid book.* Fairdale, KY: Fairdale Publishing.

重组家庭

Burt, M. (1989). *Stepfamilies stepping ahead: An eight-step program for successful family living.* Auburn, AL: National Stepfamily Resource Center.

Covey, S. (1989). *The 7 habits of highly effective families.* New York, NY: Golden Books.

Deal, R. (2006). *The smart stepfamily: Seven steps to a bealthy family.* Grand Rapids,

MI: Bethany House.

Dudley, S. (2009). *Blended family advice: A step-by-step guide to help blended families become stronger and successful.* Bloomington, IN: Xlibris.

Fassler, D., Lash, M., & lves, S. (1988). *Changing families: A guide for kids and grown-ups.* Burlington, VT: Waterfront Books.

Markman, H., Stanley, S., & Blumberg, S. (2010). *Fighting for your marriage.* San Francisco, CA: Jossey-Bass.

Newman, M. C. (1994). *Stepfamily realities: How to overcome difficulties and have a happy family.* Oakland, CA: New Harbinger.

Ricci, R. (2006). *Mom's house, Dad's house for kids: Feeling at home in one home or two.* New York, NY: Touchstone.

Schab, L., & Van Patter, B. (1995). *My dad is getting married again.* Plainview, NY: Childswork/Childsplay.

Seuss, Dr. (1961). *The Sneetches and other stories.* New York, NY: Random House.

Visher, E., & Visher, J. (1991). *How to win as a stepfamily.* New York, NY: Routledge.

Wisdom, S., & Green, J. (2002). *Stepcoupling: Creating and sustaining a strong marriage in today's blended family.* New York, NY: Three Rivers Press.

恐吓/霸凌

Anthony, M., & Lindert, R. (2010), *Little girls can be mean: Four steps to bully-proof girls in the early grades.* New York, NY:St. Martin's Griffin.

Greebm S, (2010). *Dong't pick on me: Help for kids to stand up to and deal with bullies.* Oakland, CA:New Harbinger.

Hall, K., & Cook, M. (2011). *The power of validation: Arming your child against bullying peer pressure, addiction, self-harm, and out-of-control emotions.* Oakland, CA: New Harbinger.

Ludwig, T. (2012). *Confessions of a former bully.* New York, NY:Dragonfly Books.

Ragona, S., & Pentel, C. (2004). *Eliminating bullying.* Chapin, SC: Youth Light.

Schab, L. (2009). *Cool, calm, and confident: A workbook to help kids learn assertiveness skills.* Oakland, CA: New Harbinger.

Shapiro, L. (1994). *The very angry day that Amy didn't have.* Plainview, NY: Childswork/Childsplay.

Shapiro, L. (1995). *Sometimes I like to fight, but I don't do it much anymore.* Plainview, NY: Childswork/Childsplay.

Voors, W. (2000). *The parents' book about bullying.* Center City, MN: Hazelden Information Education.

Webster-Doyle, T. (1999). *Why is everybody always picking on me? A guide to understanding bullies for young people.* Boston, MA: Weatherhill.

品行障碍/ 犯罪

Bloomquist, M. (2005). *Skills training for children with behavior problems: A parent and practitioner guidebook.* New York, NY: Guilford Press.

Canter, L., & Canter, P. (1993). *Assertive discipline for parents: A proven, step-by-step approach to solving everyday behavior problems.* New York, NY: Morrow.

Carr, T. (2004). *131 creative strategies for reaching children with anger problems.* Chapin, SC: Youthlight.

Forehand, R., & Long, N. (2010). *Parenting the strong-willed child: The clinically proven five-week program for parents of two- to six-year-olds.* New York, NY: McGraw-Hill.

Green, R. (2010). *The explosive child: A new approach for understanding and parenting easily frustrated, chronically inflexible children.* New York, NY: Harper.

Kazdin, A. (2009). *The Kazdin method for parenting the defiant child.* New York, NY: Mariner.

Maag, J. W. (1996). *Parenting without punishment: Making problem behavior work for you.* Philadelphia, PA: Charles Press.

Metcalf, L. (1997). *Parenting towards solutions: How parents can use skills they already have to raise responsible, loving kids.* Englewood Cliffs, NJ: Prentice Hall.

Patterson, G. R. (1977). *Living with children: New methods for parents and teachers.* Champaign, IL: Research Press.

Patterson, G. R. (1982). *Coercive family process.* Eugene, OR: Castalia.

Phelan, T. (2010). *1-2-3 magic: Effective discipline for children 2-12.* Glen Ellyn, IL: ParentMagic.

Schab, L. (2009). *Cool, calm, and confident: A workbook to help kids learn assertiveness skills.* Oakland, CA: New Harbinger.

Shapiro, L. (1994). *The very angry day that Amy didn't have.* Plainview, NY: Childswork/Childsplay.

Shapiro. L. (1995). *Sometimes I like to fight, but I don't do it much anymore.* Plainview. NY: Childswork/Childsplay.

Shore, H. (1991). *Angry monster workbook.* Plainview, NY: Childswork/Childsplay.

抑郁

Barnard, M. (2003). *Helping your depressed child: A step-by-step guide for parents.* Oakland, CA: New Harbinger.

Burns, D. D. (1999). *Feeling good: The new mood therapy.* New York, NY: Harper.

Chansky, T. (2008). *Freeing your child from negative thinking: Powerful, practical strategies to build a lifetime of resilience, flexibility, and happiness.* Cambridge,

MA: De Capo Press.

Cytryn, L., & McKnew, D. (1998). *Growing up sad: Childhood depression and its treatment.* New York, NY: W. W. Norton.

Fassler, D. G., & Dumas, L. S. (1998). *"Help me, I'm sad": Recognizing, preventing, and treating childhood and adolescent depression.* New York, NY: Penguin.

Graham P., & Hughes, C. (2005). *So young, so sad, so listen.* London, England: RC Psych.

Hamil, S. (2008). *My feeling better workbook: Help for kids who are sad and depressed.* Oakland, CA: New Harbinger.

Ingersoll, B., & Goldstein, S. (2001). *Lonely, sad and angry: How to help your unhappy child.* North Branch, MN: Specialty Press.

Kendall, P., & Hedtke, K. (2006). *Coping C.A.T. workbook.* Ardmore, PA: Workbook.

Merrell, K. W. (2008). *Helping students overcome depression and anxiety: A practical guide.* New York, NY: Guilford Press.

Miller, J. A. (1999). *The child depression sourcebook.* New York, NY: McGraw-Hill.

Moser, A. (1994). *Don't despair on Thursdays! The children's grief-management book.* Kansas City, MO: Landmark Editions.

Ratcliffe, J. (2002). *Sometimes I get sad (but now I know what makes me happy).* Plainview, NY: Childswork/Childsplay.

Riley, D. (2001). *Depressed child: A parent's guide for rescuing kids.* Dallas, TX: Taylor Trade.

Schab, L. (2009). *Cool, calm, and confident: A workbook to help kids learn assertiveness skills.* Oakland, CA: New Harbinger.

Shapiro, L., & Sprague, R. (2009). *The relaxation and stress reduction workbook for kids: Help for children to cope with stress, anxiety, and transitions.* Oakland, CA: New Harbinger Publications.

Stallard, P. (2002). *Think good-feel good: A cognitive behaviour therapy workbook for children.* Hoboken, NJ: Wiley.

Stark, K. D., Schnoebelen, S., Simpson, J., Hargrave, J., Glenn, R., & Molnar, J. (2006). *Children's workbook for AXTION.* Broadmord, PA: Workbook.

Stark, K. D., Simpson, J., Yancy, M., & Molnar, J. (2006). *Parent's workbook for ACTION.* Ardmord, PA: Workbook.

破坏/注意寻求行为

Becker, W. (1971). *Parents are teachers: A child management program.* Champaign, IL: Research Press.

Canter, L., & Canter, P. (1993). *Assertive discipline for parents: A proven, step-by-step approach to solving everyday behavior problems.* New York, NY: Morrow.

Forehand, R., & Long, N. (2010). *Parenting the strong-willed child: The clinically proven five-week program for parents of two- to six-year-olds.* New York, NY: McGraw-Hill.

Green, R. (2010). *The explosive child: A new approach for understanding and parenting easily frustrated, chronically inflexible children.* New York, NY: Harper.

Kaye, D. (2005). *Family rules: Raising responsible children.* Bloomington, IN: iUniverse.

Kazdin, A. (2009). *The Kazdin method for parenting the defiant child.* New York, NY: Mariner.

Maag, J. W. (1996). *Parenting without punishment: Making problem behavior work for you.* Philadelphia, PA: Charles Press.

Metcalf, L. (1997). *Parenting towards solutions: How parents can use skills they already have to raise responsible, loving kids.* Englewood Cliffs, NJ: Prentice Hall.

Patterson, G. R. (1976). *Living with children: New methods for parents and teachers.* Champaign, IL: Research Press.

Phelan, T. (2010). *1-2-3 magic: Effective discipline for children 2-12.* Glen Ellyn, IL: ParentMagic.

Shapiro, L. E. (1995). *How I learned to think things through.* Plainview, NY: Childswork/Childsplay.

离异反应

Brown, L., & Brown, M. (1988). *Dinosaurs divorce: A guide for changing families.* New York, NY: Little, Brown.

Gardner, R. (1985). *The boys and girls book about divorce.* New York, NY: Bantam Books.

Jewett, C. (1994). *Helping children cope with separation and loss.* Harvard, MA: Harvard Common Press.

Jones-Soderman, J., & Quattrocchi, A. (2006). *How to talk to your children about divorce.* Scottsdale, AZ: Family Mediation Center.

Kazdin, A. (2009). *The Kazdin method for parenting the defiant child.* New York, NY: Mariner.

Lansky, V. (1997). *It's not your fault, Koko Bear: A read-together book for parents and young children during divorce.* Deephaven, MN: Book Peddlers.

Levins, S. (2006). *Was it the chocolate pudding?: A story for little kids about dvorce.* Washington, DC: Magination Press.

Lowry, D. (2002). *What can I do?: A book for children of divorce.* Washington, DC: Magination Press.

Phelan, T. (2010). *1-2-3 magic: Effective discipline for children 2-12.* Glen Ellyn, IL:

ParentMagic.

Ransom, J. (2000). *I don't want to talk about it.* Washington, DC: Magination Press.

Schab, L. (2008). *The divorce workbook for children: Help for kids to overcome difficult family changes and grow up happy.* Oakland, CA: New Harbinger.

Schmitz, T. (2008). *Standing on my own two feet: A child's affirmation of love in the midst of divorce.* New York, NY: Price Stern Sloan.

Thayer, E., & Zimmerman, J. (2001). *The co-parenting survival guide: Letting go of conflict agter a difficult divorce.* Oakland, CA: New Harbinger.

遗尿/遗粪

Azrin, N. (1989). *Toilet training in less than a day.* New York, NY: Pocket Books.

Bennett, H. (2005). *Waking up dry: A guide to help children overcome bedwetting.* Elk Grove Village, IL: American Academy of Pediatrics.

Bennett, H. (2007). *It hurts when I poop!: A story for children who are scared to use the potty.* Washington, DC: Magination Press.

Crane, T. (2006). *Potty train your child in just one day: Proven secrets of the potty pro.* New York, NY: Fireside.

Hodges, S., & Schlosberg, S. (2012). *It's no accident: Breakthrough solutions to your child's wetting. Constipation, UTIs, and other potty problems.* Guilford, CT: Lyons Press.

Lansky, V. (2002). *Toilet training: A practical guide to daytime and nighttime training.* Deephaven, MN: Book Peddlers.

Mack, A., & Wilensky, D. (1990). Dry all night: The picture book technique that stops bedwetting. Boston, MA: Little, Brown.

Mercer, R. (2004). *Seven steps to nighttime dryness: A practical guide for parents of children with bedwetting.* Ashton, MD: Brookeville Media.

Schonwald, A. D., & Sheldon, G. G. (2006). *The pocket idiot's guide to potty training problems.* Indianapolis, IN: Penguin.

To order a bedwetting alarm: Palco Laboratories, 9030 Sequel Avenue, Santa Cruz, CA 95062, Telephone (800) 346-4488.

纵火行为

Gaynor, J., & Hatcher, C. (1989). *Psychology of child firesetting: Detection and intervention.* New York, NY: Brunner/Mazel.

Green, R. (2010). *The explosive child: A New approach for understanding and parenting easily frustrated, chronically inflexible children.* New York, NY: Harper.

Nemeth, D., Ray, K., & Schexnayder, M. (2003). *Helping your angry child: A workbook for you and your family.* Oakland, CA: New Harbinger.

Newman, T., Brown, W., & Wilson, R. (2011). *Juvenile fire setters*. Tallahassee, FL: William Gladden Foundation.

Pudney, W., & Whitehouse, E. (2012). *Little volcanoes: Helping young children and their parents to deal with anger*. Philadelphia, PA: Jessica Kingsley.

Shapiro, L. E. (1994). *Anger control tool kit: All the information you need to help the angry child in school and at home [video and book]*. King of Prussia, PA: Center for Applied Psychology.

Shapiro, L., Pelta-Heller, Z., & Greenwald, A. (2008). *I'm not bad, I'm just mad: A workbook to help kids control their anger*. Oakland, CA: New Harbinger.

Shore, H. (1995). The angry monster workbook. Plainview, NY: Childswork/ Childsplay.

Whitehouse, E., & Pudney, W. (1998). *A volcano in my tummy: Helping children to handle anger: A resource book for parents, caregivers and teachers*. Gabriola Island, British Columbia, Canada: New Society.

性别认同障碍

Brill, S., & Pepper, R. (2008). *The transgender child: A handbook for families and professionals*. Berkeley, CA: Cleis Press.

Carr, J. (2010). *Be who you are*. Bloomington, IN: AuthorHouse.

Ehrensaft, D. (2011). *Gender born, gender made: Raising healthy gender-nonconforming children*. New York, NY: The Experiment.

Rothblatt, P. (2011). *All I want to be is me*. Seattle, WA: CreateSpace Independent Publishing Platform.

Zucker, K., & Bradley, S. (1995). *Gender identity disorder and psychosexual problems in children and adolescents*. New York, NY: Guilford Press.

未解决的悲伤/ 丧失

Buscaglia, L. (1982). *The fall of Freddie the leaf: A story of life for all ages*. Thorofare, NJ: Slack.

Gof, B. (1988). *Where is daddy?: The story of a divorce*. Minnetonka, MN: Olympic Marketing.

Hanson, W. (1997). *The next place*. Golden Valley, MN: Waldman House Press.

Jewett, C. (1994). *Helping children cope with separation and loss*. Harvard, MA: Harvard Common Press.

Kushner, H. (2004). *When bad things happen to good people*. New York, NY: Anchor.

Leeuwenburgh, E., & Goldring, E. (2008). *Why did you die?: Activities to help children cope with grief and loss*. Oakland, CA: New Harbinger.

Moser, A. (1996). *Don't despair on Thursdays! The children's grief-management book*. Kansas City, MO: Landmark Editions.

Mundy, M. (1998). *Sad isn't bad: A good-grief guidebook for kids dealing with loss*. St. Meinrad, MN: Abbey Press.

Nystrom, C. (1994). *Emma says goodbye: A child's guide to bereavement*. Batavia, IL: Lion.

O'Toole, D. (1988). *Aarvy aardvark finds hope: A read-aloud story for people of all ages about loving and losing, friendship and hope*. Burnsville, NC: Compassion Books.

Romain, T. (1999). *What on earth do you do when someone dies?* Minneapolis, MN: Free Spirit.

Schwiebert, P., & DeKlyen, C. (2005). *Tear soup*. Portland, OR: Grief Watch.

Silverman, J. (1999). *Help me say goodbye: Activities for helping kids cope when a special person dies*. Minneapolis, MN: Fairview Press.

Smedes, L. (2000). *How can it be all right when everything is all wrong?* Colorado Springs, CO: Shaw Books.

Stickney, D. (2005). *Waterbugs and dragonflies: Explaining death to young children*. Cleveland, OH: Pilgrim Press.

Temes, R. (1992). *The empty place: A child's guide through grief*. Dallas, TX: New Horizon Press.

Thomas, P. (2001). *I miss you: A first look at death*. Hauppauge, NY: Barron's Educational Series.

Wakenshaw, M. (2005). *Caring for your grieving child: A parent's guide*. Oakland, CA: New Harbinger.

Westberg, G. (2010). *Good grief*. Philadelphia, PA: Fortress Press.

智力发育障碍

Baker, B., & Brightman, A. (2004). *Steps to independence: Teaching everyday skills to children with special needs*. Baltimore, MD: Brookes.

Harris, J. (2010). Intellectual disability: *A guide for families and professionals*. New York, NY: Oxford University Press.

Mannix, D. (2009). *Life skills activities for special children*. San Francisco, CA: Jossey-Bass.

Shapiro, L., & Sprague, R. (2009). *The relaxation and stress reduction workbook for kisd: Help for children to cope with stress, anxiety, and transitions*. Oakland, CA: New Harbinger.

Trainer, M. (2003). *Differences in common: Straight talk on mental retardation, Down syndrome, and life*. Rockville, MD: Woodbine House.

自卑

Adam, C., & Butch, R. (2001). *Happy to be me!: A kid book about self-esteem.* St. Meinrad, MN: Abbey Press.

Block, D. (2003). *The power of positive talk: Words to help every child succeed.* Minneapolis, MN: Free Spirit.

Briggs, D. (1988). *Your child's self-esteem.* New York, NY: Three Rivers Press.

Dobson, J. (1992). *Hide or seek: How to build self-esteem in your child.* Grand Rapids, MI: Fleming H. Revell.

Frankel, F. (1996). *Good friends are hard to find.* London, England: Perspective.

Glenn, H., & Nelsen, J. (2000). *Raising self-reliant children in a self-indulgent world: Seven building blocks for developing capable young people.* New York, NY: Three Rivers Press.

Moser, A. (1991). *Don't feed the monster on Tuesdays! The children's self-esteem book.* Kansas City, MO: Landmark Editions.

Nelson, J., Lott, L., & Glenn, H. (2007). *Positive discipline A-Z: 1001 solutions to everyday parenting problems.* New York, NY: Three Rivers Press.

Pickhardt, C. (2003). *The everything parent's guide to positive discipline.* Holbrook, MA: Adams Media Corp.

Schab, L. (2009). *Cool, calm, and confident: A workbook to help kids learn assertiveness skills.* Oakland, CA: New Harbinger.

Schweiger, I. (2008). *Self-esteem for a lofetime: Raising a successful child from the inside out.* Bloomington, IN: AuthorHouse.

Shapiro, L. (1993). *The building blocks of self-esteem.* Plainview, NY: Childswork/ Childsplay.

Stallard, P. (2002). *Think good-feel good: A cognitive behaviour therapy workbook for children.* Hoboken, NJ: Wiley.

撒谎 / 操纵

Berry, J. (1988). *A children's book about lying.* Danbury, CT: Grolier Enterprises.

Ekman, P. (1991). *Why kids lie: How parents can encourage truthfulness.* New York, NY: Penguin.

Meiners, C. (2007). *Be honest and tell the truch.* Minneapolis, MN: Free Spirit.

Moser, A. (1999). *Don't tell a whopper on Fridays!: The children's truth-control book.* Kansas City, MO: Landmark Editions.

健康状况

Bluebond-Langner, M. (2000). *In the shadow of illness: Parents and siblings of the chronically ill child.* Princet, NJ: Princeton University Press.

Forehand, R., & Long, N. (2002). *Parenting the strong-willed child: The clinically proven five-week program for parents of two- to six-year-olds.* New York, NY: McGraw-Hill.

Fromer, M. (1998). *Surviving childhood cancer: A guide for families.* Oakland, CA: New Harbinger.

Gaynor, K. (2008). *The famous hat-A story book to help children with childhood cancer to prepare for treatment, namely chemotherapy, and losing their hair.* Dublin, Ireland: Special Stories.

Gosselin, K. (1998a). *Taking sathma to school.* Princeton, NJ: JayJo Books.

Gosselin, K. (1998b). *Taking diabetes to school.* Princeton, NJ: JayJo Books.

Gosselin, K. (1998c). *Taking seizure disorder to school.* Princeton, NJ: JayJo Books.

Jewett, C. (1994). *Helping children cope with separation and loss.* Harvard, MA: Harvard Common Press.

Keene, N. (2010). *Childhood leukemia: A guide for families, friends & caregivers.* Bellingham, WA: Childhood Cancer Guides.

Keene, N., Hobbie, W., & Ruccione, K. (2012). *Childhood cancer survivors: A practical guide to your future.* Bellingham, WA: Childhood Cancer Guides.

Kendall, P., & Hedtke, K. (2006). *Coping C.A.T. workbook.* Ardmore, PA: Workbook.

Kushner, H. (2004). *When bad things happen to good people.* New York, NY: Anchor.

MacLellan, S. (1998). *Amanda's gift: One family's journey through the maze of serious childhood illness.* Roswell, GA: Health Awareness Communications.

Moser, A. (1996). *Don't despair on Thursdays! The children's grief-management book.* Kansas City, MO: Landmark Editions.

Shapiro, L., & Sprague, R. (2009). *The relaxation and stress reduction workbook for kids: Help for children to cope with stress, anxiety, and transitions.* Oakland, CA: New Harbinger.

Smedes, L. (2000). *How can it be all right when eveerything is all wrong?* Colorado Springs, CO: Shaw Books.

Wakenshaw, M. (2005). *Caring for your grieving child: A parent's guide.* Oakland, CA: New Harbinger.

Westberg, G. (2010). *Good grief.* Philadelphia, PA: Fortress Press.

Woznick, L. (2002). *Living with childhood cancer: A practical guide to help parents cope.* Washington, DC: American Psychological Association.

强迫症

Chansky, T. (2001). *Freeing your child from obsessive compulsive disorder: A powerful, practiaal program for parents of children and adolescents.* New York, NY: Three Rivers Press.

Chansky, T. (2004). *Freeing your child from anxiety: Powerful, practical solutions to overcome your child's fears, worries, and phobias.* New York, NY: Three Rivers Press.

Fitzgibbons, L., & Pedrick, C. (2003). *Helping your child with OCD.* Oakland, CA: New Harbinger.

Freeman, J., & Garcia, A. (2008). *Family-based treatment for young children with OCD-Workbook.* New York, NY: Oxford University Press.

Huebner, D. (2007). *What to do when your brain gets stuck: A kid's guide to overcoming OCD.* New York, NY: Magination Press.

March, J. (2006). *Talking back to OCD: The program that helps kids and teens say "no way"—and parents say "way to go."* New York, NY: Guilford Press.

Niner, H. (2003). *Mr. Worry: A story about OCD.* Morton Grove, IL: A. Whitman & Co.

Piacentini, J., Langley, A., & Robled, T. (2007). *It's only a false alarm: A cognitive behavioral treatment program - Client workbook.* New York, NY: Oxford University Press.

Schwartz, J. (1997). *Brain lock: Free yourself from obsessive-compulsive behavior.* New York, NY: Harper Perennial.

Stallard, P. (2002). *Think good-feel good: A cognitive behaviour therapy workbook for children.* Hoboken, NJ: Wiley.

Wagner, A. P. (2002). *What to do when your child has obsessive-compulsive disorder: Strategies and solutions.* Rochester, NY: Lighthouse Press.

Wagner, A. P. (2004). *Up and down the worry hill: A children's book about obsessive-compulsive disorder and its treatment.* Rochester, NY: Lighthouse Press.

Walta, M. (2000). *Obsessive compulsive disorder: Help for children and adolescents.* Sebastopol, CA: Patient Centered Guides.

对立违抗

Aborn, A. (1994). *Everything I do you blame on me: A book to help children control their anger.* Plainview, NY: Childswork/Childsplay.

Barkley, R., & Benton, C. (1998). *Your defiant child: Eight steps to better behavior.* New York, NY: Guilford Press.

Bernstein, J. (2006). *10 days to a less defiant child: The breakthrough program for overcoming your child's difficult behavior.* New York, NY: Marlowe & Company.

Dobson, J. (2007). *The new strong-willed child.* Wheaton, IL: Tyndale House.

Forehand, R., & Long, N. (2002). *Parenting the strong-willed child: The clinically proven five-week program for parents of two- to six-year-olds.* New York, NY: McGraw-Hill.

Gardner, R. (1999). *The girls and boys book about good and bad behavior.* Cresskill, NJ: Creative Therapeutics.

Golant, M., & Gorwin, D. (1995). *The challenging child: A guide for parents of exceptionally strong-willed children.* New York, NY: Berkley Trade.

Green, R. (2010). *The explosive child: A new approach for understanding and parenting easily frustrated, chronically inflexible children.* New York, NY: Harper.

Kazdin, A. (2009). *The Kazdim method for parenting the defiant child.* New York, NY: Mariner.

MacKenzie, R. (2001). *Setting limits with your strong-willed child: Eliminating conflict by establishing clear, firm, and respectful boundaries.* New York, NY: Three Rivers Press.

Patterson, G. R. (1976). *Living with children: New methods for parents and teachers.* Champaign, IL: Research Press.

Riley, D. (1997). *The defiant child: A parent's guide to oppositional defiant disorder.* New York, NY: Taylor.

Schab, L. (2009). *Cool, calm, and confident: A workbook to help kids learn assertiveness skills.* Oakland, CA: New Harbinger.

Wenning, K. (1999). *Winning cooperation from your child: A comprehensive method to stop defiant and aggressive behavior in children.* Northvale, NJ: Jason Aronson.

超重/肥胖

Block, D. (2003). *The power of positive talk: Words to help every child succeed.* Minneapolis, MN: Free Spirit.

Brownell, K. D. (2004). *The LEARN program for weight management* (10th ed.). Dallas, TX: American Health Publishing Company.

Chansky, T. (2008). *Freeing your child from negative thinking: Powerful, practical strategies to build a lifetime of resilience, flexibility, and happiness.* Cambridge, MA: De Capo Press.

LaLiberte, M., McCabe, R. E., & Taylor, V. (2099). *The cognitive behavioral workbook for weight management.* Oakland, CA: New Harbinger.

Miller, E. (2008). *The monster health book: A guide to eating healthy, being active & feeling great for monsters & kids!* New York, NY: Holiday House.

Rockwell, L. (2009). *Good enough to eat: A kid's guide to food and nutrition.* New York, NY: HarperCollins.

Schab, L. (2009). *Cool, calm, and confident: A workbook to help kids learn assertiveness skills.* Oakland, CA: New Harbinger.

Shapiro, L., & Sprague, R. (2009). *The relaxation and stress reduction workbook for kids: Help for children to cope with stress. Anxiety, and transitions.* Oakland,

CA: New Harbinger.

Sothern, M., von Almen, T., & Schumacher, H. (2003). *Trim kids: The proven 12-week plan that has helped thousands of children achieve a healthier weight.* New York, NY: Morrow.

Stallard, P. (2002). *Think good-feel good: A cognitive behaviour therapy workbook for children.* Hoboken, NJ: Wiley.

Vos, M. (2009). *The no-diet obesity solution for kids.* Bethesda, MD: AGA Institute Press.

Weight Watchers. (2010). *Weight watchers Eat! Move! Play!: A parent's guide for raising healthy, happy kids.* Hoboken, NJ: Wiley.

教养方式

Becker, W. (1971). *Parents are teachers: A child management program.* Champaign, IL: Research Press.

Cline, F., & Fay, J. (2006). *Parenting with love and logic.* Colorado Springs, CO: NavPress.

Edwards, C. D. (1999). *How to handle a hard-to-handle kid.* Minneapolis, MN: Free Spirit.

Elkind, D. (2006). *The hurried child: Growing up too fast too soon.* New York, NY: De Capo Press.

Faber, A., & Mazlish, E. (2012). *How to talk so kids will listen and listen so kids will talk.* New York, NY: Scribner.

Fay, J., & Fay, C. (2000). *Love and logic magic for early childhood: Practical parenting from birth to six years.* Golden, CO: Love and Logic Press.

Forehand, R., & Long, N. (2000). *Raising self-reliant children in a self-indulgent world: Seven building blocks for developing capable young people.* New York, NY: Three Rivers Press.

Glenn, H., & Nelsen, J. (2000). *Raising self-reliant children in a self-indulgent world: Seven building blocks for developing capable young people.* New York, NY: Three Rivers Press.

Golant, M., & Corwin, D. (1995). *The challenging child: A guide for parents of exceptionally strong-willed children.* New York, NY: Berkley Trade.

Gordon, T. (2000). *Parent effectiveness training: The proven program for raising responsible children.* New York, NY: Three Rivers Press.

Greene, R. (2010). *The explosive child: A new approach for understanding and parenting easily frustrated, chronically inflexible children.* New York, NY: Harper.

Greenspan, S. (1996). *The challenging child: Understanding, raising, and enjoying the five "difficult" types of children.* New York, NY: De Capo Press.

Joslin, K. (1994). *Positive parenting from A to Z.* New York, NY: Fawcett Books.

Kazdin, A. (2009). *The Kazdin method for parenting the defiant child.* New York, NY: Mariner.

Maag, J. W. (1996). *Parenting without punishment: Making problem behavior work for you.* Philadelphia, PA: Charles Press.

Metcalf, L. (1997). *Parenting toward solutions.* Englewood Cliffs, NJ: Prentice Hall.

Nelson, J., Lott, L., & Glenn, H. (2007). *Positive discipline A-Z: 1001 solutions to everyday parenting problems.* New York, NY: Three Rivers Press.

Palmiter, D. (2011). *Working parents, thriving families: 10 strategies that make a difference.* North Branch, MN: Sunrise River Press.

Patterson, G. R. (1976). *Living with children: New methods for parents and teachers.* Champaign, IL: Research Press.

Patterson, G. R. (1982). *Coercive family process.* Eugene, OR: Castalia.

Phelan, T. (2010). *1-2-3 Magic: Effective discipline for children 2—12.* Glen Ellyn, IL: ParentMagic.

Pickhardt, C. (2003). *The everything parent's guide to positive discipline.* Holbrook, MA: Adams Media Corp.

Schaefer, C., & DiGeronimo, T. (2000). *Ages and stages: A parent's guide to normal childhood development.* New York, NY: Wiley.

Turecki, S., & Tonner, L. (2000). *The difficult child.* New York, NY: Bantam Books.

Wenning, K. (1999). *Winning cooperation from your child: A comrehensive method to stop defiant and aggressive behavior in children.* Northvale, NJ: Jason Aronson.

Windell, J. (1997). *Children who say no when you want them to say yes: Failsafe discipline strategies for stubborn and oppositional children and teens.* New York, NY: Wiley.

同伴／兄弟姐妹冲突

Crist, J., & Verdick, E. (2010). *Siblings: You're stuck with each other, so stick together.* Minneapolis, MN: Free Spirit.

Faber, A., & Mazlish, E. (2012a). *How to talk so kids will listen and listen so kids will talk.* New York, NY: Scribner.

Faber, A., & Mazlish, E. (2012b). *Siblings without rivalry: How to help your children live together so you can live too.* New York, NY: Bantam.

Samalin, N., & Whitney, C. (1997). *Loving each one best: A caring and practical approach to raising siblings.* New York, NY: Bantam.

Scheridan, S. (1998). *Why don't they like me? Helping your child make and keep friends.* Longmont, CO: Sopris West.

Un, J. (2012). *I fell, feel, feel about my new baby sibling.* Plainview, NY: Childswork/ Childsplay.

躯体 / 情感虐待受害者

Holmes, M. (2000). *A terrible thing happened: A story for children who have witnessed violence or trauma.* Washington, DC: Magination Press.

Levine, P., & Kline, M. (2006). *Trauma through a child's eyes: Awakening the ordinary miracle of healing.* Berkeley, CA: North Atlantic Books.

Miller, A. (1984). *For your own good.* New York, NY: Farrar Straus Group. Monahon, C. (1995). *Children and trauma: A parent's guide to helping children heal.* New York, NY: Lexington Books.

创伤后应激障碍

Allen, J. (2004). *Coping with trauma: Hope through understanding.* Arlington, VA: American Psychiatric Press.

Brooks, B., & Siegel, P. M. (1996). *The scared child: Helping kids overcome traumatic events.* New York, NY: Wiley.

Carmen, R. (2004). *helping kids heal: 75 activities to help children recover from trauma and loss.* Princeton, NJ: JayJo Books.

Chrestman, K., Gilboa-Schechtman, E., & Foa, E. (2008). *Prolonged exposure therapy for PTSD—Teen workbook.* New York, NY: Oxford University Press.

Flannery, R., Jr. (2004). *Post-traumatic stress disorder: The victim's guide to healing and recovery.* Ellicott City, MD: Chevron.

Foa, E., Chrestman, K., & Gilboa-Schechtman, E. (2008). *Prolonged exposure therapy for adolescents with PTSD: Emotional processing of traumatic experiences—Therapist guide.* New York, NY: Oxford University Press.

Forehand, R., & Long, N. (2010). *Parenting the strong-willed child: The clinically proven five-week program for parents of two- to six-year-olds.* New York, NY: McGraw-Hill.

Hamil, S. (2008). *My feeling better workbook: Help for kids who are sad and depressed.* Oakland, CA: New Harbinger.

Holmes, M. (2000). *A terrible thing happened: A story for children who have witnessed violence or trauma.* Washington, DC: Magination Press.

Kazdin, A. (2009). *The Kazdin method for parenting the defiant child.* New York, NY: Mariner.

Levine, P., & Kling, M. (2006). *Trauma through a child's eyes: Awkening the ordinary miracle of healing.* Berkeley, CA: North Atlantic Books.

Monahon, C. (1995). *Children and trauma: A parent's guide to helping children heal.* New York, NY: Lexington Books.

Patterson, G. R. (1976). *Living with children: New methods for parents and teachers.* Champaign, IL: Research Press.

Shapiro, L., & Sprague, R. (2009). *The relaxation and stress reduction workbook for* kids: Help for children to cope with stress, anxiety, and transitions. Oakland, CA: New Harbinger.

Stallard, P. (2002). Think good-feel good: A cognitive behaviour therapy workbook for children. Hoboken, NJ: Wiley.

拒绝上学

Eison, A., & Engler, L. (2006). Helping your child overcome separation anxiety or school refusal: A step-by-step guide for parents. Oakland, CA: New Harbinger.

Kearney, C. (2007). Getting your child to say "yes" to school: A guide for parents of youth with school refusal behavior. New York, NY: Oxford University Press.

Kearnty, C., & Albano, A. (2007). When children refuse school: A cognitive-behavioral therapy approach—Parent workbook. New York, NY: Oxford University Press.

Martin, M., & Waltman-Greenwood, C. (Eds.). (1995). Solve your child's school-related problems. New York, NY: HarperCollins.

Pando, N. (2005). I don't want to go to school: Helping children cope with separation anxiety. Far Hills, NJ: New Horizon Press.

Shapiro, L., & Sprague, R. (2009). The relaxation and stress reduction workbook for kids: Help for children to cope with stress, anxiety, and transitions. Oakland, CA: New Harbinger.

Webster-Doyle, T. (1999). Why is everybody always picking on me? A guide to understanding bullies for young people. Boston, MA: Weatherhill.

分离性焦虑

Barrett, P. M., Lowry-Webster, H., & Turner. C. (2000). Frieds for children participand workbook (2nd ed.). Brisbane: Australian Academis Press.

Eison, A., & Engler, L. (2006). Helping your child overcome separation anxiety or school refusal: A step-by-step guide for parents. Oakland, CA: New Harbinger.

Pando, N. (2005). I don't want to go to school: Helping children cope with separation anxiety, Far Hills, NJ: New Horizon Press.

Pantley, E. (2010). The no-cry separation anxiety solution: Gentle ways to make good-bye easy from six months to six years. New York, NY: McGraw-Hill.

Rapee, R., Spense, S., Cobham, V., & Wignal, A. (2000). Helping your anxious child: A step-by-step guide for parents. San Francisco, CA: New Harbinger.

Shapiro, L., & Sprague, R. (2009). The relaxation and stress reduction workbook for kids: Help for children to cope with stress, anxiety, and transitions, Oakland, CA: New Harbinger.

性虐待受害者

Adams, C., & Fay, J. (1992). *Helping your child recover from sexual abus*. Seattle: University of Washington Press.

Brohl, K., & Potter, J. (2004). *When your child has been molested: A parent's guide to healing and recovery*. San Francisco, CA: Jossey-Bass.

Freeman, L. (1984). *It's my body: A book to teach young children how to resist uncomfortable touch*. Seattle, WA: Parenting Press.

Hindman, J. (1983). *A very touhing book ... For little people and for big people*. Philadelphia, PA: Alexandria Associates.

Hoke, S. (1995). *My body is mine, my feelings. Are mine: A storybook about body safety for young children with an adult guidebook*. Plainview, NY: Childswork/Childsplay.

Jance, J. (1985). *It's not your fault*. Indianapolis, IN: Kidsrights.

Jessie (1991). *Please tell!: A child's story about sexual abuse*. Center City, MN: Hazelden.

Klevin, S. (1998). *The right touch: A real-aloud story to help prevent child sexual abuse*. Bellevue, WA: Illumination Arts.

Sanford, D. (1986). *I can't talk about it: A child's book about sexual abuse*. Portland, OR: Multnomah Press.

Splman, C. (1997). *Your body belongs to you*. Park Ridge, IL: Albert Whitman.

睡眠障碍

Durand, V. M. (2008). *When children don't sleep well: Interventions for pediatric sleep disorders - Parent workbook*. New York, NY: Oxford University Press.

Ferber, R. (2006). *Solve your child's sleep problems*. New York, NY: Touchstone.

Ilg, F., Ames, L., & Baker, S. (1982). *Child behavior: Specific advice on problems of child behavior*. New York, NY: Harper & Row.

Mindell, J. (2005). *Sleeping through the night: How infants, toddlers, and their parents can get a good night's sleep*. New York, NY: Morrow.

Pantley, E. (2005). *The no-cry sleep solution for toddlers and preschoolers: Gentle ways to stop bedtime battles and improve your child's sleep*. New York, NY: McGraw-Hill.

Shapiro, L., & Sprague, R. (2009). *The relaxation and stress reduction workbook for kids: Help for children to cope with stress, anxiety, and transitions*. Oakland, CA: New Harbinger.

社交焦虑

Antony, M. M., & Swinson, R. P. (2008). *The shyness and social anxiety workbook:*

Proven, step-by-step techniques for overcoming your fear. Oakland, CA: New Harbinger.

Barrett, P. M., Lowry-Webster, H., & Turner. C. (2000). *Friends for children participant workbook* (2nd ed.). Brisbane, Australia: Australian Academic Press.

Brozovich, R., & Chase, L (2008). *Say goodbye to being shy: A workbook to help kids overcome shyness.* Oakland, CA: New Harbinger.

Cain, B. (2000). *I don't know why—I guess I'm shy.* Washington, DC: Magination Press.

Carducci, B. (2003). *The shyness breakthrough: A no-stress plan to help your shy child warm up, open up, and join the fun.* Emmaus, PA: Rodale Books.

Lamb-Shapiro, J. (2002). *Sometimes I don't like to talk (but sometimes I can't keep quiet).* Plainview, NY: Childswork/Childsplay.

Markway, B., & Markway, G. (2006). *Nurturing the shy child: Practical help for raising confident and socially skilled kids and teens.* New York, NY: St. Martin's Griffin.

Rapee, R., Wignall, A., Spence, S., Cobham, V., & Lyneham, H. (2008). *Helping your anxious child: A step-by-step guide for parents.* Oakland, CA: New Harbinger Publications.

Shapiro, L., & Sprague, R. (2009). *The relaxation and stress reduction workbook for kids: Help for children to cope with stress, anxiety, and transitions.* Oakland, CA: New Harbinger.

Soifer, S., Zgourides, G. D., Himle, J., & Pickering, N. L. (2001). *Shy bladder syndrome: Your step-by-step guide to overcoming paruresis.* Oakland, CA: New Harbinger Publications.

Spencer, E., DuPont, R., & DuPont, C. (2003). *The anxiety cure for kids: A guide for parents.* Hoboken, NJ: Wiley.

Swallow, W. (2000). *The sky children triumph over shyness.* New York, NY: Grand Central.

Webster-Doyle, T. (1999). *Why is everybody always picking on me? A guide to understanding bullies for young people.* Boston, MA: Weatherhill.

特定恐惧症

Antony, M., Craske, M., & Barlow, D. (2006). *Mastering your fears and phobias: Workbook.* New York, NY: Oxford University Press.

Barrett, P. M., Lowry-Webster, H., & Turner. C. (2000). *Friends for children participant workbook* (2nd ed.). Brisbane: Australian Academic Press.

Buron, K. (2006). *When my worries get too big! A relaxation book for children who live with anxiety.* Overland Park, KS: Autism Asperger Publishing.

Brown, J. (1995). *No more monsters in the closet: Teaching your children to overcome everyday fears and phobias.* New York, NY: Three Rivers Press.

Chansky, T. (2004). *Freeing your child from anxiety: Powerful, practical solutions to overcome your child's fears, worries, and phobias.* New York, NY: Three Rivers Press.

Chansky, T. (2008). *Freeing your child from negative thinking: Powerful, practical strategies to build a lifetime of resilience, flexibility, and happiness.* New York, NY: De Capo Press.

Garber, S., Garber, M., & Spitzman, R. (1993). *Monsters under the bed and other childhood fears: Helping your child overcome anxieties, fears, and phobias.* New York, NY: Villard.

Huebner, D. (2005). *What to do when you worry too much: A kid's guide to overcoming anxiety.* Washington, DC: Magination Press.

Maier, I. (2006). *When Fuzzy was afraid of big and loud things.* Washington, DC: Magination Press.

Manassis, K. (2008). *Keys to parenting your anxious child.* Hauppauge, NY: Barron's.

Marks, I. (2005). *Living with fear: Understanding and coping with anxiety.* New York, NY: McGraw-Hill.

Rapee, R., Wignall, A., Spense, S., Cobham, V., & Lyneham, H. (2008). *Helping your anxious child: A step-by-step guide for parents.* Oakland, CA: New Harbinger Publications.

Shapiro, L., & Sprague, R. (2009). *The relaxation and stress reduction workbook for kids: Help for children to cope with stress.* Anxiety, and transitions. Oakland, CA: New Harbinger.

言语/语言障碍

Ainsworth, S., & Fraser, J. (2006). *If your child stutters: A guide for parents.* Memphis, TN: Stuttering Foundation of America.

Bryant, J. (2004). *Taking speech disorder to school.* Princeton, NJ: JayJo Books.

Clark, W. (2010). *Speak without fear: A how-to-stop-stuttering guide.* Seattle, WA CreateSpace.

Dougherty, D. (2005). *Teach me how to say it right: Helping your child with articulation problems.* Oakland, CA: New Harbinger.

Fraseer, J. (2000). *Self-therapy for the stutterer.* Memphis, TN: Stuttering Foundation of America.

Kehoe, T. (2006). *No miracle cures: A multifactoral guide to stuttering therapy.* Boulder, CO: University College Press.

Shapiro, L., & Sprague, R. (2009). *The relaxation and stress reduction workbook for kids: Help for children to cope with stress, anxiety, and transitions.* Oakland, CA: New Harbinger.

附录 B 各章节循证的参考文献

以循证为基础的治疗计划和实践的参考文献

Agency for Healthcare Research and Quality. http://www.ahrq.gov/clinic/epcix.htm

American Academy of Child & Adolescent Psychiatry. http://www.accap.org.

American Psychiatric Association. *American Psychiatric Association practice guidelines.* Arlington, VA: Author. Available from http://psychiatryonline.org/guidelines.aspx

American Psychiatric Association. (2013). Diagnostic and statistical manual of mental disorders (5th ed.). Arlington, VA: American Psychiatric Publishing.

APA Presidential Task Force on Evidence-Based Practice. (2006). Evidence-based practice in psychology. *American Psychologist*, 61, 271-285.

Chambless, D. L., & Ollendick, T. H. (2001). Empirically supported psychological inter-ventions: Controversies and evidence. *Annual Review of Psychology*, 52, 685-716.

Cochrane Collaboration Reviews. Available from http://www.cochrane.org/

Fisher, J. E., & O'Donohue, W. T. (Eds.) *Practitioners guide to evidence-based psychotherapy.* New York, NY: Springer.

Jongsma, A. E., & Bruce, T. J. (2010-2012). *Evidence-based psychotherapy treatment planning* [DVD-based series]. Hoboken, NJ: Wiley. Available from www.Wiley.com/go/ebtdvds

Nathan, P. E., & Gorman, J. M. (Eds.). (2007). *A guide to treatments that work* (3rd ed.). New York, NY: Oxford University Press.

National Institute for Health and Clinical Excellence. Available from http://www.nice.org.uk/

Norcross, J. C. (Ed.). (2011). *Psychotherapy relationships that work* (2nd ed.). New York, NY: Oxford University Press.

Society of Clinical Child and Adolescent Psychology. *Effective child therapy:*

Evidence-based mental health treatment for children and adolescents. Available from http://effectivechildtherapy.com

Substance Abuse and Mental Health Administration (SAMHSA). *National Registry of Evidence-based Programs and Practices*. Available from http://nrepp.samhsa. Gov/index.asp

Therapy Advisor. www.therapyadvisor.com

Weisz, J. R., & Kazdin, A. E. (2010). *Evidence-based psychotherapies for children and adolescents* (2nd ed.) New York, NY: Guilford Press.

愤怒控制问题

经验支持

Barry, T. D., & Pardini, D. A. (2003). Anger control training for aggressive youth. In A. E. Kazdin & J. R. Weisz (Eds.), *Evidence-based psychotherapies for children and adolescents* (pp. 263-281). New York, NY: Guilford Press.

Brestan, E. V., & Eyberg, S. M. (1998). Effective psychosocial treatments of conduct-disordered children and adolescents: 29 years, 82 studies, and 5,272 kids. *Journal of Clinical Child Psychology, 27(2)*, 180-189.

Deffenbacher, J. L., Oetting, E. R., & DiGiuseppe, R. A. (2002). Principles of empirically supported interventions applied to anger management. *The Counseling Psychologist*, 30, 262-280.

Feindler, E. L. (1995). An ideal treatment package for children and adolescents with anger disorders. In H. Kassinove (Ed.), *Anger disorders: Definition, diagnosis, and treatment* (pp. 173-194). New York, NY: Taylor&Francis.

Feindler, E. L., & Baker, K. (2004). Current issues in anger management interventions with youth. In A. P. Goldstein, R. Nensen, B. Daleflod, & M. Kalt (Eds.), *New perspectives on aggression replacement training: Practice, research and application* (pp. 31-50). Hoboken, NJ: Wiley.

Kazdin, A. E. (2005). *Parent management training: Treatment for oppositional, aggressive, and antisocial behavior in children and adolescents*. New York, NY: Oxford University Press.

Lochman, J. E., Boxmeyer, C. L., Powell, N. P., Barry, T. D., & Pardini, D. A. (2010). Anger control training for aggressive youths. In A. E. Kazdin & J. R. Weisz (Eds.), *Evidence-based psychotherapies for children and adolescents* (2nd ed., pp. 227-242). New York, NY: Guilford Press.

Lochman, J. E., Powell, N. R., Whidby, J. M., & FitzGerald, D. P. (2006). Aggressive children: Cognitive-behavioral saaessment and treatment. In P. C. Kendall (Ed.), *Child and adolescent therapy: Cognitive-behavioral procedures* (3rd ed., pp. 33-81). New York, NY: Guilford Press.

Meichenbaum, D. (1993). Stress inoculation training: A twenty-year update. In R. L.

Woolfolk & P. M. Lehrer (Eds.), *Principles and practices of stress management.* New York, NY: Guilford Press.

Vecchio, T.D., & O'Leary, K.D.(2004). Effectiveness of anger treatments for specific anger problems: A meta-analytic review. *Chinical Psychology Review, 24,* 15-34.

Zisser, A., & Eyberg, S. M. (2010). Treating oppositional behavior in children using parent-child interaction therapy. In A. E. Kazdin & J. R. Weisz (Eds.) *Evidence-based psychotherapies for children and adolescents* (2nd ed., pp. 179-193). New York, NY: Guilford Press.

临床资源

Feinder, E. L. (Ed.). (2006). *Anger related disorders: A practitioner's guide to comparative treatments.* New York, NY: Springer.

Functional Family Therapy. Available from www.fftinc.com

Incredible Years. Available from www.incredibleyears.com

Kazdin, A. E. (2005). *Parent management training: Treatment for oppositional, aggressive, and antisocial behavior in children and adolescents.* New York, NY: Oxford University Press.

Larson, J., & Lochman, J. E. (2010). *Helping schoolchildren cope with anger: A cognitive-behavioral intervention* (2nd en.). New York, NY: Guilford Press.

Lochman, J. E., Boxmeyer, C. L., Powell, N. P., Barry, T. D., & Pardini, D. A. (2010). Anger control training for aggressive youths. In A. E. Kazdin & J. R. Weisz (Eds.), *Evidence-based psychotherapies for children and adolescents* (2nd ed., pp. 227-242). New York, NY: Guilford Press.

McMahon, R., and Forehand, R. (2005). *Helping the noncompliant child: Family-based treatment for oppositional behavior.* New York, NY: Guilford Press.

McNeil, C. B., & Humbree-Kigin, T. L. (2010). *Parent-child interaction therapy* (2nd ed.). New York, NY: Springer.

Patterson, G. R. (1976). *Living with children: New methods for parents and teachers.* Champaign, IL: Research Press.

Sexton, T. (2010). *Functional family therapy in clinical practice: An evidence-based treatment model for working with troubled adolescents.* New York, NY: Routledge.

Triple-P. Available from www.triplep.net

Webster-Stratton, C. (2011). *The incredible years: A trouble shooting guide for parents of children aged 2-8 years.* Seattle, WA: The Incredible Years.

Williams, E. and Barlow, R. (1998). *Anger control training manual.* New York, NY: Winslow Press.

Zisser, A., & Eyberg, S.M. (2010). Treating oppositional behavior in children using parent-child interaction therapy. In A. E. Kazdin & J. R. Weisz (Eds.) *Evidence-*

based psychotherapies for children and adolescents (2nd ed., pp. 179-193). New York, NY: Guilford Press.

焦虑

经验支持

American Academy of Child & Adolescent Psychiatry (2007). Practice parameters for the assessment and treatment of children and adolescents with anxiety disorders. *Journal of the American Academy of child & Adolescent Psychiatry, 46(2)*, 267-283.

Barrett, P. M., & Shortt, A. (2003). Parental involvement in the treatment of anxious children. In A. E. Kazdin & J. R. Weisz (Eds.), *Evidence-based psychotherapies for children and adolescents* (pp. 101-119). New York, NY: Guilford Press.

Grills-Taquechel, A. T., & Ollendick, T. H. (2013). *Phobic and anxiety disorders in children and adolescents.* Cambridge, MA: Hogrefe.

James, A. A. C. J., Soler, A., & Weatherall, R. R. W. (2009). Cognitive behavioural therapy for anxiety disorders in children and adolescents. *Cochrane Database of Systematic Reviews, 2009*(4), CD004690. DOI: 10.1002/14651858.CD004690. pub2.

Kendall, P. C., Furr, J. M., & Podell, J. L. (2010). Child-focused treatment of anxiety. In J. R. Wesiz & A. E. Kazdin (Eds.), *Evidence-based psychotherapies for children and adolescents* (2nd ed., pp. 45-60). New York, NY: Guilford Press.

Pahl, K. M., & Barrett, P. M. (2010). Interventions for anxiety disorders in children using group cognitive behavioral therapy with family involvement. In J. R. Weisz & A. E. Kazdin (Eds.), *Evidence-based psychotherapies for children and adolescents* (2nd ed., pp. 61-79). New York, NY: Guilford Press.

Silverman, W. K., Pina, A. A., & Viswesvaran, C. (2008. Evidence-based psychosocial treatments for phobic and anxiety disorders in children and adolescents: A review and meta-analyses. *Journal of Clinical Child and Adolescent Psychology, 37*, 105-130.

临床资源

Barrett, P. M. (2004). *Friends for Life: Group leader's manual for children* (4th ed.). Brisbane, Australia: Australian Academic Press.

Barrett, P. M. (2007). *Fun Friends: The teaching and training manual for group leaders.* Brisbane, Australia: Fun Friends.

Bernstein, D. A., Borkovec, T. D., & Hazlett-Stevens, H. (2000). *New directions in progressive relaxation training: A guidebook for helping professionals.* Westport, CT: Praeger.

De Shazer, S. (1985). *Keys to solution in brief therapy*. New York, NY: Norton.

Flannery-Schroeder, E., & Kendall, P. C. (1996). *Cognitive behavioral therapy for anxious children: Therapist manual for group treatment*. Available from www. workbookpublishing.com

Howard, B., Chu, B. C., Krain, A. L., Marrs-Garcia, A. L., & Kendall, P. C. (2000). *Cognitive-behavioral family therapy for anxious children* (2nd ed.). Available from www.workbookpublishing.com

Kendall, P.C., & Hedtke, K. A. (2006). *Cognitive-behavioral therapy for anxious children* (3rd ed.). Available from www.workbookpublishing.com

March, J. S., Parker, J. D., Sullivan, K., Stallings, P., & Conners, C. K. (1997). The multidimensional anxiety scale for children (MASC): Factor structure, reliability, and validity. *Journal of the American Academy of Child & Adolescent Psychiatry, 36*,544-565.

Ollendick, T. H. (1987). The fear survey schedule for children-revised. In M. Hersen & A. S. Bellack (Eds.), *Dictionary of behavioral assessment techniques* (pp. 218-220). Elmsford, NY: Pergamon Press.

Ollendick, T. H., & March, J. C. (2004). *Phobic and anxiety disorders in children and adolescents: A clinician's guide to effective psychosocial and pharmacological interventions.* New York, NY: Oxford University Press.

Rapee, R. M., Wignall, A., Hudson, J. L., & Schniering, C. A. (2010). *Treating anxious children and adolescents.* Oakland, CA: New Harbinger.

Reynold, C. R., & Richmond, B. O(2008). *Revised children's manifest anxiety scale* (2nd ed.). Torrance, CA: Western Psychological Services.

Semple, R. J., & Lee, J. (2011). *Mindfulness-based cognitive therapy for anxious children.* Oakland, CA: New Harbinger.

Silveman, W. K. & Albano, A. M. (1996). *The anxiety disorders interview schedule for DSM-IV-Child and parent versions.* London, England: Oxford University Press.

注意缺陷多动障碍

经验支持

American Academy of Child & Adolescent Psychiatry (2007). Practice parameters for the assessment and treatment of children and adolescents with attention deficit/ hyperactivity disorder. *Journal of the American Academy of Child & Adolescent Psychiatry, 46*(7), 894-921.

Brown, R. T., Amler, R. W., Freeman, W. S., Perrin, J. M., Stein, M. T. Feldman, H. M., ... American Academy of Pediatrics Subcommittee on Attention-Deficit/ Hyperactivity Disorder. (2005). Treatament of attention-deficit/hyper-activity disorder: Overview of the evidence. *Pediatrics, 115*, 749-757.

Chronis, A. M., Chacko, A., Fabiano, G. A., Wymbs, B. T., & Pellam, W. E. (2004). Enhancements to the standard behavioral parent training paradigm for families of children with ADHD: Review and future directions. *Clinical Child and Family Psychology Review, 7*, 1-27.

Hinshaw, S. P., Klein, R. G., & Abikoff, H. (2007). Childhood attention deficit hyperactivity disorder: Nonpharmacological treatments and their combination with medication. In P. E. Nathan & J. M. Gorman (Eds.), *A guide to treatments that work* (pp. 3-27). New York, NY: Oxford University Press.

Kutcher, S., Aman, M., Borrks, S.J., Buitelaar, J., van Daalen, E., Fegert, J., . . . Tyano, S. (2004). International consensus statement on attention-deficit/ hyperactivity disorder (ADHD) and disruptive behaviour disorders (DBDs): Clinical implications and treatment practice suggestions. *European Neuropsychopharmacology, 14*(1), 11-28.

Molina, B. S. G., Hinshaw, S. P., Swanson, J. M., Arnold, L. E., Vitiello, B., Jensen, P. S., . . . MTA Cooperative Group. (2009). MTA at 8 years: Prospective follow-up ofchildren treated for combined-trye ADHD in a multi-site study. *Journal of the American Academy of Child & Adolescent Psychiatry, 48*, 484-500.

MTA Cooperative Group. (1999), A 14-month randomized clinical trial of treatment strategies for attention-deficit/hyperactivity disorder. *Archives of General Psychiatry, 56*, 1073-1086.

MTA Cooperative Group. (2004). National Institute of Mental Health Multimodal Treatment Study of ADHD Follow-up: 24-month outcomes of treatment strategies for attention-deficit/hyperactivity disorder. *Pediatrics, 113*,754-761.

National Institute for Health and Clinical Excellence. (2008). *Attention deficit hyperactiviey disorder: Diagnosis and management of ADHD in children, young people, and adults.* Clinical guideline 72. Available from http://guidance. nice.org.uk/CG72

Pelham, W. E., & Fabiano, G. A. (2008). *Evidence-based psychosocial treatments for attention-deficit/hyperactivity disorder. Journal of Clinical Child and Adolescent Psychology, 37*(1), 184-214.

Pelham, W. E., Fabiano, G. A., Gnagy, E. M., Greiner, A. R., & Hoza, B. (2005a). Comprehensive psychosocial treatment for ADHD. In E. Hibbs & P. Jensen (Eds.), *Psychosocial treatments for child and adolescent disorders: Empirically based strategies for clinical practice.* (pp. 377-409). Washington, DC: American Psychological Association.

Pelham, W. E., Fabiano, G. A., Gnagy, E. M., Greiner, A. R., & Hoza, B. (2005b). The role of summer treatment programs in the context of comprehensive treatment for ADHD. In E. Hibbs & P. Jensen (Eds.), *Psychosocial treatments for child and adolescent disorders: Empirically based strategies for clinical practice* (pp. 377-410). Washington, DC: APA Press.

Pelham, W. E., Gnagy, E. M., Greiner, A. R., Waschbusch, D. A., Fabiano, G. A., & Burrows-MacLean, L. (2010). Summer treatment programs for attention deficit disorder. In J. R. Weisz & A. E. Kazdin (Eds.), *Evidence-based psychotherapies for children and adolescents* (2nd ed., pp. 159-168). New York, NY: Guilford Press.

Rickel, A. U., & Brown, R. T. (2007). *Attention deficitlhyperactivity disorder in children and adults*. Cambridge, MA: Hogrefe.

Yamashita, Y., & Pelham, W. E. (2005). Evidence-based comprehensive treatment for children and families with ADHD. *Journal of the Japanese Child Psychiatry and Neurology Society, 45(1)*, 11-30.

临床资源

Barkley, R. A. (2005). ADHD: *A handbook for diagnosis and treatment* (3rd ed.). New York, NY: Guilford Press.

Barkley, R. A. (2013). *Defiant children: A clinician's manual for assessment and parent training* (3rd ed.). New York, NY: Guilford Press.

DuPaul, G. J. (1991). Parent and teacher ratings of ADHD symptoms: Psychometric properties in a community-based sample. *Journal of Clinical Child Psychology, 20*, 245-253.

DuPaul, G. J., & Stoner, G. (2003). *ADHD in the schools: Assessment and intervention strategies.* New York, NY: Guilford Press.

Kazdin, A. E. (2005). *Parent management training: Treatment for oppositional, aggressive, and antisocial behavior in children and adolescents.* New York, NY: Oxford University Press.

Pelham, W. E., Gnagy, E. M., Greenslade, K. E., & Milich, R. (1992). Teacher ratings of DSN-III-R symptoms for the disruptive behavior disorders. *Journal of the American Academy of Child & Adolescent Psychiatry*, 31, 210-218.

Pelham, W. E., Greiner, A. R., & Gnagy, E. M. (1997). *Children's summer treatment program manual.* Buffalo, NY: Comprehensive Treatment for Attention Deficit Disorders.

孤独症谱系障碍

经验支持

American Academy of Child & Adolescent Psychiatry. (1999). Practice parameters for the assessment and treatment of children, adolescents, and adults with sutism and other pervasive developmental disorders. *Journal of the American Academy of Child & Adolescent Psychiatry*, 37(12), 32S-54S.

Koegel, L. K., Koegel, R. L., Vernon, T. W., & Brookman-Frazee. L. I. (2010).

Empirically supported pivotal response treatment for children with autism spectrum disorders. In J. R. Weisz & A. E. Kazdin (Eds.). *Evidence-based psychotherapies for children and adolescents* (2nd ed., pp. 327-344). New York, NY: Guilford Press.

Lovass, O. I., Cross, S., & Revlin, S. (2010). Autistic disorder. In J. E. Fisher & W. T. O'Donohue (Eds.), *Practitioners guide to evidence-based psychotherapy* (pp. 101-114). New York, NY: Springer.

Reichow, B., Barton, E. E., Boyd, B. A., & Hume, K. (2012). Early intensive behavioral intervention (EIBI) for young children with autism spectrum disorders (ASD). *Cochrane Database of Systematic Reviews, 2012*(10), CD009260. DOI: 10.1002/14651858.CD009260.pub2.

Rogers, S. J., & Vismara, L. A. (2008). Evidence-based comprehensive treatment for early autism. *Journal of Clinical Child and Adolescent Psychology, 37*,8-38.

Smith, T. (2010). Early and intensive behavioral intervention in autism. In J. R. Weisz & A. E. Kazdin (Eds.), *Evidence-based psychotherapies for children and adolescents* (2nd ed., pp. 312-326). New York, NY: Guilford Press.

Smith, T., Groen, A., & Wynn, J. W. (2000). Randomized trial of intensive early intervention for children with pervasive developmental disorder. *American Journal on Mental Retardation*, 4, 269-285.

Swallows, G., & Graupner, T. (2005). Intensive behavioral treatment for autism: Four-year outcome and predictors. *American Journal on Mental Retardation, 110,* 417-436.

临床资源

Baker, J. E. (2003). *Social skills training for children and adolescents with Asperger syndrome and speech-communication problems.* Shawnee Mission, KS: AAPC.

Gagnon, E. (2001). *Power cards: Using special interests to motivate children and youth with Asperger syndrome and autism.* Shawnee Mission, KS: AAPC.

Koegel, R. L., & Koegel, L. K. (2006). *Pivotal response treatments for autism communication, social, and academic development.* Baltimore, MD: Brookes.

Lovaas, O. I. (2003). *Teaching individuals with developmental delays: Basic intervention techniques.* Austin, TX: PRO-ED.

品行障碍/ 犯罪

经验支持

Alexander, J. F., Holtzworth-Munroe, A., & Jameson, P. B. (1994). The process and outcome of marital and family therapy research: Review and evaluation. In A. E. Bergin & S. L. Garfield (Eds.), *Handbook of psychotherapy and behavior change* (4th ed., pp. 595-630). New York, NY: Wiley.

Barry, T. D., & Pardini, D. A. (2003). Anger control training for aggressive youth. In A. E. Kazdin & J. R. Weisz, (Eds.), *Evidence-based psychotherapies for children and adolescents* (pp. 263-281). New York, NY: Guilford Press.

Brestan, E. V., & Eyberg, S. M. (1998). Effective psychosocial treatments of conduct-disordered children and adolescents: 29 years, 82 studies, and 5,272 kids. *Journal of Clinical Child Psychology, 27(2)*, 180-189.

Eyberg, S. M., Nelson, M. M., & Boggs, S. R. (2008). Evidence-based psychosocial treatments for child and adolescent with disruptive behavior. *Journal of Clinical Child & Adolescent Psychology, 37*, 215-237.

Forgatch, M. S., & Patterson, G. R. (2010). Parent management training—Oregon model: An intervention for antisocial behavior in children and adolescents. In J. R. Weisz & A. E. Kazdin (Eds.), *Evidence-based psychotherapies for children and adolescents* (2nd ed., pp. 159-168). New York, NY: Guilford Press.

Furlong, M., McGilloway, S., Bywater, T., Hutchings, J., Smith, S. M., & Donnelly, M. (2012). Behavioural and cognitive-behavioural group-based parenting programmes for early-onset conduct problems in children aged 3 to 12 years. *Cochrane Database of Systematic Reviews*, 2012(2), CD008225. DOI: 10.1002/146541858.CD008225.pub2.

Henggeler, S. W., Schoenwald, S. K., Borduin, C. M., Rowland, M. D., & Cunningham, P. B. (1998). *Multisystemic treatment of antisocial behavior in children and adolescents*. New York, NY: Guilford Press.

Kazdin, A. E. (2005). *Parent management training: Treatment for oppositional, aggressive, and antisocial behavior in children and adolescent*. New York, NY: Oxford University Press.

Kazdin, A. E. (2007). Psychosocial treatments for conduct disorder in children and adolescents. In P. E. Nathan & J. M. Gorman's (Eds.), *A guide to treatments that work* (3rd ed., pp. 71-104). New York, NY: Oxford University Press.

Kazdin, A. E. (2010). Problem-solving skills training and parent management training for conduct disorder. In J. R. Weisz & A. E. Kazdin (Eds.), *Evidence-based psychotherapies for children and adolescents* (2nd ed., pp. 211-226). New York, NY: Guilford Press.

Kutcher, S., Aman, M., Brooks, S. J., Buitelaar, J., van Daalen, E., Fegert, J., ... Tyano, S. (2004). International consensus statement on attention-deficit/hyperactivity disorder (ADHD) and disruptive behaviour disorders (DBDs): Clinical implications and treatment practice suggestions. *European Neuropsychopharmacology*, 14(1), 11-28.

Lochman, J. E., Boxmeyer, C. L., Powell, N. P., Barry, T. D., & Pardini, D. A. (2010). Anger control training for aggressive youths. In A. E. Kazdin & J. R. Weisz (Eds.), *Evidence-based psychotherapies for children and adolescents* (2nd ed.

Pp. 227-242). New York, NY: Guilford Press.

Robbins, M. S., Schwartz, S., & Szapocznik, J. (2004). Structural ecosystems therapy with Hispanic adolescents exhibiting disruptive behavior disorders. In J. R. Ancis (Ed.), *Culturally responsive interventions: Innovative approaches to working with diverse populations* (pp. 71-99). New York, NY: Brunner-Routledge.

Robbins, M. S., Horigian, V., Szapocznik, J., & Ucha, J. (2010). Treating Hispanic youths using briefstrategic family therapy. In A. E. Kazdim & J. R. Weisz (Eds.), *Evidence-based psychotherapies for children and adolescents* (2nd ed., pp. 375-390). New York, NY: Guilford Press.

Sanders, M. R. (2008). The Triple P-Positive Parenting program as a public health approach to strengthening parenting. *Journal of Family Psychology*, 22, 506-517.

Webster-Stratton, C., & Reid, M. J.(2010). The incredible years parents, teachers, and children training series: A multifaceted treatment approach for young children. In J. R. Weisz & A. E. Kazdin (Eds.), *Evidence-based psychotherapies for children and adolescents* (2nd ed., pp. 194-210). New York, NY: Guilford Press.

Woolfenden, S., Williams, K. J., & Peat, J. (2001). Family and parenting interventions in children and adolescents with conduct disorder and delinquency aged 10-17. *Cochrane Database of Systematic Reviews, 2001*(2), CD003015. doi:10.1002/14651858.CD003015.

临床资源

Achenbach, T. M., & Edelbrock, C. (1991). *Manual for the child behavior checklist.* Burlington, VT: Department of Psychiatry, University of Vermont.

Barkley, R. A. (2013). *Defiant children: A clinician's manual for assessment and parent training* (3rd ed.). New York, NY: Guilford Press.

Brinkmeyer, M., & Eyberg, S. M. (2010). Parent-child interaction therapy for oppositional children. In J. R. Weisz & A. E. Kazdin (Eds.), *Evidence-based psychotherapies for children and adolescents* (2nd ed., pp. 179-193). New York, NY: Guilford Press.

Eyberg, S., & Pincus, D. (1999). *Eyberg child behavior inventory & Sitter-Eunerg stidemt behavior inventory-revised: Professional manual.* Odessa, FL: Psychological Assessment Resources.

Forgatch, M. S., & patterson, G. R. (2010). Parent management training-Oregon model: An intervention for antisocial behavior in children and adolescents. In J. R. Weisz & A. E. Kazdin (Eds.), *Evidence-based psychotherapies for children and adolescents* (2nd ed., pp. 159-168). New York, NY: Guilford Press.

Functional Family Therapy. Available from www.fftinc.com

Gerard, A. B. (1994). *Parent-child relationship inventory (PCRI) manual,* Los

Angeles, CA: WPS.

Henggeler, S. W., Schoenwald, S. K., Borduin, C. M., Rowland, M. D., & Cunningham, P. B. (1998). *Multisystemic treatment of antisocial behavior in children and adolescents.* New York, NY: Guilford Press.

Incredible Years. Available from www.incredibleyears.com

Kazdin, A. E. (2005). *Parent management training: Treatment for oppositional, aggressive, and antisocial behavior in children and adolescents.* New York, NY: Oxford University Press.

Kazdin, A.E. (2010). Problem-solving skills training and parent management training for conduct disorder. In J. R. Weisz & A. E. Kazdim (Eds.), *Evidence-based psychotherapies for children and adolescents* (2nd ed., pp. 211-226). New York, NY: Guilford Press.

Lochman, J. E., Boxmeyer, C. L., Powell, N. P., Barry, T. D., & Pardini, D. A. (2010). Anger control training for aggressive youths. In A. E. Kazdin & J. R. Weisz (Eds.), *Evidence-based psychotherapies for children and adolescents* (2nd ed., pp. 227-242). New York, NY: Guilford Press.

McNeil, C. B., & Humbree-Kigin, T. L. (2010). *Parent-child interaction therapy* (2nd ed.). New York, NY: Springer.

Robbins, M. S., Szapocznik, J., Santisteban, D. A., Hervis, O., Mitrani, V. B., & Schwartz, S. (2003). Brief Strategic Family Therapy for Hispanic youth. In A. E. Kazdin & J. R. Weisz (Eds.), *Evidence-based psychotherapies for children and adolescents* (pp. 407-424). New York, NY: Guilford Press.

Sanders, M. R., & Murphy-Brennan, M. (2010). The international dissemination of the triple p-positive parenting program. In A. E. Kazdin & J. R. Weisz (Eds.), *Evidence-based psychotherapies for children and adolescents* (2nd ed., pp. 519-537). New York, NY: Guilford Press.

Triple-P. Available from www.triplep.net

Webster-Stratton, C. (2011). *The incredible yrars: A trouble shooting guide for parents of children aged 2-8 years.* Seattle, WA: The Incredible Years.

Webster-Stratton, C., & Reid, M. J. (2010). The incredible years parents, teachers, and children training series: A multifaceted treatment approach for young children. In J. R. Weisz & A. E. Kazdin (Eds.), *Evidence-based psychotherapies for children and adolescents* (2nd ed., pp. 194-210). New York, NY: Guilford Press.

抑郁

经验支持

American Academy of Child & Adolescent Psychiatry (2007). Practice parameters for the assessment and treatment of children and adolescents with depressive disorders. *Journal of the American Academy of Child & Adolescent Psychiatry, 46*(11), 1503-1526.

David-Ferdon, C., & Kaslow, N. J. (2008). Evidence-based psychosocial treatments for child and adolescent depression. *Journal of Clinical Child & Adolescent Psychology, 37*, 62-104.

Muratori, F., Picchi, L., Bruni, G., Patarnello, M., & Romagnoli, G. (2003). A two-year follow-up of psychodynamic psychotherapy for internalizing disorders in children. *Journal of the American Academy of Child and Adolescent Psychiatry, 42*, 331-339.

National Institute for Health and Clinical Excellence. (2005). *Depression in children and young people: Identification and management in primary, community, and secondary care.* Clinical Guideline 28. Available from http://guidance.nice.org.uk/CG28

Stark, K. D., Hargrave, J., Hersh, B., Greenberg, M., Herren, J., & Fisher, M. (2008). Treatment of childhood depression: The ACTION program. In J. R. Z. Abela & B. L. Hankin (Eds.), *Handbook of depression in children and adolescents* (pp.224-227). New York, NY: Guilford Press.

Stark, K. D., Streusand, W., Krumholz, L., & Patel, P. (2010). Cognitive-behavioral therapy for depression: The ACTION treatment program for girls. In A. E. Kazdin & J. R. Weisz, (Eds.), *Evidence-based psychotherapies for children and adolescents* (2nd ed., pp. 93-109). New York, NY: Guilford Press.

Treatment for Adolescents with Depression Study (2003). Treatment for Adolescents with Depression Study (TADS): Rationale, design, and methods. *Journal of the American Academy of child & Adolescent Psychiatry, 42*, 531-542.

临床资源

Beck, A. T., Rush, A. J., Shaw, B. F., & Emery, G. (1979). *Cognitive therapy of depression.* New York, NY: Guilford Press.

Beck, J. S., Beck, A. T., & Jolly, J. B. (2005). *Beck depression inventory for youth.* Available from www.pearsonassessments.com

Beidel, D. C., Turner, S. M., & Morris, T. L. (2004). *Soical effectiveness therapy for children and adolescents (SET-C).* Toronto, Ontario: Multi-Health Systems.

Byng-Hall, J. (1995). *Rewriting family script: Improvisation and systems change.* New York, NY: Guilford Press.

Cramer, B., & Palacio Espasa, F. (1993). *La pratique des psychotherapies meres0bebes (The practice of maternal-infant psychotherapy).* Paris, France: PUF.

Davaloo, H. (1978). *Basic principles and techniques in short-term dynamic psychotherapy.* New York, NY: S. P. Medical and Scientific Books.

Dudley, C. D. (1997). *Treating depressed children.* Oakland, CA: Harbinger.

Kovacs, M. (1980). Rating scales to assess depression in school-aged children. *Acta Paediatrica, 46*, 305-315.

Penn Resiliency Project. Available from www.ppc.sas.upenn.edu/prpsum.htm

Stark, K. D., Yancy, M., Simpson, J., & Molnar, J. (2006). Treating depressed children: *Therapist's manual for parent component of ACTION*. Ardmore, PA: Workbook.

Verduyn, C., Rogers, J., & Wood, A. (2009). *Depression: Cognitive behavior therapy with children and young people*. New York, NY: Routledge.

Zimmerman, M., Coryell, W., Corenthal, C., & Wilson, S. (1986). A self-report scale to diagnose major depressive disorder. *Archives of General Psychiatry, 43*, 1076-1081.

遗尿/遗粪

经验支持

American Academy of Child & Adolescent Psychiatry. (2004). Practice parameters for children and adolescents with enuresis. *Journal of the American Academy of Child & Adolescent Psychiatry, 43*, 1540-1550.

Brazzelli, M., Griffiths, P. V., Cody, J. D., & Tappin, D. (2011). Behavioural and cognitive interventions with or witout other treatments for the management of faecal incontinence in children. *Cochrane Database of Systematic Reviews, 2011*(12), CD002240. doi:10,1002/14651858.CD002240.pub4.

Field, C. E., & Friman, P. C. (2010). Encopresis. In J. E. Fisher & W. T. O'Donohue (Eds.), *Practitioners guide to evidence-based psychotherapy* (pp. 277-283). New York, NY: Springer.

Friman, P. C. *Behavioral (alarm-based) treatment for nocturnal enuresis*. Available from www.therapyadvisor.com

Friman, P. C. *Biobehavioral treatment for functional encopresis*. Available from www.therapyadvisor.com

Glazener, C. M. A., & Evans, J. H. C. (2004). Simple behavioural and physical interventions for nocturnal enuresis in children. *Cochrane Database of Systematic Reviews, 2004*(2), CD003637. doi:10.1002/14651858.CD003637.pub2.

Glazener, C. M. A., Evans, J. H. C., & Peto, R. E. (2005). Alarm interventions for nocturnal enuresis in children. *Cochrane Database of Systematic Reviews, 2005*(2), CD002911.doi:10.1002/14651858.CD002911.pub2.

Glazener, C. M. A., Evans, J. H. C., & Peto, R. E. (2004). Comples behavioural and educational interventions for nocturnal enuresis in children. *Cochrane Database of Systematic Reviews, 2004*(1), CD004668. doi: 10.1002/14651858.CD004668.

Mellon, M. W., & Houts, A. C. (2010). nocturnal enuresis: Evidence-based perspectives in etiology, assessment, and treatment. In J. E. Fisher & W. T. o'Donohue (Eds.), *Practitioners guide to evidence-based psychotherapy* (pp. 432-441). New York, NY: Springer.

临床资源

Christophersen, E. R., & Friman, P. C. (2004). Elimination disorders. In R. Brown (Ed.), *Handbook of pediatric psychology in school settings* (pp. 467-487). Mahwah, NJ: Erlbaum.

Christophersen, E. R., & Friman, P. C. (2006). *Elimination disorders in children and adolescents.* Cambridge, MA: Hogrefe.

Friman, P. C. (2008). Evidence-based therapies for enuresis and encopresis. In R. G. Steele, T. D. Elkin, & M. C. Roberts (Eds.), *Handbook of evidence-based therapies for children and adolescents* (pp.311-333). New York, NY: Springer.

To order an alarm: Palco Laboratories, 9030 Sequel Avenue, Santa Cruz, CA 95062, Telephone (800) 346-4488.

健康状况

经验支持

Drotar, D. (2006). *Psychological interventions in childhood chronic illness.* Washington, DC: American Psychological Association.

Eccleston, C., Palermo, T. M., Fisher, E., & Law, E. (2012). Psychological interventions for parents of children and adolescents with chronic illness. *Cochrane Database of Systematic Reviews, 2012*(8), CD009660. doi:10.1002/14651858.CD009660.pub2.

Eccleston, C., Palermo, T. M., Williams, A. C. D. C., Lewandowski, A., & Morley, S. (2009). Psychological therapies for the management of chronic and recurrent pain in children and adolescents. *Cochrane Database of Systematic Reviews, 2009*(2), CD003968. doi: 10.1002/14651858.CD003968.pub2.

Rodgers, M. D., Fayter, G. Richardson, G. Ritchie, G., Lewin, R., & Sowden, A. J. (2005). *The effects of psychosocial interventions in cancer and heart disease: A review of systematic reviews.* York, England: Centre for Reviews and Dissemination, University of York.

Thompson, R. J., & Gustafson, K. E. (1996). *Adaptation to chronic childhood illness.* Washington, DC: American Psychological Association.

临床资源

Brown, R. T., Daly, B. P., & Rickel, A. U. (2007). *Chronic illness in children and adolescents.* Cambridge, MA: Hogrefe.

Drotar, D. (2000). *Promoting adherence to medical treatment in chronic childhood illness: Concepts, methods, and interventions.* Mahwah, NJ: Erlbaum.

Drotar, D. (2006). *Psychological interventions in childhood chronic illness.* Washington, DC: American Psychological Association.

Hayman, L., Mahon, M., & Turner R. (2002). *Chronic illness in children: An evidence-based approach.* New York, NY: Springer.

Roberts, M. C., & Steele, R. G. (Eds.). (2010). *Handbook of pediatric psychology* (4th ed.). New York, NY: Guilford Press.

Szigethy, E., Thompson, R. Turner, S., Delaney, P., Beardslee, W., & Weisz, J. (2012). Chronic physical illness: Inflammatory bowel disease as a prototype. In E. Szigethy, J. Weisz, & R. Findling (Eds.), *Cognitive-behavior therapy for children and adolescents* (331-378). Washington, DC: American Psychiatric Publishing.

强迫症

经验支持

American Academy of Child & Adolescent Psychiatry (2012). Practice parameters for the assessment and treatment of children and adolescents with obsessive-compulsive disorder. *Journal of the American Academy of Child & Adolescent Psychiatry, 51*(1), 98-113.

Barrett, P. M., Farrell, L., Pina, A. A., Piacentini, J., & Peris, T. S. (2008). Evidence-based psychosocial treatments for child and adolescent Obsessive-Compulsive Disorder. *Journal of Clinical Chial & Adolescent Psychology, 37,*131-1511.

Franklin M. E., Freeman, J., & March, J. S. (2010). Treating pediatric obsessive-compulsive disorder using exposure-based cognitive-behavioral therapy. In A. E. Kazdin & J. R. Weisz (Eds.), *Evidence-based psychotherapies for children and adolescents* (2nd ed., pp. 80-92). New York, NY: Guilford Press.

Gold-Steinberg, S., & Logan, D. (1999). Integrating play therapy into the treatment of children with OCD. *American Journal of Orthopsychiatry*, 69(4), 495-503.

Hiss, H., Foa, E. B., & Kozak, M. J. (1994). A relapse prevention program for treatment of obsessive compulsive disorder. *Journal of Consulting and Clinical Psychology*, 62,801-808.

Kircanski, K., Peris, T. S., & Piacentini, J. C. (2011). Cognitive-behavioral therapy for obsessive-compulsive disorder in children and adolescents. *Child and Adolescent Psychiatric Clinics of North America, 20(2)*, 239-254.

O'Kearney, R. T., Anstey, K., von Sanden, C., & Hunt, A. (2010). Behavioural and cognitive behavioural therapy for obsessive compulsive disorder in children and adolescents. *Cochrane Database of Systematic Reviews, 2010*(4), CD004856. doi:10.1002/14651858.CD004856.pub2.

Pediatric OCD Treatment Study (POTS) Team. (2004). Cognitive-behavior therapy, sertaline and their combination for children and adolescents with obsessive-compulisve disorder: The Pediatric OCD Treatment Study (POTS) randomized controlled trial. *Journal of the American Medical Association, 292,* 1969-1976.

临床资源

Freeman, J. B., & Garcia, A. M. (2008). *Family-based treatment for young children with OCD, therapist guide.* New York, NY: Oxford University Press.

Greco, L., & Hayes, S. C. (Eds.). (2008). *Acceptance and mindfulness treatments for children and adolescents: A practitioner's guide.* Oakland, CA: New Harbinger.

Haley, J. (1984). *Ordeal therapy.* San Francisco, CA: Jossey-Bass.

Haley, J. (1993). *Uncommon therapy: The psychiatric techniques of Milton H. Erickson, M. D.* New York, NY: Norton.

March, J., and Mulle, K. (1998). *OCD in children and adolescents: A cognitive-behavioral treatment manual.* New York, NY: Guilford Press.

Piacentini, J., Langley, A., & Roblek, J. (2007). *Cognitive behavioral treatment of childhood OCD: It's only a false alarm, Therapist guide.* New York, NY: Oxford University Press.

Scahill, L., Riddle, M. A., McSwiggin-Hardin, M., Ort, S. I., King, R. A., Goodman, W. K., . . . Leckman, J. F. (1997). Children's Yale-Brown Bosessive-Compulsive Scale: Reliability and validity. *Journal of the American Academy of Child & Adolescent Psychiatry, 36,* 844-852.

Wagner, A. P. (2003). *Treatment of OCD in children and adolescents: A cognitive-behavioral therapy manual.* Rochester, NY: Lighthouse Press.

对立违抗

经验支持

American Academy of Child & Adolescent Psychiatry (2007). Practice Parameters for the assessment and treatment of children and adolescents with oppositional defiant disorder. *Journal of the American Academy of Child & Adolescent Psychiatry, 46*(1), 126-141.

Eyberg, S. M., Nelson, M. M., & Boggs, S. R. (2008). Eviderce-based psychosocial treatments for child and adolescent with disruptive behavior. *Journal of Clinical Child & Adolescent Psychology, 37,* 215-237.

Furlong, M., McGilloway, S., Bywater, T., Hutchings, J., Smith, S. M., & Donnelly, M. (2012). Behavioural and cognitive-behavioural group-based parenting programmes for early-onset conduct problems in children aged 3 to 12 years. *Cochrane Database of Systematic Reviews, 2012*(2), CD008225.

doi:10.1002/14651858.CD008225.pub2.

Kazdin, A. E. (2005). *Parent Management training: Treatment for oppositional, aggressive, and antisocial behavior in children and adolescents.* New York, NY: Oxford University Press.

Kazdin, A. E. (2010). Problem-solving skills training and parent management training for conduct disorder. In J. R. Weisz & A. E. Kazdin (Eds.), *Evidence-based psychotherapies for children and adolescents* (2nd ed., pp. 211-226). New York, NY: Guilford Press.

Kutcher, S., Aman, M., Brooks, S. J., Buitelaar, J., van Daalen, E., Fegert, J., . . . Tyano, S. (2004). International consensus statement on attention-deficit/ hyperactivity disorder (ADHD) and disruptive behaviour disorders (DBDs): Clinical implications and treatment practice suggestions. *European Neuro-psychopharmacology, 14(1),* 11-28.

Lochman, J. E., Boxmeyer, C. L., Powell, N. P., Barry, T. D., & Pardini, D. A. (2010). Anger control training for aggressive youths. In A. E. Kazdin & J. R. Weisz (Eds.), *Evidence-based psychotherapies for children and adolescents* (2nd ed., pp. 227-242). New York, NY: Guilford Press.

Sanders, M. R. (2008). The Triple P-Positive Parenting program as a public health approach to strengthening parenting. *Journal of Family Psychology, 22,* 506-517.

Webster-Stratton, C., & Reid, M. J. (2010). The incredible years parents, teachers, and children training series: A multifaceted treatment approach for young children. In J. R. Weisz & A. E. Kazdin (Eds.), *Evidence-based psychotherapies for children and adolescents* (2nd ed., pp. 194-210). New York, NY: Guilford Press.

Zisser, A., & Eyberg, S. M. (2010). Treating oppositional behavior in children using parent-child interaction therapy. In A. E. Kazdin & J. R. Weisz (Eds.), *Evidence-based psychotherapies for children and adolescents* (2nd ed., pp. 179-193). New York, NY: Guilford Press.

临床资源

Achenbach, T. M., & Edelbrock, C. (1991). *Manual for the child behavior checklist.* Burlington, VT: Department of Psychiatry, University of Vermont.

Barkley, R. A. (2013). *Defiant children: A children: A clinician's manual for assessment and parent training* (3rd ed.). New York, NY: Guilford Press.

Eyberg, S., & Pincus, D. (1999). *Eyberg child behavior inventory & Sutter-Eyberg student behavior inventory-revised: Professional manual.* Odessa, FL: Psychological Assessment Resources.

Forgatch, M. S., & Patterson, G. R. (2010). Parent management training-Oregon model: An intervention for antisocial behavior in children and adolescents. In J.

R. Weisz & A. E. Kazdin (Eds.), *Evidence-based psychotherapies for children and adolescents* (2nd ed., pp. 159-168). New York, NY: Guilford Press.

Gerard, A. B. (1994). Parent-child relationship inventory (PCRI) manual. Los Nageles, CA: WPS.

Incredible Years. Available from www.incredibleyears.com

Kazdin, A. E. (2005). *Parent management training: Treatment for oppositional, aggressive, and antisocial behavior in children and adolescents.* New York, NY: Oxford University Press.

Kazdin, A. E. (2010). Problem-solving skills training and parent management training for conduct disorder. In J. R. Weisz & A. E. Kazdin (Eds.), *Evidence-based psychotherapies for children and adolescents* (2nd ed., pp. 211-226). New York, NY: Guilford Press.

Lochman, J. E., Boxmeyer, C. L., Powell, N. P., Barry, T. D., & Pardini, D. A. (2010). Anger control training for aggressive youths. In A. E. Kazdin & J. R. Weisz (Eds.), *Evidence-based psychotherapies for children and adolescents* (2nd ed., pp. 227-242). New York, NY: Guilford Press.

McNeil, C. B., & Humbree-Kigin, T. L. (2010). *Parent-child interaction therapy* (2nd ed.). New York, NY: Springer.

Sanders, M. R., & Murphy-Brennan, M. (2010). The international dissemination of the triple p-positive parenting program. In A. E. Kazdin & J. R. Weisz (Eds.), *Evidence-based psychotherapies for children and adolescents* (2nd ed., pp. 519-537). New York, NY: Guilford Press.

Triple-P. Available from www.triplep.net

Webster-Stratton, C. (2011). *The incredible years: A trouble shooting guide for parents of children aged 2-8 years.* Seattle, WA: The Incredible Years.

Webster-Stratton, C., & Reid, M. J. (2010). The incredible years parents, teachers, and children training series: A multifaceted treatment approach for young children. In J. R. Wesiz & A. E. Kazdin (Eds.), *Evidence-based psychotherapies for children and adolescents* (2nd ed., pp. 194-210). New York, NY: Guilford Press.

Zisser, A., & Eyberg, S. M. (2010). Treating oppositional behavior in children using parent-child interaction therapy. In A. E. Kazdin & J. R. Weisz (Eds.), *Evidence-based psychotherapies for children and adolescents* (2nd ed., pp. 179-193). New York, NY: Guilford Press.

超重/肥胖

经验支持

Barlow, S. E., & Expert Committee. (2007). Expert committee recommendations regarding the prevention, assessment, and treatment of child and adolescent overweight and obesity: Summary report. *Pediatrics*, 120(4), S164-S192.

Epstein, L. H., & Wing, R. R. (1987). Behavioral treatment of childhood obesity. *Psychological Bulletin, 101*, 331-342.

Golan, M. (2006). Parents as agents of change in childhood obesity: From research to practice. *International Journal of Pediatric Obesity, 1*(2), 66-76.

Golan, M., Kaufman, V., & Shahar, D.R. (2006). Childhood obesity treatment: Targeting parents exclusively v. parents and children. *British Journal of Nutrition, 95*, 1008-1015.

Loeb, K. L. *Obesity and pediatric overweight*. Available from http://www.div12.ovg/psychologicalTreatments/disorders/obesity_main.php

National Institute for Health and Clinical Excellence. (2005). *Obesity: Guidance on the prevention, identification, assessment and management of overweight and obesity in adults and children*. Clinical guideline 43. Available from http://guidance.nice.org.uk/CG43

Wadden, T. A., Foster, G. D., & Letizia, K. A. (1994). One-year behavioral treatment of obesity: Comparison of moderate and severe caloric restriction and the effects of weight maintenance therapy. *Journal of Consulting and Clinical Psychology, 62*, 165-171.

Wadden, T. A., The Look AHEAD Research Group. (2006). The Look AHEAD study: A description of the lifestyle intervention and the evidence supporting it. *Obesity, 14*, 737-752.

临床资源

Brownell, K. D. (2004). *The LEARN program for weight management* (10th ed.). Dallas, TX: American Health Publishing Company.

教养方式

经验支持

Eyberg, S. M., Nelson, M. M., Boggs, S. R. (2008). Evidence-based psychosocial treatments for child and adolescent with disruptive behavior. *Journal of Clinical Child & Adolescent Psychology, 37*, 215-237.

Forgatch, M. S. & Patterson, G. R. (2010). Parent management training-Oregon model: An intervention for antisocial behavior in children and adolescents. In J. R. Weisz & A. E. Kazdim (Eds.), *Evidence-based psychotherapies for children and adolescents* (2nd ed., pp. 159-168). New York, NY: Guilford Press.

Furlong, M., McGilloway, S., Bywater, T., Hutchings, J., Smith, S. M., & Donnelly, M. (2012). Behavioural and cognitive-bchavioural group-based parenting programmes for early-onset conduct problems in children aged 3 to 12 years. *Cochrane Database of Systematic Reviews, 2012*(2), CD008225.

doi:10.1002/14651858.CD008225.pub2.

Hamilton, S. B., & MacQuiddy, S. L. (1984). Self-administered behavioral parent training: Enhancement of treatment efficacy using a time-out signal seat. *Journal of Clinical Child and Adolescent Psychology*, 13(1), 61-69.

Kazdin, A. E. (2005). *Parent management training: Treatment for oppositional, aggressive, and antisocial behavior in children and adolescents.* New York, NY: Oxford University Press.

Kazdin, A. E. (2007). Psychosocial treatments for conduct disorder in children and adolescents. In P. E. Nathan & J. M. Gorman (Eds.), *A guide to treatments that work* (3rd ed., pp. 71-104). New York, NY: Oxford University Press.

Kazdin, A. E. (2010). Problem-solving skills training and parent management training for conduct disorder. In J. R. Weisz & A. E. Kazdin (Eds.), *Evidence-based psychotherapies for children and adolescents* (2nd ed., pp. 211-226). New York, NY: Guilford Press.

Kutcher, S., Aman, M., Brooks, S. J., Buitelaar, J., van Daalen, E., Fegert, J., . . . Tyano, S. (2004). International consensus statement on attention-deficit/hyperactivity disorder (ADHD) and disruptive behaviour disorders (DBDs): Clinical implications and treatment practice suggestions. *European Neuropsychopharmacology*, 14(1), 11-28.

Sanders, M. R. (2008). The Triple P-Positive Parenting program as a public health approach to strengthening parenting. *Journal of Family Psychology*, 22, 506-517.

Webster-Stratton, C., & Reid, M. J. (2010). The incredible years parents, teachers, and children training series: A multifaceted treatment approach for young children. In J. Weisz & A. Kazdin (Eds.), *Evidence-based psychotherapies for children and adolescents* (2nd ed., pp. 194-210). New York, NY: Guilford Press.

Woolfenden, S., Williams, K. J., & Peat, J. (2001). Family and parenting interventions in children and adolescents with conduct disorder and delinquency aged 10-17. *Cochrane Database of Systematic Reviews*, 2001(2), CD003015. DOI:10.1002/14651858.CD003015.

临床资源

Achenbach, T. M., & Edelbrock, C. (1991). *Manual for the child behavior checklist.* Burlington, VT: Department of Psychiatry, University of Vermont.

Barkley, R. A. (2013). *Defiant children: A clinician's manual for assessment and parent training* (3rd ed.). New York, NY: Guilford Press.

Eyberg, S., & Pincus, D. (1999). *Eyberg child behavior inventory & Sutter-Eyberg student behavior inventory-revised: Professional manual.* Odessa, FL: Psychological Assessment Resources.

Forgatch, M. S., & Patterson, G. R. (2010). Parent management training-Oregon model: An intervention for antisocial behavior in children and adolescents. In J.

R. Weisz & A. E. Kazdin (Eds.), *Evidence-based psychotherapies for children and adolescents* (2nd ed., pp. 159-168). New York, NY: Guilford Press.

Gerard, A. B. (1994). *Parent-child relationship inventory (PCRI) manual.* Los Angeles, CA: WPS.

Incredible Years. Available from www.incredibleyears.com

Kazdin, A.E. (2005). *Parent management training: Treatment for oppositional, aggressive, and antisocial behavior in children and adolescents.* New York, NY: Oxford University Press.

Kazdin, A. E. (2010). Problem-solving skills training and parent management training for conduct disorder. In J. R. Weisz & A. E. Kazdin (Eds.), *Evidence-based psychotherapies for children and adolescents* (2nd ed., pp. 211-226). New York, NY: Guilford Press.

Lochman, J. E., Boxmeyer, C. L., Powell, N. P., Barry, T. D., & Pardini, D. A. (2010). Anger control raining for aggressive youths. In A. E. Kazdin & J. R. Weisz (Eds.), *Evidence-based psychotherapies for children and adolescents* (2nd ed., pp. 227-242). New York, NY: Guilford Press.

McNeil, C. B., & Humbree-Kigin, T. L. (2010). *Parent-child interaction therapy* (2nd ed.). New York, NY: Springer.

Parenting Stress Index. Available from www4.parinc.com

Sanders, M. R., & Murphy-Brennan, M.(2010). The international dissemination of the triple p-positive parenting program. In A. E. Kazdin & J. R. Weisz (Eds.), *Evidence-based psychotherapies for children and adolescents* (2nd ed., pp. 519-537). New York, NY: Guilford Press.

Triple-P. Available from www.triplep.net

Webster-Stratton, C.(2011). *The incredible years: A trouble shooting guide for parents of children aged 2-8 years.* Seattle, WA: The Incredible Years.

Webster-Stratton, C., & Reid, M. J. (2010). The incredible years parents, teachers, and children training series: A multifaceted treatment approach for young children. In J. R. Weisz & A. E. Kazdin (Eds.), *Evidence-based psychotherapies for children and adolescents* (2nd ed., pp. 194-210). New York, NY: Guilford Press.

Zisser, A., & Eyberg, S.M. (2010). Treating oppositional behavior in children using parent-child interaction therapy. In A. E. Kazdin &J. R. Weisz (Eds.), *Evidence-based psychotherapies for children and adolescents* (2nd ed., pp. 179-193). New York, NY: Guilford Press.

创伤后应激障碍

经验支持

Amaya-Jackson, L., Reynolds, V., Murray, M., McCarthy, G., Nelson, A., Cherney,

M., ... March. J. (2003). Cognitive behavioral treatment for pediatric posttraumatic stress disorder: Protocol and application in school and community settings. *Cognitive and Behavioral Practice*, 10, 204-213.

American Academy of Child & Adolescent Psychiatry. (2010). Practice parameters for the assessment and treatment of children and adolescents with posttraumatic stress disorder. *Journal of the American Academy of Child & Adolescent Psychiatry, 49*(4), 414-430.

Cohen, J. A., Deblinger, E., Mannarino, A. P. (2010). Trauma focused CBT for children with co-occurring trauma and behavior problems. *Child Abuse and Neglect*, 34, 215-224.

Cohen, J. A., Deblinger, E., Mannarino, A. P., & Steer, R. (2004). A multi-site, randomized controlled trial for children with sexual abuse-related PTSD symptoms. *Journal of the American Scademy of Child and Adolescent Psychiatry.* 43, 393-402.

Cohen, J. A., Mannarino, A. P., & Deblinger, E. (2010). Trauma-focused cognitive-behavioral therapy for traumatized children. In J. R. Weisz & A. E. Kazdin (Eds.), *Evidence-based psychotherapies for children and adolescents* (2nd ed., pp. 295-311). New York, NY: Guilford Press.

Foa, E. B., Keane, T. M., & Friedman, M. J. (2004). *Effective treatments for PTSD: Practice guidelines from the International Society for Traumatic Stree Studies.* New York, NY: Guilford Press.

Gillies, D., Taylor, F., Gray, C., O'Brien, L., & D'Abrew, N. (2012). Psychological therapies for the treatment of post-traumatic stress disorder in children and adolescents. *Cochrane Database of Systematic Review,* 2012(12), CD006726. DOI:10.1002/14651858.CD006726.pbu2.

Silverman, W. K., Ortiz, C. D., Viswesvaran, C., Burns, B. J., Kolko, D. J., Putnam, F. W., & Amaya-Jackson, L. (2008). Evidence-based psychosocial treatments for child and adolescent exposed to traumatic events: A review and meta-analysis. *Journal of Clinical Child and Adolescent Psychology, 37*, 156-183.

临床资源

Barkley, R. A. (2013). *Defiant children: A clinician's manual for assessment and parent training* (3rd ed.). New York, NY: Guilford Press.

Cohen, J. A. Mannarino, A. P., & Deblinger, E. (2006). *Treating trauma and traumatic grief in children and adolescents.* New York, NY: Guilford Press.

Cohen, J. A., Mannarino, A. P., & Deblinger, E. (2012). *Trauma-focused CBT for children and adolescents: Treatment applications.* New York, NY: Guilford Press.

Deblinger, E., & Heflin, A. H. (1996), *Treating sexually abused children and their nonoffending parents: A cognitive-behavioral approach.* Thousand Oaks, CA:

Sage.

Foa, E. B., Johson, K. M., Feeny, N. C., & Treadwell, K. R. H. (2001). The Child PTSD Symptom Scale: A preliminary examination of its psychometric properties. *Journal of Clinical Child Psychology, 30,* 376-384.

Frederick, C. J., Pynoos, R., & Nader, K. (1992). *Childhood Post-Traumatic Stress Reaction Index* [A copyrighted instrument]. (Available from UCLA Department of Psychiatry and Biobehavioral Sciences, 760 Westwood Plaza, Los Angeles, CA 90024).

Nader, K., Kriegler, J. A., Blake, D. D., Pynoos, R. S., Newwan, E., & Weathers, F. W. (1996). *Clinician administered PTSD scale, child and adolescent version.* White River Junction, VT: National Center for PTSD.

Najavits, L. M. (2002). Seeking safety: A treatment manual for PTSD and substance abuse. NewYork, NY: Guilford Press.

Osofsky, J. D. (2011). *Clinical work with traumatized young children.* New York, NY: Guilford Press.

Silverman, W. K., & Albano, A. M. (1996). *The anxiety disorders interview schedule for DSM-IV-Child and parent versions.* London, England: Oxford University Press.

Tinker, R. H., & Wilson, S. A. (1999). *Through the eyes of a child: EMDR with children.* New York, NY: Norton.

拒绝上学

经验支持

American Academy of Child & Adolescent Psychiatry (2007). Practice parameters for the assessment and treatment of children and adolescents with anxiety disorders. *Journal of the American Academy of Child & Adolescent Psychiatry, 46*(2), 267-283.

Barrett, P. M., & Shortt, A. (2003). Parental involvement in the treatment of anxious children. In A. E. Kazdin & J. R. Weisz (Eds.), *Evidence-based psychotherapies for children and adolescents* (pp.101-119). New York, NY: Guilford Press.

Grills-Taquechel, A. E., & Ollendick, T. H. (2013). *Phobic and anxiety disorders in children and adolescents.* Cambridge, MA: Hogrefe.

Heyne, D., King, N., Tonge, B., Rollings, S., Young, D., Pritchard, M., & Ollendick, T. H. (2002). Evaluation of child therapy and caregiver training in the treatment of school refusal. *Journal of the American Academy of Child & Adolescent Psychiatry, 41,* 687-695.

James, A. A. C. J., Soler, A., & Weatherall, R. R. W. (2009). Congnitive behavioural therapy for anxiety disorders in children and adolescents. *Cochrane Database of Systematic Reviews, 2009*(4), CD004690. doi: 10.1002/14651858.CD004690.

pub2.

Kearney, C. A. (2008). School absenteeism and school refusal behavior in youth: A contemporary review. *Clinical Psychology Review, 28*, 451-471.

Kendall, P. C., Furr, J. M., & Podell, J. L. (2010). Child-focused treatment of anxiety. In J. R. Weisz & A. E. Kazdin (Eds.), *Evidence-based psychotherapies for children and adolescents* (2nd ed., pp. 45-60). New York, NY: Guilford Press.

King, N. J., Tonge, B. J., Heyne, D., Prithard, M., Rollings, S., Young, D., . . . Ollendick, T. H. (1998). Cognitive-behavioral treatment of school-refusing children: A controlled evaluation. *Journal of the American Academy of Child& Adolescent Psychiarty, 37,* 395-403.

King, N. J., Tonge, B. J., Heyne, D., Turner, S. Pritchard, M., Young D., . . . Ollendick, T. H. (2001). Cognitive-behavioural treatment of school-refusing children: Maintenance of improvement at 3- to 5-year follow-up. *Scandinavian Journal of Behaviour Therapy, 30,* 85-89.

Last, C. G., Hansen, C., & Franco, N. (1998). Cognitive-behavioral treatment of school phobia. *Journal of the American Academy of Child & Adolescent Psychiatry, 37,* 404-411.

Manassis, K., Mendlowitz, S. L., Scapillato, D., Avery, D., Fiksenbaum, L., Freire, M., ... Ownes, M. (2002). Group and individual cognitive behavioral therapy for childhood anxiety disorders: A randomized trial. *Journal of the American Academy of Child & Adolescent Psychiarty, 41,* 1423-1430.

Pahl, K. M., & Barrett, P. M. (2010). Interventions for anxiety disorders in children using group cognitive behavioral therapy with family involvement. In J. R. using group cognitive behavioral therapy with family involvement. In J. R. Weisz & A. E. Kazdin (Eds.), *Evidence-based psychotherapies for children and adolescents* (2nd ed., pp. 61-79). New York, NY: Guilford Press.

Pina, A. A., Zerr, A. A., Gonzales, N. A.,& Ortiz, C. D. (2009). Psychosocial interventions for school refusal behavior in children and adolescents. *Child Development Perspectives, 3,* 11-20.

Silverman, W. K., Pina, A. A., & Viswesvaran, C. (2008). Evidence-based psychosocial treatments for phobic and anxiety disorders in children and adolescents: A review and meta-analyses. *Journal of Clinical Child & Adolescent Psychology, 37,* 105-130.

临床资源

Heyne, D., & Rollings, S. (2002). *School refusal: Parent, adolescent and child training skills.* Oxford, UK: Blackwell.

Kearney, C. A. (2008). *Helping school refusing children and their parent: A guide for school-based professionals.* New York, NY: Oxford University Press.

Kearney, C. A., & Albano, A. M. (2007). *When children refuse school: A cognitive-*

behavioral therapy approach, parent workbook (2nd ed.). New York, NY: Oxford University Press.

Kearnty, C. A., Stowman, S., Haight, C., & Wechsler, A. (2008). Manualized treatment for anxiety-based school refusal behavior in youth. In C. LeCroy (Ed.), *Handbook of evidence-based child and adolescent treatment manuals* (pp. 286-313). New York, NY: Oxford University Press.

Thambirajah, M. S., Grandison, K. J., & De-hayes, L. (2008). *Understanding school refusal: A handbook for professionals in education, health and social care.* London, UK: Jessica Kingsley.

分离性焦虑

经验支持

American Academy of Child & Adolescent Psychiatry (2007). Practice parameters for the assessment and treatment of children and adolescents with anxiety disorders. *Journal of the American Academy of Child & Adolescent Psychiatry.* 46(2), 267-283.

Barrett, P. M., & Shortt, A. (2003). Parental involvement in the treatment of anxious children. In A. E. Kazdin & j. R. Weisz (Eds.), *Evidence-based psychotherapies for children and adolescents* (pp. 101-119). New York: NY: Guilford Press.

Callahan, C. L., Stevens, M. L., & Eyberg, S. (2010). Parent-child interaction therapy. In C. E. Schaefer (Ed.), *Play therapy for preschool children* (pp. 199-221). Washington, DC: American Psychological Association.

Grills--Taquechel, A. E., & Ollendick, T. H. (2013). *Phobic and anxiety disorders in children and adolescents.* Cambridge, MA: Hogrefe.

James, A. A. C. J., Soler, A., & Weatherall, R. R. W. (2009). Cognitive behavioural therapy for anxiety disorders in children and adolescents. *Cochrane Database of Systematic Reviews, 2009*(4), CD004690. doi:10.1002/14651858.CD004690. pub2.

Kendall, P. C., Furr, J. M., & Podell, J. L. (2010). Child-focused treatment of anxiety. In J. R. Weisz & A. E. Kazdin (Eds.), *Evidence-based psychotherapies for children and adolescents* (2nd ed., pp. 45-60). New York, NY: Guilford Press.

Pahl, K. M., & Barrett, P. M. (2010). Interventions for anxiety disorders in children using group cognitive behavioral therapy with family involvement, In J. R. Weisz & A. E. Kazdin (Eds.), *Evidence-based psychotherapies for children and adolescents* (2nd ed., pp. 61-79). New York, NY: Guilford Press.

Pincus, D. B., Santucci, L. C., Ehrenreich, J. T., & Eyberg, S. M. (2008). The implementation of modified parent-child interaction therapy for youth with separation anxiety disorder. *Cognitive and Behavioral Practice, 15*,118-125.

Silverman, W. K., Pina, A., & Visesvaran, C. (2008). Evidence-based psychosocial treatments for phobic and anxiety disorders in children and adolescents: A review and meta-analyses. *Journal of Clinical Child & Adolescent Psychology, 37*, 105-130.

临床资源

Barrett, P. M. (2004). *Friends for life: Group leader's manual for children* (4th ed.). Brisbane: Australian Academic Press.

Barrett, P. M. (2007). *Fun friends: The teaching and training manual for group leaders.* Brisbane, Australia: Fun Friends.

Bernstein, D. A., Borkovec, T. D., & Hazlett-Stevens, H. (2000). *New directions in progressive relaxation training: A guidebook for helping professionals.* Westport, CT: Praeger.

Birmaher, B., Khetarpal, S., Brent, D., Cully, M. Balach, L. Kaufman, J., & Neer, S. M. (1997). The Screen for Child Anxiety Related Emotional Disorders (SCARED): Scale construction and psychometric characteristics. *Journal of the American Academy of Child & Adolescent Psychiatry, 36*, 545-553.

Eisen, A. R., & Schaefer, C. E. (2005). *Separation anxiety in children and adolescents: An individualized approach to assessment and treatment.* New York, NY: Guilford Press.

Flannery-Schroeder, E., & Kendall, P. C. (1996). *Cognitive behavioral therapy for anxious children: Therapist manual for group treatment.* Available from www.workbookpublishing.com

Howard, B., Chu, B. C., Krain, A. L., Marrs-Garcia, A. L., & Kendall, P. C. (2000). *Cognitive-behavioral family therapy for anxious children* (2nd ed.). Available from www.workbookpublishing.com

Kendall, P. C., & Hedtke, K. A. (2006). *Cognitive-behavioral therapy for anxious children* (3rd ed.). Available from www.workbookpublishing.com

March, J. S., Parker, J. D., Sullivan, K., Stallings, P., & Conners, C. K. (1997). The multidimensional anxiety scale for children (MASC): Factor structure, reliability, and validity. *Journal of the American Academy of Child and Adolescent Psychiatry, 36*, 544-565.

McNeil, C. B., & Humbree-Kigin, T. L., (2010). *Parent-child interaction therapy* (2nd ed.). New York, NY: Sqringer.

Ollendick, T. H. (1987). The fear survey schedule for children-Revised. In M. Hersen & A. S. Bellack (Eds.), *Dictionary of behavioral assessment techniques* (pp. 218-220). Elmsford, NY: Pergamon Press.

Ollendick, T. H., and March, J. C. (2004). *Phobic and anxiety disorders in children and adolescents: A clinician's guide to effective psychosocial and pharmacological interventions.* New York, NY: Oxford University Press.

Reynolds, C. R., & Richmond, B. O(2008). *Revised children's manifest anxiety scale*

(2nd ed.). Torrance, CA: Westen Psychological Services.

Silverman, W. K., & Albano, A. M. (1996). *The anxiety disorders interview schedule for DSM-IV-Child and parent versions.* London, UK: Oxford University Press.

性虐待受害者

经验支持

Amaya-Jackson, L., Reynolds, V., Murray, M., McCarthy, G., Nelson, A., Cherney, M., ... March, J. S. (2003). Cognitive behavioral treatment for pediatric posttraumatic stress disorder: Protocol and application in school and community settings. *Cognitive and Behavioral Practice, 10*, 204-213.

American Academy of Child & Adolescent Psychiarty. (2010). Practice parameters for the assessment and treatment of children and adolescents with posttraumatic stress disorder. *Journal of the American Academy of Child & Adolescent Psychiatry, 49*(4), 414-430.

Cohen, J, A., Berliner, L., & Mannarino, A. P. (2010). Trauma focused CBT for children with co-occurring trauma and behavior problems. *Child Abuse and Neglect, 34*, 215-224.

Cohen, J. A., Deblinger, E., Mannarino, A. P., & Steer, R. (2004). A multi-site, randomized controlled trial for children with sexual abuse-related PTSD symptoms. *Journal of the American Acdemy of Child & Adolescent Psychiatry, 43,* 393-402.

Cohen, J. A., Mannarino, A. P., & Deblinger, E. (2010). Trauma-focused cognitive-behavioral therapy for traumatized children. In J. R. Weisz & A. E Kazdin (Eds.), *Evidence-based psychotherapies for children and adolescents* (2nd ed., pp. 295-311). New York, NY: Guilford Press.

Foa, E. B., Keane, T. M., & Friedman, M. J. (2004). *Effective treatments for PTSD: Practice guidelines from the International Society for Traumatic Stress Studies.* New York, NY: Guilford Press.

Gillies, D., Taylor, F., Gray, C., O'Brien, L., & D'Abrew, N. (2012). Psychological therapies for the treatment of post-traumatic stress disorder in children and adolescents. *Cochrane Database of Systematic Review, 2012*(12), CD006726. doi: 10.1002/14651858.CD006726.pub2.

Silverman, W. K., Ortiz, C. D., Viswesvaran, C., Burns, B. J., Kolko, D. J., Putnam, F. W., & Amaya-Jackson, L. (2008). Evidence-based psychosocial treatments for child and adolescent exposed to traumatic events: A review and meta-analysis. *Journal of Clinical Child & Adolescent Psychology, 37*, 157-183.

临床资源

Barkley, R. A. (2013). *Defiant children: A chinician's manual for assessment and parent training* (3rd ed.). New York, NY: Guilford Press.

Cohen, J. A., Mannarino, A. P., & Deblinger, E. (2006). *Treating trauma and traumatic grief in children and adolescents.* New York, NY: Guilford Press.

Cohen, J. A., Mannarino, A. P., & Deblinger, E. (2012). *Trauma-focused CBT for children and adolescents: Treatment applications.* New York, NY: Guilford Press.

Deblinger E., & Heflin, A. H. (1996). *Treating sexually abused children and their nonoffending parents: A congitive-behavioral approach.* Thousand Oaks, CA: Sage.

Foa, E. B., Johnson, K. M., Feeny, N. C., Treadwell, K. R. H. (2001). The Child PTSD Symptom Scale: A preliminary examination of its psychometric properties. *Journal of Clinical Child Psychology, 30,* 376-384.

Frederick, C. J., Pynoos, R., & Nader, K. (1992). *Childhood Post-Traumatic Stress Reaction Index* [A copyrighted instrument]. (Available from UCLA Department of Psychiatry and Biobehavioral Sciences, 760 Westwood Plaza, Los Angeles, CA 90024.)

Nader, K., Kriegler, J. A., Blake, D. D., Pynoos, R. S., Newwan, E., & Weathers F. W. (1996). *Clinician administered PTSD scale, child and adolescent version.* White River Junction, VT: National Center for PTSD.

Najavits, L. M. (2002). *Seeking safety: A treatment manual for PTSD and substance abuse.* New York, NY: Guilford Press.

Silverman, W. K., & Albano, A. M. (1996). *The anxiety disorders interview schedule for DSM-IV-Child and parent versions.* London, England: Oxford University Press.

Tinker, R. H., & Wilson, S. A. (1999). *Through the eyes of a child: EMDR with children.* New York, NY: Norton.

睡眠障碍

经验支持

Durand, V. M. (2010). Sleep Terrors. In J. E. Fisher & W. T. O'Donohue (Eds.), *Practitioners guide to evidence-based psychotherapy* (pp. 655-659). New York, NY: Springer.

Mindell, J. A., Kuhn, B., Lewin, D. S., Meltzer, L. J., & Sadeh, A. (2006). Behavioral treatment of bedtime problems and night wakings in infants and young children. *Sleep, 29,* 1263-1276.

Mindell, J. A., & Meltzer, L. J. (2008). Behavioural sleep disorders in children and adolescents. *Annals of Academic Medicine Singapore, 37,* 722-728.

Moore, M. (2010). Bedtime problems and night wakings: Treatment of behavioral insomnia of childhood. *Journal of Clinical Psychology. 66(11),* 1195-1204.

Morgenthatler, T. I., Owens, J., Alessi, C., Boehlecke, B., Brown, T. M., Coleman, J., Jr., . . . American Academy of Sleep Medicine. (2006). Practice parameters for behavioral treatment of bedtime problems and night wakings in infants and young children. *Sleep, 29*, 1277-1281.

Morin, C. M., Bootzin, R. R., Buysse, D. J., Edinger, J. D., Espie, C. A., & Lichstein, K. L. (2006). Psychological and behavioral treatment of insomnia: Update of the recent evidence (1998-2004). *Sleep. 29*, 1398-3414.

Owens, J. A., & Mindell, J. A. (2011). *Pediatric insomnia. Pediatric Clinics of North America, 58*(3), 555-569.

Vriend, J., & Corkum, P. (2011). Clinical management of behavioral insomnia of childhood. *Psychology Research and Behavioral Management, 4*, 69-79.

临床资源

Durand, V. M. (2008). *When children don't sleep well: Interventions for pediatric sleep disorders-Therapist guide.* New York, NY: Oxford University Press.

Mindell, J. (2005). *Sleeping through the night: How infants, toddlers, and their parents can get a good night's sleep.* New York, NY: Morrow.

Mindell, J. A., Kuhn, B., Lewin, D. S., Meltzer, L. J., & Sadeh, A. (2006). Behavioral treatment of bedtime problems and night wakings in infants and young children. *Sleep, 29*, 1263-1276.

Morgenthaler, T. I., Owens, J., Alessi, C., Boehlecke, B., Brown, T. M., Coleman, J., Jr., . . . American Academy of Sleep Medicine. (2006). Practice parameters for behavioral treatment of bedtime problems and night wakings in infants and young children. *Sleep, 29,* 1277-1281.

社交焦虑

经验支持

Albano, A. M. (2003). Treatment of social anxiety in adolescents. In M. Reinecke, F. Datillo, & A. Freeman (Eds.), *Casebook of cognitive behavioral therapy with children and adolescents* (2nd ed., pp. 128-161). New York, NY: Guilford Press.

American Academy of Child & Adolescent Psychiatry (2007). Practice parameters for the assessment and treatment of children and adolescents with anxiety disorders. *Journal of the American Academy of Child & Adolescent Psychiatry, 46*(2), 267-283.

Barrett, P. M., & Shortt, A. (2003). Parental involvement in the treatment of anxious children. In A. E. Kazdin & J. R. Weisz (Eds.), *Evidence-based psychotherapies for children and adolescents* (pp. 101-119). New York, NY: Guilford Press.

Beidel, D. C., Turner, S. M., & Morris, T. L. (2000). Behavioral treatment of childhood social phobia. *Journal of Consulting Clinical Psychology*, 68, 1072-1080.

Beidel, D. C., Turner, S. M., & Morris, T. L. (2004). *Social effectiveness therapy for children and adolescents: Manual.* North Tonawanda, NY: Multi-Health Systems.

Grills-Taquechel, A. E., & Ollendick, T. H. (2013). *Phobic and anxiety disorders in children and adolescents.* Cambridge, MA: Hogrefe.

James, A. A. C. J., Soler, A., & Weatherall, R. R. W. (2009). Cognitive behavioural therapy for anxiety disorders in children and adolescents. *Cochrane Database of Systematic Reviews, 2009*(4), CD004690. doi:10.1002/14651858.CD004690. pub2.

Kendall, P. C., Furr, J. M., & Podell, J. L. (2010). Child-focused treatment of anxiety. In J. R. Weisz & A. E. Kazdin (Eds.)*Evidence-based psychotherapies for children and adolescents* (2nd ed., pp. 45-60). New York, NY: Guilford Press.

Palh, K. M., & Barrett, P. M. (2010). Interventions for anxiety disorders in children using group cognitive behavioral therapy with family involvement. In J. R. Weisz & A. E. Kazdin (Eds.), *Evidence-Based psychotherapies for children and adolescents* (2nd ed., pp. 61-79). New York, NY: Guilford Press.

Silverman, W. K., Pina, A. A., & Viswesvaran, C. (2008). Evidence-based psychosocial treatments for phobic and anxiety disorders in children and adolescents: A review and meta-analyses. *Journal of Clinical Child & Adolescent Psychology, 37,* 105-130.

Spence, S. H., Donovan, C., & Brechman-Toussaint, M. (2000).The treatment of childhood social phobia: The effectiveness of a social skills training-based, cognitive-behavioural intervention, with and without parental involvement. *Journal of Child Psychology and Psychiatry,* 41, 713-726.

临床资源

Barrett, P. M. (2004). *Friends for Life: Group leader's manual for children* (4th ed.). Brisbane: Australian Academic Press.

Barrett, P. M. (2007). *Fun Friends: The teaching and training manual for group leaders.* Brisbane, Australia: Fun Friends.

Beidel, D. C., Turner, S. M., & Morris, T. L. (1998). *Social phobia and anxiety inventory for children.* North Tonawanda, NY: Multi-Health Systems.

Beidel, D. C., Turner, S. M., & Morris, T. L.. (2004). *Social effectiveness therapy for children and adolescents: Manual.* North Tonawanda, NY: Multi-Health Systems.

Bernstein, D. A., Borkovec, T. D., & Hazlett-Stevens, H. (2000). *New directions in progressive muscle relaxation: A guidebook for helping professionals.* Westbury, CT: Praeger.

Flannery-Schroeder, E., & Kendall, P. C. (1996). *Cognitive behavioral therapy for anxious children: Therapist manual for group treatment.* Available from www.

workbookpublishing.com

Howard, B., Chu, B. C., Krain, A. L., Marrs-Garcia, A. L., & Kendall, P. C. (2000). *Cognitive-behavioral family therapy for anxious children* (2nd ed.). Available from www.workbookpublishing.com

Kendall, P. C., & Hedtke, K. A. (2006). *Cognitive-behavioral therapy for anxious children* (3rd ed.). Available from www.workbookpublishing.com

Silverman, W. K., & Albano, A. M. (1996). *The anxiety disorders interview schedule for DSM-IV-Child and parent versions.* London, England: Oxford University Press.

特定恐惧症

经验支持

American Acadmey of Child & Adolescent Psychiarty (2007). Practice parameters for the assessment and treatment of children and adolescents with anxiety disorders. *Journal of the American Academy of Child & Adolescent Psychiatry, 46*(2), 247-283.

Barrett, P. M., & Shortt, A. (2003). Parental involvement in the treatment of anxious children. In A. E. Kazdin & J. R. Weisz (Eds.), *Evidence-based psychotherapies for children and adolescents* (pp. 101-119). New York, NY: Guilford Press.

Cornwall, E., Spence, S. H., & Schotte, D. (1996). The effectiveness of emotive imagery in the treatment of darkness phobia in childrn. *Behaviour Change, 13*, 223-229.

Grills-Taquechel, A. E., & Ollendick, T. H. (2013). *Phobic and anxiety disorders in children and adolescents.* Cambridge, MA: Hogrefe.

James, A. A. C. J., Soler, A., & Weatherall, R. R. W. (2009). Cognitive behavioural therapy for anxiety disorders in children and adolescents. *Cochrane Database of Systematic Reviews, 2009*(4), CD004690. doi:10.1002/14651858.CD004690.pub2.

Kendall, P. C., Furr, J. M., & Podell, J. L. (2010). Child-focused treatment of anxiety . In J. R. Weisz & A. E. Kazdin (Eds.), *Evidence-based psychotherapies for children and adolescents* (2nd ed., pp. 45-60). New York, NY: Guilford Press.

Ost, L. G., Fellenius, J., & Sterner, U. (1991). Applied tension, exposure in vivo, and tension-only in the treatment of bolld phobia, *Behaviour Research and Therapy, 29*(6), 561-574.

Pahl, K. M., & Barrett, P. M. (2010). Interventions for anxiety disorders in children using group cognitive behavioral therapy with family involvement. In J. R. Weisz & A. E. Kazdin (Eds.), *Evidence-based psychotherapies for children and adolescents* (2nd ed., pp. 61-79). New York, NY: Guilford Press.

Silverman, W. K., Pina, A. A., & Viswesvaran, C. (2008). Evidence-based psychosocial treatments for phobic and anxiety disorders in children and adolescents: A review and meta-analyses. *Journal of Clinical Child & Adolescent Psychologh, 37,* 105-130.

临床资源

Antony, M. M. (2001). Measures for specific phobia. In M. M. Antony, S. M. Orsillo, & I. Roemer (Eds.), *Practitoner's guide to empirically-based measures of anxiety.* New York, NY: Kluwer Academic/Plenum.

Barrett, P. M. (2004) *Friends for life: Group leader's manual for children* (4th ed.) Brisbane: Australian Academic Press.

Barrett, P. M. (2007). *Fun friends: The teaching and training manual for group leaders.* Brisbane, Australia: Fun Friends.

Bernstein, D. A., Borkovec, T. D., & Hazlett-Stevens, H. (2000). *New directions in progressive relaxation training: A guidebook for helping professionals.* Westport, CT: Praeger.

Craske, M. G., Antony, M., & Barlow, D. H. (2006). *Mastery of your fears and phobias: Therapist guide* (2nd ed.). New York, NY: Oxford University Press.

Flannery-Schroeder, E., & Kendall, P. C., (1996). *Cognitive behavioral therapy for anxious children: Therapist manual for group treatment.* Available from www.workbookpublishing.com

Howard, B., Chu B. C., Krain, A. L., Marrs-Garcia, A. L.,& Kendall, P. C. (2000). *Cognitive-behavioual family therapy for anxious children* (2nd ed.). Available from www.workbookpublishing.com

Kendall, P. C., & Hedtke, K. A. (2006). *Cognitive-behavioral therapy for anxious children* (3rd ed.). Available from www.workbookpublishing.com

March, J. S., Parker, J. D., Sullivan, K., Stallings, P., & Conners, C. K. (1997). The multidimensional anxiety scale for children (MASC): Factor structure, reliability, and validity. *Journal of the American Academy of Child and Adolescent Psychiatry, 36,* 544-565.

Ollendisck, T. H. (1987). The fear survey schedule for children-Revised. In M. Hersen & A. S. Bellack (Eds.), *Dictionary of behavioral assessment techniques* (pp. 218-220). Elmsford, NY: Pergamon Press.

Ollendick, T. H., & March, J. C. (2004). *Phobic and anxiety disorders in children and adolescents: A clinician's guide to effective psychosocial and pharmacological interventions.* New York, NY: Oxford University Press.

Reynolds, C. R., & Richmond, B. O(2008). *Revised children's manifest anxiety scale* (2nd ed.). Torrance, CA: Western Psychological Services.

Silverman, W. K., & Albano, A. M. (1996). *The anxiety disorders interview schedule for DSM-IV-Child and parent versions.* London, England: Oxford University Press.

附录 C 选定章节的其他专业参考文献

收养

Booth, P., and Jernberg, A. (2009). *Theraplay: Helping parents and children build better relationships through attachment-based play.* San Francisco, CA: Jossey-Bass.

Korb-Khalsa, K., Azok, S., & Leutenberg, A. (1992). *SEALS+PLUS: Self-esteem and life skills-Peproducible activity-based handouts created for teachers and counselors.* Melville, NY: Wellness Reproductions.

Landreth, G. (2013). *Play therpay: The art of the relationship.* New York, NY: Routledge.

焦虑

de Shazer, S. (1985). *Keys to solution in brief therapy.* New York, NY: Norton.

de Shazer, S. (1988). *Clues: Investigating solutions in brief therapy.* New York, NY: Norton.

Gardner, R. (1986). *Therapeutic communication with children: The mutual storytelling technique.* New York, NY: Jason Aronson.

White, M. (2011). *Narrative practice: Continuing the conversations.* New York, NY: Norton.

反应性依恋/ 脱抑制性社会参与障碍

Booth, P., & Jernberg, A. (2009). *Theraplay: Helping parents and children build better relationships through attachment-based play.* San Francisco, CA: Jossey-Bass.

James, B. (2008). *Handbook for treatment of attachment-trauma problems in children.* New York, NY: Free Press.

Korb-Khalsa, K., Azok, S., & Leutenberg, A. (1992). *SEALS+PLUS: Self-esteem and life skills-Reproducible activity-based handouts created for teachers and counselors.* Melville, NY: Wellness Reproductions.

Landreth, G. (2013). *Play therapy: The art of the relationship.* New York, NY: Routledge.

重组家庭

Daves, K. (1997). "Tearing Paper." In H. Kaduson & C. Schaefer (Eds.), *101 Favorite play therapy techniques.* New York, NY: Jason Aronson.

Kaduson, H., & Schaefer, C. (Eds.). (2010). *101 more favorite play therapy techniques.* New York, NY: Jason Aronson.

Lowe, L. (1997). "Scribble Art." In H. Kaduson & C. Schaefer (Eds.), *101 favorite play therapy techniques.* New York, NY: Jason Aronson.

O'Hanlon, B., & Beadle, S. (1999). *A guide to possibility land: Fifty-one methods for doing brief, respectful therapy.* New York, NY: Norton.

恐吓/霸凌

Landreth, G. (2013). *Play therapy: The art of relationship.* New York, NY: Routledge.

Disruptive/Attention-Seeking

O'Connor, K. (1983). "Color-Your-Life Technique." In C. Schaefer & K. O'Connor, *Handbook of play therapy.* New York, NY: Wiley.

离异反应

O'Connor, K. (1983). "Color-Yoru-Life Technique." In C. Schaefer & K. O'Connor, *Handbook of play therapy.* New York, NY: Wiley.

Saxe, S. (1997). "The Angry Tower." In H. Kaduson & C. Schaefer (Eds.), *101 favorite play therapy techniques.* New York, NY: Jason Aronson.

未解决的悲伤/丧失

Cangelosi, D. (1997). "Before and After Drawing Technique." In H. Kaduson & C. Schaefer (Eds.), *101 favorite play therapy techniques.* New York, NY: Jason Aronson.

Gardner, R. (1986). *Therapeutic communication with children: The mutual storytelling technique.* New York, NY: Jason Aronson.

Short, G. (1997). "Art or Verbal Metaphor for Children Experiencing Loss." In H. Kaduson & C. Schaefer (Eds.), *101 favorite play therapy techniques.* New York, NY: Jason Aronson.

自卑

Gardner, R. (1978). *Dr. Gardner's fairy tales for today's children.* Cresskill, NJ: Creative Therapeutics.

Hadley, L. (1997). "Clayscapes." In H. Kaduson & C. Schaefer (Eds.), *101 favorite play therapy techniques.* New York, NY: Jason Aronson.

Leben, N. (1994). *Directive group play therapy.* Pflugerville, TX: Morning Glory Treatment Center for Children.

O'Connor, J., & Seymour, J. (2011). *Introducing NLP: Psychological skills for understanding and influencing people (Neuru-Linguistic Programming).* Newburyport, MA: Conari Press.

Theiss, E. (1997). "Pretending to know How." In H. Kaduson & C. Schaefer (Eds.), *101 favorite play therapy techniques.* New York, NY: Jason Aronson.

Walker, R. (1997). "Magic Art." In H. Kaduson & C. Schaefer (Eds.), *101 favorite play therapy techniques.* New York, NY: Jason Aronson.

同伴／兄弟姐妹冲突

Daves, K. (1997). "Tearing Paper." In H. Kaduson & C. Schaefer (Eds.), *101 favorite play therapy techniques.* New York, NY: Jason Aronson.

Gardner, R. (1978). *Dr. Gardner's fairy tales for today's children.* Cresskill, NJ: Creative Therapeutics.

Landreth, G. (2013). *Play therapy: The art of the relationship.* New York, NY: Routledge.

Schaefer, C. (1997). "Playing Baby Game." In H. Kaduson & C. Schaefer (Eds.), *101 favorite play therapy techniques.* New York, NY: Jason Aronson.

Wunderlich, C. (1997). "Stomping Feet and Bubble Popping." In H. Kaduson & C. Schaefer (Eds.), *101 favorite play therapy techniques.* New York, NY: Jason Aronson.

创伤后应激障碍

Gardner, R. (1986). *Therapeutic communication with children: The mutual storytelling technique.* New York, NY: Jason Aronson.

拒绝上学

Gardner, R. (1986). *Therapeutic communication with children: The mutual storytelling technique.* New York, NY: Jason Aronson.

Saxe, S. (1997). "The Angry Tower." In H. Kaduson & C. Schaefer (Eds.), *101 favorite play therapy techniques.* New York, NY: Jason Aronson.

性虐待受害者

O'Connor, K. (1983). "Color-Your-Life Technique." In C. Schaefer & K. O'Connor (Eds.), *Handbook of play therapy.* New York, NY: Wiley.

Saxe, S. (1997). "The Angry Tower." In H. Kaduson & C. Schaefer (Eds.), *101 favorite play therapy techniques.* New York, NY: Jason Aronson.